高职高专制药技术类专业系列教材

中药炮制技术

（第2版）

主　编　姚东云　朱　艳
副主编　安　静　崔立勋
主　审　张　静

重庆大学出版社

内容提要

本书是高职高专中药(制药)专业的必修专业课教材。全书内容共设有 11 个教学项目。项目 1 为知识总论,主要介绍了中药炮制的相关概念、发展概况、中药炮制方法的分类、相关标准、中药炮制的目的和炮制对中药化学成分的影响。项目 2 至项目 11,根据中药饮片的生产工艺流程设有 10 个教学项目,分别为净制与加工、饮片切制、清炒法、加固体辅料炒法、炙法、煅法、水火共制法、复制法、其他制法和中药饮片贮藏保管技术。最后附有两个综合实验。每个学习项目后设有目标检测,包括知识检测和技能检测,便于知识的学习和巩固。全书具有实用性、普适性、继承性及创新性。

本书可作为高等职业教育中药、中药制药、中药鉴定等专业的教学用书,也可作为中等职业教育、成人教育、医药卫生类职工、执业中药师培训(参考)教材。

图书在版编目(CIP)数据

中药炮制技术/姚东云,朱艳主编.--2 版.--重庆:重庆大学出版社,2019.3(2024.1 重印)
高职高专制药技术类专业系列教材
ISBN 978-7-5624-9579-6

Ⅰ.①中… Ⅱ.①姚… ②朱… Ⅲ.①中药炮制学—高等职业教育—教材 Ⅳ.①R283

中国版本图书馆 CIP 数据核字(2019)第 036883 号

中药炮制技术
(第 2 版)

主 编 姚东云 朱 艳
策划编辑:梁 涛

责任编辑:李定群 版式设计:梁 涛
责任校对:刘 刚 责任印制:赵 晟

*

重庆大学出版社出版发行
出版人:陈晓阳
社址:重庆市沙坪坝区大学城西路 21 号
邮编:401331
电话:(023)88617190 88617185(中小学)
传真:(023)88617186 88617166
网址:http://www.cqup.com.cn
邮箱:fxk@ cqup.com.cn(营销中心)
全国新华书店经销
重庆愚人科技有限公司印刷

*

开本:787mm×1092mm 1/16 印张:21 字数:524 千
2019 年 3 月第 2 版 2024 年 1 月第 4 次印刷
ISBN 978-7-5624-9579-6 定价:55.00 元

高职高专制药技术类专业系列教材

编委会

（排名不分先后）

高职高专制药技术类专业系列教材

参加编写单位

（排名不分先后）

安徽中医药大学

安徽中医药高等专科学校

毕节职业技术学院

重庆广播电视大学

广东岭南职业技术学院

广东食品药品职业学院

海南医学院

海南职业技术学院

河北化工医药职业技术学院

河南牧业经济学院

河南医学高等专科学校

河南医药技师学院

黑龙江民族职业学院

黑龙江生物科技职业学院

呼和浩特职业学院

湖北生物科技职业学院

湖南环境生物职业技术学院

淮南联合大学

江苏农牧科技职业学院

江西生物科技职业技术学院

江西中医药高等专科学校

乐山职业技术学院

辽宁经济职业技术学院

陕西能源职业技术学院

深圳职业技术学院

苏州农业职业技术学院

天津渤海职业技术学院

天津生物工程职业技术学院

天津现代职业技术学院

潍坊职业学院

武汉生物工程学院

信阳农林学院

杨凌职业技术学院

淄博职业学院

前言

为了进一步适应高等职业教育迅速发展的需要,提高教学质量,加强教材建设,本书以职业能力培养为目标,紧密结合高等职业教育的特点,打破了以往的炮制教材的编写模式,始终贯彻"宽基础、重实践"的原则。在体例上,突出了以能力为本位的课程特色;在内容上,以《中华人民共和国药典》(2015年版)为依据,与执业药师考试内容相衔接,知识与技能密切联系生产实际,做到思想性、科学性、先进性、启发性和实用性相结合,注重培养学生的方法能力、职业能力和社会能力。

全书共有11个项目,项目1为中药炮制知识总论(即基础知识),主要介绍了中药炮制的相关概念、发展概况,中药炮制方法的分类、相关标准,中药炮制的目的,以及炮制对中药化学成分的影响。项目2至项目11为中药饮片的生产工艺流程,分别为净制与加工、饮片切制、清炒法、加固体辅料炒法、炙法、煅法、水火共制法、复制法、其他制法和中药饮片贮藏保管技术。项目中有基础知识模块和技能实训模块,每个项目中的基础知识模块主要介绍该项炮制技术的必备的相关概念和知识,技能实训模块就是需要在实训中去学习具体药材的饮片制备和相关知识。对每味具体药材的编写体例包括来源、生药饮片制备、操作方法、成品性状、炮制作用(附其他炮制方法、成品性状、炮制作用)、贮藏知识拓展等内容。本书既可供各类医药高等职业院校中医药类专业教学使用,也可作为中药饮片生产(经营)企业、中药制药企业相关岗位的岗前培训教材或自学参考书。

本书的特色即创新之处是:在药物的编写体例中突出了该药物的常用炮制方法(即放在哪种方法中,此法就是它的常用炮制方法),所以在操作方法、成品性状、炮制作用中都主要围绕该炮制方法进行学习。当然,一药也可有多种炮制方法,所以在每味药物内容中设有其他炮制方法相关内容的小知识。全书共包括155种中药的相关内容,虽然都放在技能实训模块,各院校可酌情选择合适的药物让学生作为实训内容。教材明确了各个部分的学习目标、工作任务和操作要求,学生可按照操作步骤,在老师的指导下,独立完成规定药材的炮制,符合现代"以学生为主体,教师为主导"的教学理念。

本书编写思路突出了药物的主次内容,既可为中药饮片调剂技术中奠定基础,又充分体现了教、学、做一体化,使学生在老师的"教"下,在"做"中去"学"相关的技术和知识。

书中充分体现了以全面素质为基础、以能力为本位的思想,注重培养学生理论知识的综合应用能力、实践能力、创新意识和岗位适应能力。为学生以后从事饮片加工行业奠定扎实的基础,同时也为学生参加中药炮炙工、中药调剂员以及执业药师的技能取证提供一定的知识和技能的基础。

本书由姚东云、朱艳担任主编,编写分工为:河北化工医药职业技术学院姚东云编写项目4、项目5、项目6,并负责全书统稿工作,辽宁经济职业技术学院朱艳编写项目3、项目8,河北化工医药职业技术学院安静编写项目10,黑龙江生物科技职业学院崔立勋编写项目1和项目2,黑龙江农业工程职业学院温平编写项目7、项目9、综合实验,信阳农林学院陈月华编写项目11。

由于编者理论水平和实践经验不够丰富,不妥或疏漏之处在所难免,恳请各高职院校的师生及其他读者,提出宝贵的意见,以便进一步修改完善。

编　者
2019 年 1 月

目 录 CONTENTS

项目 1　知识总论

📖【项目描述】

中药炮制是根据中医药理论,依照辨证施治用药需要和药物自身性质,以及调剂、制剂的不同要求所采取的一项制药技术。它有着悠久的历史发展过程,有比较完善的标准法规。其分类方法不一,以适应不同的需要。中药炮制不但可以影响中药的性能,对药物化学成分也有一定的影响,对探讨中药炮制作用和炮制原理,制订中药饮片质量标准,辨证施治用药具有重要的意义。

📖【知识目标】

掌握中药炮制的目的和中药炮制对药物化学成分的影响;

熟悉中药炮制相关标准和分类方法;

了解中药炮制的概念、发展史。

📖【技能目标】

会查阅中药炮制相关文献和法规;

会评价中药炮制的作用和目的;

会分析炮制对具体药物化学成分的影响。

1) 相关概念

中药炮制技术作为一门自然科学,用16个字概括:历史悠久,经验宝贵,内容丰富,理论独特。可以毫不骄傲地说:如果没有中药炮制就没有中医中药。炮制是可以让"毒草"变为"良药"的,那究竟什么叫炮制呢?

古代称"炮制"为炮炙、修治、修事。汉·张仲景《金匮玉函经》证治总例中用"炮炙";南北朝·雷敩《雷公炮炙论》正文多用"修事";明·李时珍《本草纲目》正文多用"修治";清·张仲岩《修事指南》正文多用"炮制"。

炮炙:古代指用火加工处理药材的方法。据《说文解字》记载"炮,毛炙肉也",毛炙肉即不去毛炙之也。《礼记·内则》载"涂之以谨涂,炮之",即炮者,以涂烧之为名。孙希旦集解:"裹物而烧之谓之炮。"《说文解字》载"炙,炙肉也,从肉在火上"。这里的"从"是"把"之意。《诗经·小雅》载"炕火曰炙"。《新华字典》里解释,炮:把生药放在热铁锅里炒,使它焦黄爆裂。炙:烤熟的肉。炮、炙均源于食物加工,中药炮制的源头就在于食物的炮生为熟。

修治、修事：古代指炮制。

由于火处理技术不能代表现今炮制的全貌，如水飞法不用火处理，因此，改"炮炙"为"炮制"，制是指各种加工技术。

制药全过程主要分为3个阶段，炮制是中药制药全过程的第二个阶段，即鲜品产地加工—药材—制成饮片（炮制）—制剂。

那么，什么是中药炮制呢？即根据中医药理论，依照辨证施治用药需要和药物自身性质，以及调剂、制剂的不同要求，所采取的一项制药技术。包括净制、切制、炮炙3部分内容。

中药炮制技术是专门研究中药炮制理论、工艺、规格标准、历史沿革及其发展方向的技术。它要求我们去探索其特点，调整其属性，充分显示临床用药的"少而不漏，专而有力"的用药特点。

中药炮制技术需要以中医基础理论、中药学、无机化学、有机化学、分析化学、中药化学、药理学、微生物、生物药剂学等多门学科的原理为基础，根据临床、制剂的要求对药物进行处理，所以说它是一门应用科学。因炮制方法多样，操作技巧性强，故它又是一门工艺学。

要想学好中药炮制技术，要掌握相邻学科的知识，中药炮制技术是中医药院校中药专业所设立的专业课之一，又是专业课中要求重点掌握的课程之一。通过本课程的学习，要求学生掌握中药炮制的基本理论和方法，熟悉中药炮制机械的性能、工作原理，炮制在临床中的作用，炮制品的性状、特征，了解中药炮制的起源、现状，以及历代医药书籍中有关炮制的论述，初步具有从事中药炮制研究及开发应用的能力。

2）中药炮制的特点

（1）遵循中医药理论的指导，中医辨证论治的需要

中药使用最为重要的特点即"在中医药理论指导下用药"。这些理论主要包括五味归经理论、作用趋势（升降沉浮）理论、毒性理论、七情理论等。五味理论在中药炮制中的应用主要指"五味所入"理论的应用，即认为"酸、苦、甘、辛、咸分别主入肝、心、脾、肺、肾五脏"，故临床使用柴胡、香附、元胡等多醋制，目的是增加入肝作用；临床使用党参、甘草、黄芪等多蜜制，目的是增加补脾益气作用；临床使用黄柏、知母、车前子等多盐制，目的是增强入肾作用。

一药多用是中药使用的另一特点。中药炮制是满足中医辨证论治需要的重要手段。一味药物临床上常用于多种疾病的治疗，医生根据病情的需要，或增强该味药物的某些药性，或降低、缓和该味药物的某些药性，或消除该味药物的某些药性，以适应临床辨证论治的特定需要。例如，生麻黄发汗解表力强，也能止咳平喘、利尿，主要用于外感风寒表实证，但不适用于老年人、体虚者和小儿；麻黄绒较麻黄作用缓和，适用于老人、小儿及体虚者的风寒感冒；炙麻黄发汗解表力弱，在蜜的协同作用下，止咳平喘力相对提高，主要用于表证较轻而肺气壅阻的咳嗽气喘者；炙麻黄绒发汗解表作用更缓和，主要用于表证已解，咳喘未愈的患者。

（2）药物自身性质的需要

有些药物有毒，只有经过炮制之后才能保证临床用药安全有效。例如，马钱子、乌头和半夏分别需要砂烫或油炸、蒸或煮、浸漂或复制后才能使用；麻黄辛散性太强，易致发汗太过，捣绒后可降低；黄连过于苦寒易伤脾胃，酒炙后可缓和，等等。采用炮制的方法保证药物使用的安全性，是中药使用的又一个特点。另外，有些药物只有经过炮制之后才能具有药效，如麦芽（发芽法）、血余炭（扣煅法）不经过炮制它们不入药，加工炮制之后，它们产生了药效，才作为药物使用。

（3）中药调剂和制剂的需要

中药相当大一部分是以汤剂使用的，这就需要调剂。大块的或整个的草根、树皮、介壳、矿石等药物不能直接进入场方，要进行必要的净选、切制或粉碎，才能分剂量和利于药物的煎煮。中药制剂需要粉碎，有些药物质地坚韧，如矿物药、骨化石、贝壳类等，需要经过煅或其他方法炮制之后才能粉碎。

此外，中药炮制还具有独特性与古老性。我国应用植物、动物、矿物类药物等天然药物，与国外不同之处在于：一是它们是在中医药理论体系指导下应用；二是它们都经过一定的加工炮制后使用。除中国外，有许多国家也使用天然药物，但它们都不具备中药的使用特点。苏联的《苏联远东地区药用植物名录》就载有天然药物1 115种，它们十分重视药用植物的使用和研究，研究成果很丰硕，对天然药物的开发利用很重视，但是其使用天然药物和中国使用天然药物的理论体系完全不同；有些地区和国家也对一些天然药物进行某些加工，但它们没有一套完整的炮制理论体系，因此不同于中国。中医药的理论体系是独特的，使炮制这门中药的传统学科具有了独特性。我国能安全有效地使用中药，包括大量有毒的中药，关键在于中药炮制的重要作用。

中药炮制具有古老性。炮制是我国广大劳动人民在生活实践中经验的积累，是历代用药经验之结晶。其起源、理论体系和生产方式都具古老性。中药炮制理论形成的基础是前人长期用药的经验总结。它恰似一个被经验或临床试验控制的没有被打开的黑箱，它在中药应用和发展过程中起过重要的不可替代的作用；但它受历史条件的限制，有其精华，也难免有其糟粕。对待这份医药学遗产，应以历史唯物主义的观点，去粗取精，寻找传统理论和现代科学研究的结合点去研究它、发掘它。

3）中药炮制的任务

在继承中药传统的炮制技术和理论的基础上，应用现代科学技术探讨炮制原理，改进炮制工艺，制订饮片质量标准，以提高中药饮片质量，保证临床用药的安全有效。主要从以下3个方面着手：

（1）探讨炮制原理

炮制原理是指药物炮制的科学依据和药物炮制的作用，探讨在一定工艺条件下，中药在炮制过程中产生的物理变化和化学变化，以及因这些变化而产生的药理作用的改变和这些改变所产生的临床意义，从而对炮制方法作出一定的科学评价。

（2）改进炮制工艺

中药的类别很多，品种繁杂，各地炮制方法也不甚一致。由于历史条件的限制，炮制工艺多属于手工业作坊生产，尚难适应先进工业化的生产。因此，研究炮制技术、改进炮制工艺乃是当务之急。

（3）制订中药饮片质量标准

饮片因生产条件和环节不同，故质量差异很大，直接影响疗效。中药饮片质量标准研究的首要任务是充分利用现代实验手段，把传统质量标准客观化、数据化，使其适应新的需要，通过制订统一的饮片质量标准，然后应用现代科学手段逐步以客观化的指标与感观控制的经验型指标相结合，建立起更为合理的质量标准，以便更好地控制饮片质量，确保临床用药的效果。

中药是我国的瑰宝,是中医临床用药的主体,是中医现代化的先决条件,为了保证中医事业的健康发展,国家开展了中医药的"源头工程"研究,"炮制研究"就是中医药源头工程的重点内容之一。

任务 1.1　中药炮制技术的起源与发展

1.1.1　中药炮制技术的起源

中药是上古人类为生存,与自然和疾病作斗争时,通过寻找和尝试食物的生产实践中发现的。故有"药(医)食同源"之说。《淮南子·修务训》:"神农尝百草之滋味,水泉之甘苦,令民知所避就。当此之时,一日而遇七十毒,由此医方兴焉。"就是生动的写照。

从原始社会人与大自然的搏斗中发现了一些有治疗作用和有毒的动、植物,这就是最早的中药"药食同源"。神农尝百草,一日遇七十毒,尝百草是为了寻食,能食即种,并不是为了寻药,药物是无意中的副产品。随着历史的向前发展,人类发现火之后,开始了熟食,积累了熟食的经验之后,把火也应用于药材加工中,从而有了用火炮制加工药物的方法。《说文》云:"炮,毛炙肉也,即肉不去毛炙之。"《说文·内则篇》云:"炮者,以涂烧之为名。"《说文礼运篇》云:"炮,裹烧之。"《说文》云:"炙者,炕火炙肉也。"因此,原始的"炮炙"两字都离不开火,系指用火加工处理。它比起目前比它更先进的学科来说有着更古老的历史,中医中药早在《五十二病方》就记载有几种炮制方法,为我们民族增加了自豪感。

中药炮制的产生与饮食相关。相传汤液始于古代的一个著名厨师伊尹,有汤液,自然也就有饮片。饮片的加工是炮制的内容之一。有人认为伊尹始创了炮制。究竟是何时人始创了炮制,众说不一,但炮制和饮食肯定相关,人们食用的一些佐料几乎都被应用到了炮制之中,如油、盐、酒、醋、蜜、姜等既是饮食的常用佐料,又是中药炮制常用的辅料。

由炮炙到炮制发生的衍变。原始的炮炙,只能代表均火处理加工中药材的方法,逐渐地人们超越了单用火炮制加工中药的方法,出现了水火合制及非水非火制的炮制方法;火制法已经不能完全包含炮炙加工中药材的内容了,所以渐渐地改"炮炙"为"炮制"。明代李时珍在《本草纲目》中改"炮炙"为"修治";清代张仲岩在《修事指南》中则用"修事"代表"炮炙";炮制中的"炮"代表各种与火有关的炮制加工技术,炮制中的"制",则更广泛地代表了各种加工技术。"炮制"既保存了古代"炮炙"的原意,又能确切地反映整个中药材加工处理技术,故现代称为中药炮制。

1.1.2　中药炮制技术的发展

中药炮制是随着人们对中药性能认识的逐渐加深、临床对中药的需要层次不断扩大和变化的情况下丰富和发展起来的。

文字产生之前,人们只能靠口耳相传把中药炮制加工技术延续下来。有了文字之后,医药文献中历代都有关于中药炮制的记载。

《五十二病方》是我国现存最早的医方书,其中载有炮、炙、燔、细切、熬、酒渍等多种炮制方法。

《黄帝内经》是春秋战国时期的医书,书中有"治半夏""吷咀""燔制左角发"等中药炮制记载。

《神农本草经》成书于东汉时期,是我国第一部药学专著。本书提出了中药炮制的原则:"药……有毒无毒,阴干暴干,采造时月,生熟土地所出,真伪陈新,并各有法……若有毒宜制,可用相畏相杀,不尔勿合用也。"书中也记载了大量的中药炮制方法及品种,如炼矾石、朴硝、蒸桑螵蛸、烧贝子、酒煮猬皮、熬露蜂房等。

《伤寒论》创立广辨证论治的治疗体系;该书收载了多种中药炮制方法,其中,有一部分采用随方脚注的方法记载了炮制要求。《伤寒论》首提制炭类药物的质量要求:"烧炭令存性,勿令灰过",也提出部分药物的炮制目的,如"石韦不去毛令人淋""半夏需汤洗滑尽,否则有毒"。《伤寒论》记载的炮制方法较多,具体有炮、炙、烧、炼、去皮、去节、洗、泡等法,如麻黄去节、杏仁去皮尖、半夏洗、附于泡等。可见汉代对中药炮制的目的和意义已有了一定的认识,中药炮制方法也有了一定的发展。

《雷公炮炙论》一般认为成书于南北朝刘宋时代,是我国第一部炮炙专著,作者雷敩。该书记载的中药炮制方法有清蒸、煮、炒、焙、炙、炮、煅、浸、飞等。该书首先提出用辅料炙药,如蒸药有清蒸、酒浸蒸、药汁蒸;煮药有盐水煮、甘草水煮、乌豆汁煮;炙药有密炙、酥密炙、猪脂炙、药汁涂炙,浸药有盐水浸、蜜水浸、米泔水浸、浆水浸、酒浸、醋浸等。此书为后世的中药炮制发展奠定了基础,某些方法现今仍在沿用。

唐代科学发达,医药昌盛,中药炮制得到了长足发展。孙思邈在《备急千金要方》中指出:"诸经方用药,所有熬炼节度皆脚注之,今方则不然,于此篇具条之,更不烦方下别注也。"使中药炮制由过去的"随方脚注"发展到了专章论述。

《新修本草》由唐代官府主持编写,是我国的第一部药典。书中记载的中药炮制方法有新的发展,如煨、作糵、作豉、作大豆黄卷等,也有对矿物药玉石、矾石、硝石等药物的炮制记载。

宋代《太平惠民和剂局方》为政府所颁行。自本书始中药炮制被制度化了,书中提出对药物要"依法炮制""修治合度",炮制被列为法定的制药技术。本书收载的中药炮制品数量较多,约有186种中药炮制品种。这一时期辅料也被广泛使用。

元代《用药法象》提出"(药物)大凡生升熟降。大黄须煨,恐寒则损胃气,至于川乌、附子,须炮以制毒也",对中药炮制的理论有了探讨。

《汤液本草》为元代王好古所著。本书多引用李东垣的理论,对中药炮制理论有许多论述,如"黄芩、黄连……病在头面及手梢皮肤者,须酒炒之,借酒力以上腾也;咽之下,脐之上,须酒洗之;在下生用"等。金元时期,中药炮制理论的发展迅速。

明代陈嘉谟《本草蒙筌》一书较为系统地阐述了制药原则:"凡药制造,贵在适中,不及则功效难求,太过则气味反失。"书中提出了辅料制药的原理,"酒制升提,姜制发散,入盐走肾仍仗软坚,用醋注肝经且资住痛,童便制除劣性降下,米泔制去燥性和中,乳制滋润回枯助生阴血,蜜炙甘缓难化增益元阳,陈壁土制之窃真气骤补中焦,麦麸皮制抑醋性勿伤上膈,乌豆汤、甘草汤渍曝并解毒,至今平和……""去瓤免胀""抽心除烦"等理论也是本书提出来的。

《本草纲目》专门列出"修治"一项,收载了各家的炮制方法,保存了大量的文献资料,记载的具体炮制方法有多种,如净选要求去泥沙、去非药用部位;切制包括切片、制粉;炮炙包括加辅料炙等;也有高温加热处理药材的记载;该书增加了当时所创造的炮制加工内容,并提出了许多自己独到的见解。

《炮炙大法》为明代缪希雍所著,收载药物 439 种,是第二部中药炮制专著。本书主要介绍药物的来源、采集时间、药物质量、辅料及炮制方法。在其卷首,提出了著名的"雷公炮炙十七法",即"炮、爁、煿、炙、煨、炒、煅、炼、制、度、飞、伏、镑、摋、嚓、曝、露"。

《修事指南》为清代张仲岩著,是第三部中药炮制专著。该书系统地著录了各种炮制方法,条分缕析。收集 232 种中药炮制品种。提出"煅者去其坚性,煨者去燥性,炙者取中和之性,炒者取芳香之性"的炮制加工理论。提出"吴萸汁制抑苦寒而扶胃气,猪胆汁制泻胆火而达木郁,牛胆汁制去燥烈而清润,秋石制抑阳而养阴,枸杞汤制抑阴而养阳"等辅料应用理论、并强调"炮制不明,药性不确,则汤方无准而病证无验也……"

中华人民共和国成立后,我国政府十分重视中药炮制事业的发展,从 1963 年版《中华人民共和国药典》(简称《中国药典》)起,正式列出了炮制一项。中药炮制在生产、科研方面都有较大的发展。许多省、市建立饮片厂,使中药饮片的生产加工渐渐以机械化和半机械化代替了手工操作。

中药炮制科研水平有较大提高,中华人民共和国成立后国内先后出版了一些炮制专著,如《中药炮炙经验集成》《历代中药炮制资料辑要》《中药饮片炮制述要》《全国中药炮制规范》和《古今中药炮制初探》等,各省几乎都有地方的《中药炮制规范》。近年来举办过多次中药炮制学术会议,会议的学术水平在不断提高。由于中药炮制科研水平的提高,因此,许多药物的炮制原理也得到了科学的验证,如马钱子、槟榔、黄芩、元胡、淫羊藿的炮制原理等都得到了一定程度的科学的解释。中药炮制工艺参数和中药炮制品质量标准的规范化、科学化研究业已在全国范围内开展,有望取得突破性进展。

任务 1.2　中药炮制相关标准

中药饮片是药品,属特殊商品。其生产应用中必须遵循相应的法规标准。

《中华人民共和国药品管理法》(2001 年 2 月 28 日修订,2001 年 12 月 1 日施行)是目前药品研制、生产、经营、使用、检验的基本法律。其中,第二章《药品生产企业管理》中第十条规定:"中药饮片必须按照国家药品标准炮制;国家药品标准没有规定的,必须按照省、自治区、直辖市人民政府药品监督管理部门制定的炮制规范炮制。省、自治区、直辖市人民政府药品监督管理部门制定的炮制规范应当报国务院药品监督管理部门备案。"这便是中药炮制所必须遵守的法规。

《中华人民共和国药典》自 1963 年版开始收载中药和中药炮制品,正文中规定了饮片的生产工艺、成品性状、用法、用量,某些药物还规定了炮制品的含量指标;附录中设有"中药炮制通则"专篇,规定了各种炮制方法的含义,具有共性的操作方法及质量要求,是中药炮制的国家标准。

《全国中药炮制规范》由国家卫生部药政局组织编写,1988 年出版。该书主要精选了全国各省(市)、自治区近代实用的炮制品、炮制工艺与质量要求,尽力做到理论上有根据、实践上行得通,每一炮制品力求统一工艺。附录中收录了"中药炮制通则"及"全国中药炮制法概况表"。全书共收载常用中药554种及其不同规格的炮制品(饮片),为部级中药饮片炮制标准(暂行)。

《中药饮片质量通则》是国家中医药管理局于1994年颁布的。第一部分为《中药饮片生产过程质量标准通则(试行)》,对中药饮片生产中挑选整理、水处理、切制、粉碎、干燥、炮炙等加工工序制订了质量标准;第二部分为《中药饮片质量标准通则(试行)》,对中药饮片的性状、片型、水分、药屑杂质、包装等制订了质量标准,属中药饮片的部级质量标准。

由于中药炮制具有较多的传统经验和地方特色,有些炮制工艺还不能全国统一,因此,为了保留地方特色,各省、自治区、直辖市都制订了适合本地的质量标准,如中药饮片炮制规范、中药材质量标准等。地方标准应与国家和部级标准相一致。如有不同之处,应执行《中华人民共和国药典》和《全国中药炮制规范》等国家级及部级的有关规定。只有国家与部(局)级标准中没有收载的品种或项目的情况下,才按地方标准执行。各省、自治区、直辖市的饮片炮制标准应报国务院药品监督管理部门备案。

我国目前在中药管理方面逐步形成了一系列的规范,其中与中药饮片生产、经营、应用有关的法规有药材生产质量管理规范(GAP)、药品生产质量管理规范(GMP)、药品经营质量管理规范(GSP)、医疗机构制剂配制质量管理规范(GUP)。

任务 1.3 中药炮制的分类

中药炮制的分类是人为的分类系统。

我国药学史上,第一位总结炮制方法的医药家陶弘景在《本草经集注·序》"合药分剂料理法则"中,把炮制方法与药用部位结合起来进行记述,为炮制分类的开端。

明代缪希雍所著《炮炙大法》把炮制的内容归纳为"十七法",即后世一直所称的"雷公炮炙十七法",它只是明代以前对炮制方法的一个综合。具体内容简介如下:

①炮　即将药物埋在灰火中,"炮"到焦黑。"裹物烧"。

《说文》谓不去毛炙之,《玉篇》:炙肉也。近代对"炮"的解释为:置火上加热,以烟起,外表膨胀,内部疏松为度。该法目前在实际应用中已改变,方法仍沿用。如炮姜、炮附子。

②爁　火焚也,明清以后到现在此法多已不用,

③煿　煎炒食物,《玉篇》"灼也,热也",徐铉《说文注》:火裂也,是以火烧物,使之干燥。目前不用或少用。

④炙　名词,烤的肉。如李白《侠客行》诗:交炙啖朱。动词:肉放在火上烤。如《西门乐》饮醇酒,炙肥牛。现在解释为:即药物加液体辅料后,用文火炒干,或边炒边加液体辅料,直至炒干。

⑤煨　《广韵》埋物灰中令熟也。陶弘景谓煨为"糖灰炮",即在余火灰中慢慢加热至熟。此法仍沿用,并有所发展。采用面裹煨、湿纸裹煨。如烧鸡蛋。

⑥炒　熬也,干也,使之干。

⑦煅　将药物直接放于无烟炉火中或适当的耐火容器内煅烧的一种方法。多应用于矿物药与贝壳类药物的炮制。有些药物煅后常配合液体辅料淬制,以利于溶解和粉碎。

⑧炼　是指长时间地用火烧制,如炼丹、炼蜜。

⑨制　为制药物之偏性,使之就范的泛称。通过制,能改变某些固有的性能。汉代即已应用姜制厚朴、蜜制乌头、酒制大黄、酥制皂荚等。

⑩度　指度量药物大小、长短、厚薄、范围等。如黄芩长三寸。随着历史的发展,后来逐步改用质量来计量。

⑪飞　药物与水共研使之成极细粉末。指"研飞"或"水飞"。如水飞朱砂、水飞炉甘石等。

⑫伏　一般指的是"伏火",即药物按一定程序于火中处理,经过一定的时间,在相应温度下达到一定的要求。如伏龙肝,是灶下黄土经长时间持续加热而成。

⑬镑　是一种多刃的工具,将坚韧的药物刮削成极薄的片。如镑檀香、羚羊角等。

⑭㨃　打击、切割之意,使药材破碎,即今之捣。

⑮晙　即晒。

⑯曝　即暴晒。

⑰露　制药物不加遮盖地日夜间暴露之,即所谓"日晒夜露"。如露乌贼骨。

"雷公炮炙十七法"是缪希雍对明代以前炮制方法的归纳总结,并在《炮炙大法》卷首列出。"雷公炮炙十七法"在炮制分类方法上并无太大意义,严格来说并不是一种分类方法,而只是一种操作方法的归纳总结。同时,因历史的变迁,其中部分方法的内涵已难准确表达,但以此可以窥见明代以前中药炮制发展的概况。学习"雷公炮炙十七法"对理解中药炮制方法的发展和查阅古代文献有一定帮助。

关于中药炮制的分类最早的要算明代陈嘉谟的《本草蒙筌》,明确提出药物炮制的3类分类法:火制、水制、水火共制,称为三类分类法。"火制四,有煅、有炮、有炙、有炒之不同。水制三,或渍或泡或洗之弗等。水火共制造者若蒸若煮,而有二焉,余外制虽多端,总不离此二者。"这是以法为纲的分类法,初步具有系统性。

五类分类法是在明代分类法增加了修治和其他制法,即:修治、水制、火制、水火共制,其他制法。该法较好地概括了炮制法则,也比较系统地反映了处理药物的炮制工艺,但由于"火制"一项内容包括范围太多,不便编写和讲学,因此在古今炮制专著中,此种分类方法较少实际应用。在一些本草或炮制专著的总论中叙述和介绍炮制方法时用到。如《新编中药炮制法》《中药学》等。

也有按药用部位分类的,如根、茎、叶、花、果、种子、皮草、藤木、矿物、动物,这是药用部位分类法。有些省市的炮制规范就是采用的这类分类方法。先对药进行分类,再附上炮制方法,故这并不是对炮制方法的分类。

也有将药物按照其属性分类的,是人为的规定,并不是自然属性,如缪希雍1622年的《炮炙大法》即把药物分为水、火、土、金、石、草、木、果、米谷、菜、人、兽禽、虫鱼等类,这与《本草纲目》的分类基本一致,虽成书在《本草纲目》之后,但分类没有纲目完备。但仍不算炮制的方法分类。又如日本元禄十五年(1702年)出版的《炮炙全书》全书分为4卷,收载中药474种,也是按其属性分为草、谷、菽、造酿、蔬、果、木、鳞、介、毛、虫、金石、水、火、土、人等18类,同样不能算炮制方法的分类。

也有按笔画分类的,这不是分类是检索,依照中药材的中文名称按笔画多少为序排列,如一、二、三……,如《四川中药饮片炮炙经验集》,此法无意义,但便于检索。

辅料分类法是以选用的辅料来分类的,如酒、醋、盐、蜜、姜、油等。其优点是可以让人了解到某一辅料的各种制法,如酒炙包括酒洗、酒浸、酒泡、酒煮、酒蒸、酒淬等多种制法。采用此法的有《中药炮制经验介绍》《中药饮片炮制述要》,这属于方法分类,但是不需加辅料的很多方法就难以处理了。

《药典》分类法是以工艺进行分类的,把炮制方法归纳为三大类——净制、切制和炮炙。不同于古代三类分类法。《药典》三类分类法充分考虑到生产加工程序,便于应用单位安排生产。同时,应用此种分类方法还便于总结某味具体药物的古今炮制方法。因此,除药典炮制通则使用这种分类方法以外,近代一些整理古今炮制经验的专著和论文也常采用此种分类方法,如《中药炮制经验集成》《历代中药炮制法汇典》等炮制专著,在总论及具体药物项下均采用了此类方法。

工艺与辅料相结合分类法,基本上是按药典的分类法,只是更具体化了。它是以工艺程序进行分类的,在炮制项下结合辅料分类。其优点:吸取了五类分类法的优点,体现系统性、条理性,弥补上述分类法之不足,一味药的多种炮制方法也可一次查得,既有纲,也有目。

①其一法是突出辅料对药物所起的作用,以辅料为纲,以工艺为目的分类法,如分为酒制法、醋制法、蜜制法、盐制法、姜制法、药汁制法等,在酒制法中再分为酒炙、酒蒸、酒煮、酒炖等。此种分类法在工艺操作上会有一定的重复。

②其二法是突出炮制工艺的作用,以工艺为纲,以辅料为目的分类法。如分为炒、炙、煅、蒸、煮、燀等,在炙法中再分为酒炙法、醋炙法、姜炙法、蜜炙法等。这种分类方法较好地体现了中药炮制工艺的系统性和条理性,它吸收了工艺法的长处,采纳了辅料分类的优点。既能体现整个炮制工艺程序和特点,又便于叙述辅料对药物所起的作用,一般多为教材所采用。

任务 1.4　中药炮制的目的

1.4.1　中药炮制传统制药原则和制药作用

1)中药炮制传统制药原则

中药炮制的目的就是要增效减毒。由此产生了炮制的总原则,即制其太过,扶其不足。根据药物的性味功能的偏盛,依据临床的不同需要,在总原则的指导下又派生出不同的具体原则。清代徐灵胎在《医学源流论·制药论》中将传统的制药具体原则归纳为相反为制、相资为制、相畏(或相杀)为制、相恶为制。

（1）相反为制

相反为制是指用药性相反的辅料或药物来制约中药的偏性或改变药性。如用辛热升提的酒来炮制苦寒沉降的大黄,使药性转降为升。用辛热的吴茱萸炮制苦寒的黄连,可缓黄连大寒之性。用咸寒润燥的盐水炮制益智,可缓和具温燥之性。

(2)相资为制

相资为制是指应用药性相似的辅料或药物来增强药物的性味与疗效。如用咸寒的盐水炮制苦寒的黄柏,可增强滋阴降火的作用;蜜炙黄芪可增强补中益气的作用;姜炙草果增强温胃止呕的作用;酒炙仙茅增强温肾助阳的作用。

(3)相畏(或相杀)为制

相畏(或相杀)为制是指利用某种辅料药物炮制药物,以制约减缓该药物的毒性及不良反应。如生姜能杀半夏、天南星毒(即半夏、天南星畏生姜),故用生姜来炮制半夏、天南星,可降低其毒性;醋制甘遂、芫花,能降低毒性,缓和泻下作用。甘草汁制乌头降低乌头的毒性等。

(4)相恶为制

相恶为制是指炮制时利用某种辅料或药物来减弱或消除药物的烈性,即某种作用减弱,使之趋于平和,以免损伤正气。如麸炒枳实可缓和其破气的作用;土炒白术缓和其燥性、增强健脾止泻的作用;煨木香缓和其走散之性,强实大肠,止泻痢之效等。

对服用后有不良反应的药物,"相恶为制"与"相畏为制"作用相似。

2)传统的制药作用

传统的制药作用归纳为制其形、制其性、制其味、制其质。

(1)制其形

制其形是指通过炮制改变药物的外观形态或分开不同的药用部位。中药材形态各异,体积较大,不利于调配处方和提取药效成分。在入药时,要通过切制、碾、捣、粉碎等方法制成饮片,在制备汤剂和入成药提取时,才能达到"药力共出"之目的。有些药材含有不同的药用部位,需要分开使用,如桑叶、桑枝、桑椹、桑白皮源于一物而分属辛凉解表、祛风湿、补阴、止咳平喘之类,必须分开使用方可见效,这些都属于制其形的范围。

(2)制其性

制其性是指通过炮制改变或缓和药物的性能。即通过炮制改变或缓和药物的寒热、温凉、归经或升降沉浮的性质,以增强疗效或降低毒性及不良反应等。

(3)制其味

制其味是指通过炮制调整药物的酸、甘、苦、辛、咸五味或矫正不良气味,以适应临床需要或利于服用。如通过加辅料炮制来增强或缓和某些药物固有的味,达到"制其太过,扶其不足"之目的;如生山楂其味过酸,炒焦后可纠正其过酸之味,缓和对胃的刺激性。

(4)制其质

制其质是指通过炮制,改变药物的性质或质地,以最大限度地发挥药效。如穿山甲生品质坚味腥,无法药用,经砂烫为炮山甲或砂烫醋淬为醋山甲,方能改变其质地,利于粉碎或煎出药效,发挥活血消肿,通经下乳之效。许多有毒中药通过蒸、煮等法加热处理后,毒性得以缓和。药物煨制或制霜,既要求保留原有性质,又能纠正偏性。加入它药共制,或发酵或复制等,都是在无损或少损固有药效的前提下,增加新的治疗作用,扩大治疗范围或抑制其偏性,更好地适应临床用药的需要。

另外,中药炮制操作的基本原则是火候恰当。明代陈嘉谟《本草蒙筌》概括为"凡药制造,贵在适中,不及则功效难求,太过则气味反失……"火候失当则有损药效,达不到炮制之目的。

1.4.2 中药炮制的目的

中药炮制的目的可概括为以下 7 个方面：

1) 除去杂质和非药用部位

这是中药在使用前的第一步加工,属于净选工序。通过去除杂质和非药用部位,分离不同的药用部位,保证药物的净度和纯度以保证所用药材的质量和用药剂量的准确。

2) 保证临床用药安全

对有毒类中药,炮制可以降低其毒件或刺激性,保证临床用药的安全。通常是经过去除毒性大的部位,加水、加热、加辅料、复制、水飞等处理,使毒性中药降低其毒性,或使毒转化为药,更好地服务于临床。

对药性过盛或过偏的药物要通过炮制来纠正其偏盛之性,以达到缓和药性降低不良反应,保证临床安全用药。

3) 炮制可增强药物的疗效

中药除了通过配伍来增加疗效外,也可通过炮制手段提高疗效。

①中药经炮制成饮片以后,表面积增加,药效成分溶出率往往高于原药材。

②药物起作用的是所含的活性物质,通过适当的炮制,可提高其溶出率,并使溶出物易于吸收,从而增强疗效。如多数果实种子药炒制,质变酥脆,易于煎出有效成分。古人有"逢子必炒"一说。

③辅料协同增强疗效。例如,款冬花,蜜炙后增强其润肺止咳作用;黄芪蜜炙增强其补脾益气之效;麸炒苍术增其健脾作用;土炒山药可增强其健脾止泻作用;醋炙柴胡可增强其疏肝解郁作用,等等。又如,淫羊藿油炙后可以增强壮阳作用,国外很早即报道其对狗有促进精液分泌等雄性激素样作用,用羊脂油炮制后的淫羊藿油炙品和空白组对比,具有明显的促进性功能作用,其作用强度与肌注睾酮组无显著性差异,且无注射睾酮后引起的睾丸量下降的现象,有明显促进睾丸组织增生及分泌的作用。此结果支持淫羊藿用羊脂油炙后其性由寒变温,可增强其温肾壮阳作用,治疗阳痿、早泄的传统经验。

4) 炮制对药性的影响,适应临床需要

炮制可从多个方面转变药性,从而满足临床的需要。

(1)炮制可以缓和或改变药物的性味

中药的性味是临床用药的依据之一。影响药物性味的因素很多,如产地、产季、存放时间、加工炮制方法均可能对药物的性味产生影响。但中药炮制是对药物的四气五味影响作用较大的因素之一。炮制的不同的火力、不同的辅料、不同的方法对药物的性味均能产生不同程度的影响。如性味偏盛的药物在临床应用中会带来不良反应,要通过炮制来纠正偏盛之性。如药物过寒伤阳,过热伤阴,过酸损齿伤筋,过苦伤胃耗液,过甘生湿助满,过辛损津耗气,过咸助痰湿。为适应不同病情和体质的需要,则须经过炮制以缓和其药性。如麻黄生品具有辛散之性,解表力强;炙麻黄则辛散之力降低、止咳平喘之力增强。黄连生品大苦大寒,久服伤胃,炒黄连随着炒的程度不同,其苦寒之性随之相应降低,抗菌作用也随之相应降低。生甘草,性味甘凉,功能以清泄为主;炙甘草,性味甘温,功能以温补为主。生地黄性味甘苦凉,具清热生津、凉血止血功能,常用于血热妄行引起的吐衄、斑疹、热病口渴等症;熟地黄,性味甘温,能补血滋阴、养肝益肾,凡血虚阴亏,肝肾不足所致的眩晕,均可应用。

(2)炮制可以影响药物的升降沉浮

药物在体内的作用趋势,中医药理论称为"升降沉浮"。传统判断药物升降沉浮作用趋势、主要是依据药物性味的"厚薄"、质地的"轻重"、药物的"生熟"、辅料的"性质"进行判断。药物的"性味""质地""生熟",辅料的"性质"均与炮制直接相关。因此,炮制能够影响药物的作用趋势。

辅料及生熟的不同能影响药物的作用趋势。李时珍:"生者引之以咸寒,则沉而直达下焦,沉者引之以酒。则浮而上至巅顶。"例如,大黄生品大苦大寒,药性沉降,作用下行,泻下力猛,经酒蒸或者酒炖之后,借酒之力,则能上行,可上清头目之火。黄柏生品能清下焦湿热,经酒制后的炙黄柏作用上行,兼清上焦之热。黄芩生品能走上焦,主清上焦之火热,经酒炒后的酒炙黄芩提高了上清头目的作用。砂仁生品能行气、开胃消食,作用于中焦,经盐炙后的炙砂仁可下行,治小便频数。

(3)炮制可以影响药物的归经

归经是指药物对机体某脏腑经络的选择性作用。经临床验证,炮制可以影响药物的归经或者起到"引药归经"的作用。"引药归经"是指中药材经过某些辅料炮制后引起药物归经的改变,可引导其在一定的脏腑经络更有效地发挥作用。由于药材性味之不同,归经不一,这样就构成了错综复杂的性味组合以及性味归经组合,因此,中药大多数是"一药多效"的。为了临床用药更准确地针对主症作用于主脏,发挥其主治药效,有的放矢地运用炮制方法,或制其形,或制其质,或制其性,或制其味,使药物按用药意图,有选择性地针对主症作用于主脏,发挥最佳疗效。如元胡生品能止痛、活血、散瘀,作用相对较弱,经醋制之后的醋制元胡能有效地提高止痛、活血、散瘀作用。传统理论认为醋炙之后,醋引药入肝,增强了疗效。生姜发散风寒力强,具发散作用,主入肺,又能和中止呕;而生姜经干燥后得到的干姜主用于回阳救逆,具温燥作用,主入心;煨姜则主用于和中止呕,具止呕作用,主入胃,其辛散力差于生姜,温燥力差于干姜;姜炭具有温经止血作用,主入脾。

5)炮制利于药品贮藏和保存疗效

药物经过加热处理等炮制过程,可进一步干燥或者杀死虫卵,有利于贮藏。有些含苷类成分的药物,经过加热处理,能使其中与苷共存的酶失去活性,便于苷类成分的稳定。桑螵蛸药材为刀螂或螳螂的卵鞘干燥品,经过蒸制,可将其虫卵杀死,便于贮存。

6)利于调配和制剂

植物药经切制成不同规格的饮片,便于调剂时分剂量配方,使剂量准确,易于煎出有效成分。矿物药、贝壳类、动物骨骼类经煅制后,质地由坚硬变得酥脆,易于粉碎,利于煎出有效成分。一些矿物药和贝壳类药物,质地坚硬,不利于制剂和调剂,如自然铜、磁石、穿山甲等,经煅制后,质地由坚硬变得酥脆,易于粉碎,利于煎出有效成分。

7)炮制可以矫臭、矫味,利于服用

动物类药物或其他有特殊臭味的药物,往往在服用时引起恶心、呕吐等反应,为了便于服用,通常采用炮制的方法矫正臭味。常用的方法有酒炙、蜜炙、醋炙、麸炒、炒黄、水漂等。例如,五灵脂有臭味,需要进行醋炙来矫味;紫河车有腥味,需要进行酒蒸来矫味;一些蛇类药、昆虫类药、脏器类药也都需要炮制矫正臭味。

中药品种繁多,炮制方法各异。中药炮制的目的不是孤立的,往往一种炮制方法同时具有几方面的目的;或因炮制方法不同,一种药物同时可有多方面的作用,不同作用之间既有主次之分,又有密切联系。因此,要知常达变,具体药物具体分析。

任务 1.5 中药炮制对药物化学成分的影响

中药在炮制过程中因温度、时间、溶剂以及各种不同辅料的处理,使其所含的成分产生各种不同的变化。这些变化有的是在于质的方面,有些是在于量的方面;有的成分被溶解出来,有的成分被分解或转化成新的成分。药物的理化性质与药物的作用有关,而炮制方法又直接影响药物的理化性质,这就是说炮制关系到药物的作用,而理化性质只是体现该作用的一个客观指标。根据中药专业培养目标,未来的现代药师对于炮制学的这门专业课程掌握的程度就不仅仅只限于继承,而在于发掘提高。因此,研究炮制前后药物理化学性质的变化对探讨中药炮制的原理、改进炮制工艺、制订统一规范、提高饮片质量都具有非常重要的意义,是每个现代药师所不可缺少的。

1.5.1 炮制对含生物碱类药物的影响

1)生物碱类成分的定义和性质

(1)定义

生物碱指来源于生物界(主要是植物界)的一类含氮的有机化合物。大多有较复杂的环状结构,氮原子结合在环内。

(2)分布

生物碱在植物界分布非常广泛,绝大多数存在于高等植物的双子叶植物中,至少有50多个科120多个属以上的植物中证明含有生物碱。值得注意的是,因产地不同,同一种植物中生物碱的含量不同。同一植物体中,不同器官生物碱含量不一样。它往往集中在某一部位或器官。

(3)性质

生物碱通常有似碱的性质,能与酸结合成盐,生物碱盐一般易溶于水,可溶于醇类,难溶于亲脂性有机溶媒。所以常用酒和醋等作为炮制辅料。各种生物碱的耐热性差异较大,有的在高温下不稳定而产生水解、分解等变化。

2)炮制对含生物碱类药物的影响

(1)净选加工的影响

由于生物碱在植物体内分布不一致,因此,经过净选加工可区分药材含生物碱的不同部位。如黄柏有效成分之一的小檗碱主要分布在黄柏树皮的韧皮部,而木质部及栓皮内含量甚微,故只有韧皮部入药,其栓皮作为非药用部位除去。现代研究表明,麻黄茎与根所含生物碱类型不同,故两者作用也有所不同。麻黄茎能发汗解表,而麻黄根具有止汗作用,炮制时应区分药用部位。麻黄上部(草质茎)生物碱最高,下部(木质茎)生物碱含量最较低,前者为后者的35倍多,且木质茎中不含麻黄碱,故净制时应除去木质茎及残根。

（2）软化的影响

水溶性生物碱,因在切片软化过程中能溶于水而受损失,故应尽量缩短与水的接触时间,采取"少泡多润"的方法,以免影响疗效。

（3）加热制的影响

各种生物碱都具有不同的耐热性,有的在高温情况下不稳定,可发生水解、分解等变化。例如,川乌、草乌中极毒的双酯型乌头碱类经加热处理后,能水解或分解成毒性较低的苯甲酰单酯型乌头碱类和几乎无毒性的乌头原碱。又如,马钱子中含有士的宁和马钱子碱,经用砂烫制后,二者含量皆显著减少,毒性大为降低。因为士的宁和马钱子碱在加热过程中醚键断裂开环,转变成它们的异型结构和氮氧化合物。这些被转化的异型结构和氮氧化合物毒性变小,且保留或增加了某些生物活性。有些药物所含的生物碱为临床上的治疗成分,应避免或减少加热,如石榴皮、龙胆草、山豆根、石斛等,以生用为宜。

（4）辅料制的影响

酒、醋等是中药炮制常用辅料。据报道,黄连中小檗碱含量,生品为5.90%,酒炒品为5.84%。但前者溶出率为58.17%,后者溶出率为90.97%,说明酒制可有利于某些生物碱溶出。醋是弱酸,可使游离生物碱转化为生物碱盐而溶于水,易被水煎煮出来,增强疗效。例如,延胡索经醋制后,其利气止痛作用增强。

1.5.2 炮制对含苷类药物的影响

1）苷类成分的定义和性质

（1）定义

系糖分子中环状半缩醛上的羟基与非糖部分(苷元)中的羟基(或酚羟基)失水缩合而成的环状缩醛衍生物。

（2）分布

中药中存在的苷类成分,种类非常多,范围广泛。通常以果实、树皮和根等部分中含苷量较高。

（3）性质

大多数苷具有一定的水溶性,也能溶于乙醇,但难溶于乙醚和苯。在同一植物体内,与苷类共存的还有酶,这种酶在一定湿度和温度条件下能促其共存的苷酶解。苷类成分在酸性条件下还易水解。

2）炮制对苷类成分的影响

（1）软化的影响

因苷类大多数易溶于水和乙醇,特别易溶于水,故软化时应尽量少泡多润,以免溶解于水或发生水解而受损失,如甘草、秦皮、大黄等。

(2)加热制的影响

含苷类成分的药物,通常同时含有相应的专一的分解酶,此种酶在一定温度和湿度条件下能使苷类水解。但含苷类药物经过炒、蒸等加热炮制,可破坏或抑制苷类分解酶,以保存苷类。例如,白芥子经炒制后,使其所含的苷类分解酶大部分被破坏,则白芥子苷不至于被分解成白芥子油而挥发损失,其在体内缓缓分解产生白芥子油可增加唾液和胃液分泌,而有健脾助消化作用,小剂量能引起反射性气管分泌增加,而有祛痰作用。又如,黄芩主要成分为黄芩苷及其苷元、黄芩素,能被黄芩酶在一定温定和湿度下水解而成苷元。黄芩苷元是5,6,7邻位三羟基的结构,不稳定,在空气中易氧化变绿,这也是用冷水浸泡黄芩变绿的原因,而用热水煮蒸可破坏酶的活性,避免黄芩苷水解,药理实验证明,生黄芩、冷浸黄芩的抑菌作用较蒸煮黄芩弱。

(3)含苷类药物一般不用醋制

苷在酸性条件下容易水解,不但减低了苷的含量,也增加了成分的复杂性。因此,除医疗上有专门要求外,一般少用或不用醋处理。

1.5.3 炮制对含挥发油类药物的影响

1)挥发油类成分的定义和性质

挥发油也称精油,是存在于植物体内的一类具有挥发性,可随水蒸气蒸馏,与水不相混溶的油状液体。大多具有芳香气味,在常温下可自行挥发,加热可促使挥发;可溶于有机溶剂,不溶于水,低温条件下可析出固体成分"脑"。

2)炮制对挥发油类成分的影响

(1)产地加工的影响

挥发油在植物体内,多数是以游离状态存在,少数以结合状态存在。经游离状态存在的挥发油其生物活性一般较强,因此,这类药物采收后或喷润后应及时加工,防发热氧化或发酵变质影响质量,如薄荷、荆芥等。对挥发油以结合状态存在的药物,应在一定的湿度和温度条件下,充分使其酶解(俗称"发汗"),即将药材堆积阴湿处,使水分自内部渗出,自然发酵并逸出香气,如杜仲、厚朴等。

(2)软化的影响

含挥发性成分的药物,软化时宜"抢水洗",并不宜带水堆积,以防香气散失及发酵变质,如藿香、薄荷、荆芥等。

(3)加热制的影响

含挥发性成分的药物,经加热制可使挥发油含量减少。因此,当挥发油为治疗成分,应避免加热,如藿香、薄荷、佩兰等,临床应用时以生品入药为好。但某些药物在炮制过程中,目的是减少或除去某些挥发油的副作用,如苍术经清炒、麸炒、米泔水炒等方法炮制后,挥发油皆有不同程度的减少,其燥性降低或缓和。如肉豆蔻,经煨制后其挥发油和脂肪油含量降低,中毒性成分肉豆蔻醚也随之减少,且挥发油的颜色变深,折光率增大,理化性质发生了改变,但止泻的有效成分甲基丁香酚明显增加,使止泻作用增强。

1.5.4　炮制对含鞣质类药物的影响

1)鞣质类成分的定义和性质

（1）定义

鞣质是由汉食子酸（或其聚合物）的葡萄糖（及其他多元醇）酯、黄烷醇及其衍生物的聚合物以及两者混合共同组成的植物多元酚。鞣质在医疗上常作为收敛剂，用于止血、止泻、烧伤等。

（2）性质

鞣质易溶于水或醇，特别易溶于热水而生成胶状溶液。一般加热影响不大，温度过高可以分解。鞣质能与铁发生化学反应生成鞣酸铁。有强还原性，在空气中极易氧化，颜色加深。如槟榔、白芍在空气中变红。

2)炮制对鞣质类药物的影响

（1）软化的影响

鞣质易溶于水，尤其易溶于热水。因而以鞣质为主要药用成分的药物，在炮制过程中用水处理时要格外注意，如地榆、虎杖、侧柏叶、石榴皮等。

（2）氧化的影响

鞣质暴露于日光和空气中易被氧化，颜色加深。如槟榔、白芍等。

（3）加热制的影响

鞣质能耐高温，经高温处理，一般变化不大。但也有一些含鞣质药材经高温处理会影响疗效，如地榆炒炭若温度过高，其抑菌作用则大大降低，因此炮制时要掌握火候。

（4）铁器的影响

鞣质遇铁能发生化学反应，生成墨绿色的鞣质铁盐沉淀，因而在炮制含鞣质成分的药物时，应避免使用铁器。

1.5.5　炮制对含有机酸类药物的影响

有机酸通常是指含有酸性基团（如羧基等）的一类化合物。有机酸广泛存在于植物体内，在有酸味的果实中含量更高，叶花果根种子各部分皆含有一般以游离态存在，可与 K，Na，Ca 或生物碱结合成盐而存在。低分子的有机酸大多能溶于水，故水制时应尽量少泡多润，防止有机酸过多流失。因此，具有强烈酸性的有机酸，对口腔、胃刺激性大，经过加热处理，可破坏一部分以适应临床需要，如焦山楂等。有些含有机酸的药物一般多与含有生物碱的药物共制，可增加生物碱的溶解度，增强疗效，如吴茱萸制黄连。

1.5.6　炮制对含油脂类药物的影响

油脂的主要成分为长链脂肪酸的甘油酯，主要存在于植物的种子中。油脂类通常具有润肠通便或致泻等作用,有的作用峻烈,有一定毒性。经加热、压榨除去部分油脂类成分,可避免滑肠致泻或降低毒副作用。例如,柏子仁去油制霜降低或消除滑肠作用;瓜蒌仁制霜除去令人恶心呕吐之弊,适用于脾胃虚弱患者。又如,巴豆其泻下成分主要为巴豆油,为了用药安全,故用巴豆霜,而除去大量的油,含油量控制在18%~20%,可显著降低毒性,又防导泻过猛。

1.5.7　炮制对树脂类药物的影响

树脂成分主要分布在植物的树脂道中,当植物体受伤后分泌出来,形成一保护膜。具有防腐、消炎、镇痛、解痉等作用。对热不稳定,温度过高,可引起变质,故应掌握好火候。因树脂类药物能溶解于乙醇,故酒制、醋制可提高其疗效,如酒制五味子、醋制乳香、没药等。加热炮制可破坏部分树脂,如牵牛子树脂有泻下去积的作用,炒后部分被破坏,可缓和泻下作用。

1.5.8　炮制对含蛋白质、氨基酸类药物的影响

1) 蛋白质氨基酸的定义和性质

蛋白质是由种氨基酸通过肽链结合所组成的一类高分子化合物。多数可溶于水,生成胶体溶液,煮沸后蛋白质凝固,不溶于水,氨基酸易溶于水。遇热可使蛋白质变性,某些氨基酸遇热不稳定。蛋白质易和鞣质、重金属产生沉淀。

2) 炮制对蛋白质类成分的影响

（1）加热的影响

①对无效的,有毒的蛋白质,炮制时可加热除去(蛋白质受热变性)。如蜈蚣含有毒的溶血性蛋白质,焙后毒性降低。扁豆含有毒蛋白,生用有毒,可抑制大鼠生长,可引起肝脏区域性坏死,加热后毒性降低。

②对有效的、无毒的,如雷丸、天花粉等以生用为宜。

③某些蛋白质加热处理,产生一系列变化生成新物质,而具有治疗作用。如鸡蛋黄、黑大豆等经过干馏,能得到含氮的吡啶类、卟啉类衍生物而具有解毒、镇痉、止痒、抗菌、抗过敏的作用。

④氨基酸还能在少量水分存在的条件下与单糖产生化学反应,生成具有特异香味的环状化合物。如麦芽、稻芽等炒后变香而具健脾消食作用。

（2）沉淀反应的影响

蛋白质易和鞣质,重金属产生沉淀。故不能与鞣质类药材一同炮制。

1.5.9　炮制对含无机化学成分类药物的影响

无机成分大量存在于矿物、动植物化石和甲壳类药物中。在植物药中也含有较多的无机盐类,如钠盐、钾盐、钙盐等,多与有机酸结合呈盐而存在。

炮制对无机盐的影响如下:

（1）软化的影响

主要针对植物类药材。水处理时间过长，可使水溶性无机盐类成分流失而降低疗效。如夏枯草等，应尽量缩短与水接触的时间，否则会使大量钾盐被溶解损失，降低其利尿作用。

（2）加热的影响

①矿物类药物通常采用煅烧或煅烧醋淬的方法，可改变其物理性状，使之易于粉碎，有利于有效成分的溶出，也有利于药物在胃肠道的吸收，从而增强疗效。如自然铜、代赭石、龙骨、牡蛎、石决明、珍珠母等。

②某些含结晶水的矿物药，经煅制后失去结晶水而改变药效，如石膏（$CaSO_4 \cdot 2H_2O$）生用清热泻火，煅后燥湿敛疮止血；白矾（$KAl(SO_4)_2 \cdot 12H_2O$）生用涌吐风痰，煅后收涩敛疮止血。

③在加热炮制过程中，还可改变某些药物的化学成分，产生新的治疗作用，如炉甘石，原来成分为$ZnCO_3$，煅后变为ZnO，并结合水飞法，既得到细腻的粉末，同时又因其含有的铅比重大，不易悬浮故而被分离。

④有的药物中所含无机成分在加热后可转化为有毒物质，如雄黄（As_2S_2）加热后变成（As_2O_3），朱砂加热可产生有毒的氧化汞和游离汞，应严格避免加热炮制。水飞法可除去部分有毒的无机物。

近年来对中药所含微量元素的研究表明，药材中的微量元素不仅可作为人体必需的营养物加以补充，而且某些微量元素还具有某一些特殊的生物活性，从而对人体的代谢，疾病的发生、发展、变化过程及临床治疗产生较大的影响。例如，何首乌，有人认为其所以能补肾虚恢复性腺功能，与它含有较多的铁和锌有密切关系。现代医学还认为白发与缺锰和钙有关，而首乌中含锰的量较高，故认为何首乌的乌发功效与其富含微量元素有关。又如，当归经过酒炒、土炒后，因微量元素的含量发生了变化，故其临床应用也有一定的区别。但是，目前中药微量元素的研究深度还不够，多数仅停留在测试水平，比较直观简单。对中药微量元素的研究只有进行多学科的综合研究，才能使其有新的突破。

总之，炮制既可影响药物的四气五味、升降沉浮、归经等，又可对药物的理化性质产生影响，而影响的实质是对药物疗效的影响。然而这方面的工作还远远落后于其他学科的研究，我们相信，崭新的炮制理论一定能在我们这一代人手上创造出来。

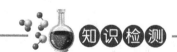 知识检测

一、单项选择题

1.中药炮制的历史可追溯到（　　　）。

　　A.汉代　　　　B.秦代　　　　C.周代　　　　D.春秋战国　　　　E.原始社会

2.第一部炮制专著是（　　　）。

　　A.《神农本草经》　　　　B.《本草经集注》　　　　C.《肘后备急方》

　　D.《雷公炮炙论》　　　　E.《炮炙大法》

3.《修事指南》的作者是（　　　）。

A.李时珍　　B.张仲岩　　C.陈嘉谟　　D.张仲景　　　E.陶弘景

4.现将与火有关的炮制方法称为(　　)。

A.炮制　　B.修治　　C.修制　　D.炮炙　　　E.修事

5.能涵盖所有炮制方法的称谓是(　　)。

A.炮制　　B.修治　　C.修制　　D.炮炙　　　E.修事

6.提出"雷公炮炙十七法"的是(　　)。

A.雷敩　　B.陶弘景　　C.缪希雍　　D.陈嘉谟　　　E.李时珍

7.提出"凡药制造,贵在适中,不及则功效难求,太过则气味反失"的作者是(　　　)。

A.缪希雍　　B.张仲岩　　C.陈嘉谟　　D.张仲景　　　E.陶弘景

8."酒制升提"是谁归纳总结的? (　　)

A.李时珍　　B.张仲岩　　C.陈嘉谟　　D.陶弘景　　　E.缪希雍

9.饮片生产、使用、检验的基本法规是(　　)。

A.《中华人民共和国药典》　B.《中华人民共和国药品管理法》

C.两者都是　　　　　　　　D.两者都不是

10.国家级炮制标准是(　　)。

A.《中华人民共和国药典》B.《中华人民共和国药品管理法》

C.两者都是　　　　　　　D.两者都不是

11.炮制品应遵循的法规是(　　)。

A.《中国药典》　　　　　　B.炮制规范

C.两者都是　　　　　　　D.两者都不是

12.提出三类分类法的是(　　)。

A.陈嘉谟　　B.李时珍　　C.赵学敏　　D.缪希雍　　　E.张仲岩

13.教材采用的分类方法是(　　)。

A.三类分类法

B.五类分类法

C.工艺与辅料相结合的分类法

D.以药用部位来源属性分类法

E."雷公炮炙十七法"

14.一般工具书采用的分类方法是(　　　)。

A.炮制方法与药用部位相结合

B.工艺与辅料相结合

C.五类分类法

D.三类分类法

E.以药用部位进行分类

15.以药用部位的来源分类的是(　　)。

A.教材　　B.炮制规范　C.两者都是　D.两者都不是

16.王不留行炒黄的主要目的是(　　)。

A.降低药物毒性　　　　B.缓和药物性能

C.提高成分浸出　　　　D.矫臭矫味赋色

E.利于贮藏保存

17.清蒸桑螵蛸的主要目的是( )。

A.降低药物毒性　　　　B.缓和药物性能

C.提高成分浸出　　　　D.矫臭矫味赋色

E.利于贮藏保存

18.川乌炮制的主要目的是( )。

A.降低药物毒性　　　　B.缓和药物性能

C.提高成分浸出　　　　D.矫臭矫味赋色

E.利于贮藏保存

19.巴豆制霜的目的有( )。

A.缓和峻泻作用　　　　B.降低毒性

C.两者皆可　　　　　　D.两者皆不可

20.有效成分为挥发油的药物,不宜采用的炮制方法为( )。

A.净制　　B.水浸泡　　C.加热炮制　　D.阴干　　　　E.抢水洗

21.苍术炮制后,燥性降低的原因是( )。

A.挥发油含量降低　　　B.苍术酮含量降低

C.皂苷含量降低　　　　D.生物碱含量降低

22.白芍、槟榔切片后暴晒呈( )。

A.红色　　B.绿色　　C.黑褐色　　D.白色　　　　E.黄棕色

23.黄芩用冷水润软切片晒干呈( )。

A.红色　　B.绿色　　C.黑褐色　　D.白色　　　　E.黄棕色

24.含苷类药材不宜用( )作为炮制辅料。

A.酒　　B.醋　　C.盐水　　D.蜂蜜

25.( )类药材在炮制时不宜用铁器。

A.生物碱类　B.苷类　　C.挥发油类　　D.鞣质类

二、多项选择题

1.中药炮制的专著有( )。

A.《雷公炮炙论》　　　B.《神农本草经》

C.《炮炙大法》　　　　D.《本草蒙筌》

E.《修事指南》

2.中药炮制研究的主要内容有( )。

A.文献整理及经验总结　B.炮制原理及炮制理论研究

C.炮制方法研究　　　　D.饮片质量标准研究

E.提取分离方法研究

3.中药炮制学的研究内容主要包括( )。

A.中药炮制理论　　　　B.中药炮制工艺

C.炮制品的规格标准　　D.历史沿革

E.中药炮制的发展方向

4.能缓和药性的炮制方法主要有( )。

A.炒黄　　　B.蜜炙　　　C.净制　　　D.蒸法　　　E.煮法

5.为杀酶保甙,常采用的炮制方法有(　　　)。

A.炒法　　　B.蒸法　　　C.煮法　　　D.烘法　　　E.泡法

三、填空题

1.明代陈嘉谟在_____中提出了三类分类法。

2.中药炮制五类分类法是指_____、_____、_____、_____及_____。

3.巴豆霜需经加热过程,主要是破坏_____。

4.牵牛子经炒后泻下作用缓和,主要是破坏了部分_____。

5.山楂经炒后对胃的刺激性降低,主要是破坏了部分_____。

6.明矾经煅后收敛燥湿作用增强,是因为_____。

7.炉甘石经煅后产生消炎、止血、生肌作用,是因为煅后可产生_____。

8.陈皮用"抢水洗"使之润软切丝,主要是减少有效成分_____的溶失。

四、判断题

1."雷公炮炙十七法"是在《雷公炮炙论》中总结而成。　　　　　　　　　　(　　)

2.《全国中药炮制规范》及各省市制订的《炮制规范》大多以药用部位的来源进行分类。

（　　）

3.生地经蒸制成熟地,药性由寒转温,味由苦转甜,功能由清转补。　　　(　　)

4.含鞣质的药物不能用铁刀切制。　　　　　　　　　　　　　　　　　　(　　)

5.石榴皮、龙胆草常生用,以避免活性降低。　　　　　　　　　　　　　(　　)

五、简答题

1.试述中药炮制的发展过程。

2.试述中药炮制过程的相关典籍。

3.中药炮制应遵循哪些法规?

4.简述中药炮制的目的。

5.简述炮制对含苷类药物的影响及应注意的问题。

6.简述炮制对含鞣质类药物的影响及应注意的问题。

项目 2 净制与加工

📖【项目描述】

净制是中药材在切制、炮炙或调剂、制剂前,选取规定的药用部位,除去杂质、非药用部位、霉变及虫蛀品等,使其达到药用纯度标准的方法。净制是中药炮制的第一道工序,是影响中药饮片质量的首要环节。

📖【知识目标】

掌握各种净选加工的技术标准;熟悉净选加工的类型和相关理论;了解净制的含义和要求。

📖【技能目标】

明确常见药物需要清除的非药用部位;能正确选择水选、风选、筛选、挑选 4 种方法清除药物中所含的杂质;能选用合适的工具去除常见药物中的非药用部位。

【基础知识】>>>

1)概念

净制也称净选,是在切制、炮制或调剂、制剂前,选取规定的药用部位,除去非药用部位、杂质及霉变品、虫蛀品、泥沙、灰屑等,使其达到药用纯度标准的方法。它是中药炮制的第一道工序,是药材制成饮片或制剂前的基础工作。

2)目的

①分离药用部位。将作用不同的部位区分开。如麻黄需分开根与茎,莲子分开心与肉,扁豆分开皮与种子。

②进行分档。将药物大小分档,每档均匀一致。如半夏、白术、川芎、川乌、附子,分档后便于水处理和加热处理。

③除去非药用部位。可保证调剂时剂量准确或减少服用时的不良反应;如去粗皮、去瓤、去心、去枝梗等。

④除去泥沙、杂质及虫蛀、霉变品等。

3)分类

净选加工分为清除杂质、除去非药用部位、其他加工方法。

任务 2.1　清除杂质

2.1.1　基础知识

1)概念

清除杂质即净选,目的是使药物洁净或便于进一步加工处理。根据方法的不同,可分为挑选、筛选、风选和水选等。

2)操作方法

(1)挑选

挑选是人工方法挑除药物中的杂质及霉变品、大块沙石等,或将药物进行分档,以便使其洁净或便于进一步加工处理。

操作方法是将药物放在竹长匾内或摊放在桌上,往往配合筛簸交替进行,也可在生产线传送带旁进行挑选。拣去核、梗、壳等杂质,或变质失效的部分,如虫蛀、霉变及走油部分,或分离不同的药用部位,或将药物按大小、粗细分开。

(2)筛选

筛选是根据药物和杂质的体积大小不同,选用不同规格的筛,以除去药物中的沙石、杂质,使其达到洁净,或对药材进行大小分档的操作。根据药物形体大小不同,选用不同孔径的筛子进行筛选分档,以便分别浸、漂、煮制或炮制,以达到均一的炮制程度。筛选也可筛去炮制药物所用的辅料,如麦麸、河沙、滑石粉等。

筛选方法可采用手工筛选或机械筛选进行。根据杂质或药物分档的要求采用不同规格的筛或箩进行。手工操作,效率不高,劳动强度大,同时存在粉尘污染问题。因此,现代多用机械操作,目前有各种筛选机。

(3)风选

风选是利用药物和杂质的比重不同,经过簸扬,使药物与杂质分离,达到净选目的的操作方法。如苏子、车前子、吴茱萸、青葙子、莱菔子、葶苈子等可采用风选除去泥沙、碎屑等杂质。风选还可将果柄、花梗、种皮等非药用部位除去。风选可用簸箕手工进行,也可用风选设备(如变频式风选机)进行。

(4)水选

水选是将药物通过水洗或水漂,除去杂质或盐分的净选方法。药物常附着泥沙、盐分或其他不洁之物,用筛选或风选不易除去,故可采用水洗或漂的方法,使药物洁净。如乌梅、山茱萸、大枣、川贝母等均需洗去附着的泥沙;海藻、昆布等需漂去盐分。质地较轻的药物,如蝉蜕、蛇蜕、地鳖虫等,水选时可将药物中的杂质漂浮于水面或沉于水中而除去。水选时,应注意操作时间,勿使药物在水中浸漂过久,并注意及时淋除水分和干燥,防止霉变。根据药材性质,水选可分为洗净、抢水洗和漂洗3种方法。水选也是除去重金属和农药残留的有效方法。

①洗净　系用清水将药材表面的泥土、灰土、霉斑或其他不洁之物洗去。即先将洗药池注入清水，倒入挑拣整理过的药材，搓揉干净，捞起，装入竹筐中；再用清水冲洗一遍，沥干水，干燥，或进一步加工。

②抢水洗　是指快速洗涤附着在药材表面的泥沙或杂质的水选方法。抢水洗法适用于吸水性比较强、有芳香挥发类成分及有效成分易溶于水的药物。

③漂洗　将药物置于大量清水中，适当翻动，经常换水；或将药材置长流水中漂至药材毒性、盐分或腥臭异味得以减除，取出切片或进一步加工的水选方法。如乌梅、山茱萸、海藻、昆布等。

注意：在水选清除杂质过程中，应掌握好时间，勿使药物在水中浸漂时间过长而造成有效成分的流失。同时，水选后的药材应及时干燥，防止疗效降低和发生霉变。例如，全草类药材，水选后若不摊至六成干，而是沥干水就切制，就会使药材受压后药汁被压溢流失，降低疗效；又如，含较多淀粉、蛋白质和糖分的药物，水选后不及时干燥将导致真菌的滋生繁殖，使药物发生霉变而丧失药效。

（5）其他净选方法

根据药材质地与性质，传统净选方法还有摘、揉、擦、砻、刷、剪切、挖、剥等。现分别介绍如下：

①摘　系将根、茎、花、叶类药物放在竹匾内，用手或剪刀将不入药的残基、叶柄、花蒂及须髭等摘除，使之纯净。如旋覆花、辛夷需摘除梗柄。摘除时，因有绒毛飞散，操作人员应戴口罩，同时操作要轻，以免花瓣绒毛散落影响美观和药效。

②揉　将药物放在大眼蔑筛上，用手轻轻揉搓使碎后，再通过筛簸，以除去筋膜杂质，如桑叶、马兜铃等。有些质软的丝状或花类药物，因产地包装压缩过紧，形成团块者，只需放在竹筛上用手揉开，使之恢复原来的形态，如通草、白菊花等。注意在揉搓时，不能用力过大，否则易成碎末。

③擦　是用两块木块，将药物放在中间反复摩擦，或放入石臼内用木棍轻轻擦动，以除去外皮和硬刺。如蔓荆子、苍耳子、路路通等，可将药物放入锅内，文火微炒，取出摊放竹匾内冷却，用木板推擦或放入石臼内用木棍轻轻擦动，使白衣或刺脱落，再放入竹匾内簸去白衣或刺屑。

④砻　是用石磨（单高磨芯）成竹木制成的推子，将药物放入穴中，推动磨，磨去药物杂质或非药用部分，而不致将肉仁磨碎。如桃仁、苦杏仁去皮，扁豆去衣，刺蒺藜、苍耳子去刺，香附去毛等。

⑤刷　是用毛刷、尼龙刷、丝瓜络等工具，刷去药物表面的灰尘、泥沙、绒毛或其他附着物。如枇杷叶需用刷子刷去叶片上的毛。

⑥剪切　利用剪刀或刀等，除去非药用部分，或将药用部位剪碎，或分离不同的药用部位。如玄参去芦，防风、柴胡切去根头，陈皮剪切成细丝等。

⑦挖　是采用小刀、勺或竹片等，挖去果实类药材的瓤、毛核等操作。如枳壳挖去瓤和中心柱、金樱子挖去毛核。

⑧剥　是将果实类药物的外壳剥除。如刀豆、白扁豆、黑豆，应剥取种子药用。

（6）机械法

由于手工操作效率不高，劳动强度较大，还存在粉尘污染问题，因此，现在多采用机械操作，主要有振荡式筛药机和小型电动筛药机。

振荡式筛药机只需将被筛选药物投入筛内，不同体积的药物通过更换不同孔径的筛子就可上机筛选。其简单方便，操作容易，也提高了效率。

小型电动筛药机较适用于筛析无黏性的植物药或化学药物，因它将筛底安装于铁皮箱内，上盖有铁皮盖，药物在密封的筛箱内往复振动，筛落的药物粉末再掉入下面密封的铁箱内，故也较适用于有毒、刺激性及易风化、潮解的药物。

2.1.2 技能实训

1）目的

①学会使用常见的清除杂质工具。

②能根据药物所含杂质的类型确定清除杂质的方法，并能进行清除杂质操作。

2）仪器及材料

①实训设备　盆、竹匾、簸箕、铁丝筛、电子秤。

②实训药材　麻黄、苦杏仁、薏苡仁、当归、山药、山楂、枳壳、车前子、王不留行、紫苏子。

3）准备工作

将要清除杂质的药物称重后备用，检查清除杂质工具及盛药容器等是否齐全和洁净，必要时进行清洁。

4）实训过程

将待清除杂质的物料取出，称量并记录。根据所要清除杂质药物的类型和所含杂质的种类确定清除杂质工具。将适量的药物置盆、竹匾、簸箕、铁丝筛等工具内，进行挑拣、筛簸等处理，除净杂质后再行称重，按照净度（%）＝净药质量/供试药物质量×100%计算其净度。将清除杂质后的药物盛于洁净的容器内，清洁所用器具和工作台面。

（1）挑选

将已称好的药物（如麻黄、杏仁、薏苡仁等）置挑选台上，拣出药物中所含的杂质和霉变品、虫蛀品、泛油品等变异品，称取净药物质量，计算药物净度。

（2）筛选

将已称好的药物（如当归、山药、山楂、枳壳等）置适宜孔径的筛内，两手对称握紧筛子的边缘，均匀用力（筛子不能随意晃动），使药物在筛内摇动，将杂质及药物碎屑等筛出。将净药物称重后计算药物净度。

（3）风选

将已称好的药物（如车前子、王不留行、紫苏子等）置簸箕内，两手握住簸箕边缘后部的2/3处均匀用力，借扬、簸、摆等力量，将杂质、瘪粒、碎屑等除去。将净药称重后计算药物净度。

《中药饮片质量标准通则〈试行〉》的通知中规定了各类药材含药屑、杂质的限量。果实种子类、全草类、树脂类含药屑、杂质不得超过3%；根类、根茎类、藤木类、叶类、花类、皮类、动物类、矿物类及菌藻类等含药屑、杂质不得超过2%。

5) 清场

实训结束后：

①将炮制好的药物置于洁净的聚乙烯包装袋内，密封后贮藏。

②清洁实训器具。

③将实训室打扫干净。

④关闭水、电、气、门、窗。

任务 2.2　除去非药用部位

2.2.1　基础知识

1) 概念

除去非药用部位是指根据入药部位的不同，将同一来源的动、植物的不同入药部位进行分离，或除去非药用部位的操作步骤或其他加工。

因不同部位成分不同，其作用有所不同，故必须分开使用。如麻黄，其茎能升高血压，具有发汗作用，其根则降低血压，有止汗功效。研究发现，麻黄成分差别较大，麻黄主含麻黄碱，能平喘抗炎，麻黄根含大环精胺生物碱，会降低血压和减慢心率，所以自古以来麻黄茎和麻黄根就分别入药。莲心中含莲子心碱和异莲子碱，莲肉中则含量甚微，成分的不同导致了功效不同；当归头止血、身养血、尾行血，这3部分微量元素的分布有一定规律和差异，其中归尾中挥发油和阿魏酸的含量最高，阿魏酸能抑制ADP诱发血小板聚集、扩张冠状动脉和增加冠脉流量，所以归尾行血活血。

2) 操作方法

(1) 去根去茎

①去残根　用茎、根茎、地上部分的药物须除去非药用的残根、须根等非药用部位。如石斛、荆芥、麻黄、薄荷、黄连、芦根、藕节、马齿苋、马鞭草、泽兰、茵陈、益母草、瞿麦等。

②去残茎　用根的药物须除去非药用的残茎，如龙胆、白薇、丹参、威灵仙、续断、防风、秦艽、广豆根、柴胡等。

另外，同一来源的植物根、茎均能入药，但二者作用不同，须进行分离，以分别入药。如麻黄根能止汗，茎能发汗解表，须分开入药。

（2）去枝梗

去枝梗是指除去某些果实、花、叶类药物的果柄、花柄、叶柄及老的茎枝等非药用部位,使用量准确。常要求去枝梗的药物有五味子、花椒、连翘、槐角、夏枯草、辛夷、密蒙花、桑叶、侧柏叶、钩藤、女贞子、桑寄生、栀子、桑螵蛸等。

（3）去皮壳

去皮壳包括:皮类药材去除栓皮;根及根茎类药材去除根皮;果实、种子类药材去除果皮或种皮。传统理论认为"去皮免损气"（清代《修事指南》）;现在普遍认为去皮壳的目的主要是便于切片;使药物清洁,除去非药用部位,以求用药量准确;分开不同药用部位等。

操作方法是:树皮类药物,可用刀刮去栓皮、苔藓及其他不洁之物;果实类药物,可用擦、碏法砸破皮壳,去壳取仁;种子类药物,可用燀法去种皮;有些药物多在产地趁鲜去皮,如白芍、桔梗等,宜趁鲜去皮,否则干后不易除去。厚朴、杜仲、丹皮、椿根皮、黄柏、秦皮、苦楝皮、肉桂、海桐皮等药材需要去粗皮。

（4）去毛

有些药物表面或内部,常着生许多绒毛,服后能刺激咽喉引起咳嗽或其他有害作用,故须除去。去毛包括叶类药材表面的纤毛,根茎类的鳞片,根类药材阴须根及动物药的绒毛等。一般采用刷、控、砂烫、燎、筛选、风选、挑选、剪切等方法。根据不同的药物,可分别采取不同的方法。

①根和根茎类药材——烫去毛　如骨碎补、香附、知母等表面的毛,可用砂烫法将药材烫至鼓起、毛焦时,放凉后装入布袋,拉住两头来回不停地抖动,或用竹篓,放入少许瓷片与药物一同撞击,取出后筛去绒毛。工厂多用滚筒式炒药机砂烫,转锅带动河沙与药材转动,因离心力与重力而使河沙与药材不断撞击、摩擦,使绒毛被擦净,药物烫至鼓起,取出过筛。

②叶类药材——刷去毛　部分叶类药材如枇杷叶、石韦等,其下表面密被绒毛,传统方法将枇杷叶、石韦等逐张用棕刷刷除绒毛,洗净,润软,切丝,干燥,此法用于少量者;大量生产时,可将枇杷叶、石韦等润软,切丝,放入筛萝内（约装大半箩）置水池中,加水至药面,先用光秃的竹扫帚用力清扫数分钟,再加水冲洗,同时仍用竹扫帚不停地搅拌清扫,再重复一次,至水面无绒毛飘起时捞出,干燥。

③果实类药材——挖去毛　金樱子果实内部生有淡黄色绒毛,须略浸,润透,纵剖两瓣,用小刀、勺等工具挖净毛核。也可在产地趁鲜纵剖两瓣,除去毛核。生产上,将金樱子用清水淘洗、润软后,用切药机直接切成 2 mm 的片,筛去脱落的毛、核,再置清水中淘洗,沉去种核,捞出干燥。或将晒至七八成干的金樱子置碾盘上,碾至花托全破开,瘦果外露时,置筛孔直径为 0.5 cm 的筛子里进行筛选,可除去 95% 的绒毛及瘦果,晒干,再进行筛选即可。

④其他类药材——刮去毛　如鹿茸,先用瓷片或玻璃片将其表面绒毛基本刮净后,再将剩余的毛用酒精火焰燎焦刮去,注意不能将鹿茸燎焦。

（5）去心

去心包括去根类药材的木质部分和枯朽部分、种子的胚芽、花类的花蕊、部分果实的种子等。去心的目的可归纳为以下两个方面:

①除去非药用部位　某些根及根茎类药物,如甘遂、百部等,心虽然对临床治疗不产生不良反应,心所占比重也不大,但影响药物的纯净度。某些根皮类药物,如牡丹皮、地骨皮、白鲜

皮、五加皮、巴戟天等，木心所出比重较大，无药效，影响用量的准确性，且木心坚硬，韧件强，多纤维，故作为非药用部位除去。

②分离不同药用部位　如莲子的莲子心和莲子肉作用不同，莲子心(胚芽)能清心热，莲子肉能补脾涩精，故须分别入药。

(6)去核

有些果实类药物，用果肉而不用核(或种子)。其中，有的核属非药用部分，有的果核与果肉作用不同，故须分离后入药。

《雷公炮炙论》提出："使山茱萸，须去核，……核能滑精。"清代《修事指南》中则总结为"去核者免滑精"。另有核与肉作用不同之说，如宋代《证类本草》中记载蜀椒"椒目冷，别入药用，不得相杂"。花椒(果皮)温中止痛，杀虫止痒，而椒目(种子)行水平喘，故花椒需分离椒目。明代《本草品汇精要》中说川楝"使肉即不使核，使核即不使肉"，也有二者作用不同须分别入药之意。现在多认为核所占的质量较大，属于非药用部位。

操作方法是：一般采用风选、筛选、挑选、浸润、剪切等方法。

(7)去芦

"芦"又称"芦头"，一般指药物的根头、残茎、茎基、叶基等部位。

宋代《证类本草》中人参项下有"采根用时，去其芦头，不去者吐人，慎之"的记载。清代《修事指南》则总结为"去芦者免吐"，并沿用至今。

关于人参的去芦有研究表明，人参主根和芦头的皂苷种类相同；后者含量是前者的3倍左右，其他如多肽、氨基酸、无机元素等含量也大同小异。现代研究未发现人参芦有催吐作用，认为人参去芦没有必要，以避免浪费药材。另外，对桔梗主根和芦头的成分研究表明，桔梗芦头和主根的成分基本一致，但所含皂苷量，芦头多于根20%~30%，故也可不去芦。其他如前胡、玄参、独活等，其芦头和主根均具有相同或相近的有效成分和临床效果，现多主张不去芦头使用。

(8)去瓤

有些果实类药物，须去瓤用于临床。如枳实、枳壳、青皮、木瓜、罂粟壳等。

去瓤的目的，古时主要是去除质次部位，如唐代《新修本草》中说：枳实"用当去核及中瓤乃佳"。至明代《本草蒙筌》中又有"去瓤者免胀"的说法。

据研究，枳壳及其果瓤和中心柱二者均含挥发油、柚皮苷及具升压作用的辛弗林和N-甲基酪胺，但果瓤和中心柱挥发油含量甚少，且不含柠檬烯。枳壳瓤占枳壳质量的20%，又易霉变和虫蛀，水煎液极为苦涩，不堪入口；同时，还有瓤会引起胀气的说法，故枳壳瓤作为非药用部分除去是有一定道理的。

(9)去头尾、皮骨、足、翅

部分动物类或昆虫类药物，有些需要去头尾、皮骨、足、翅。目的是除去有毒部分或非药用部分。

如乌梢蛇、金钱白花蛇、蕲蛇等均去头、鳞；斑蝥、红娘子、青娘子均去头、足、翅；蛤蚧须除去鳞片、头、足；蜈蚣须除去头、足。操作：去头尾、皮骨，一般采用浸润切除、蒸制剥除等方法。去头、足、翅，一般采用挑选的方法。

蝉蜕的头、足、壳身的主要成分是氨基酸，带头、足的蝉蜕其镇静、镇痛及降低毛细血管通透性的作用最强。因此，有人认为蝉蜕不必去头、足，而以整体入药为佳。

另外,有些动物类药材需要去除残肉,如龟板、鳖甲等;或取出毛丝、皮膜,如僵蚕、羚羊角、熊胆、紫河车、麝香等。

2.2.2 课堂互动

在日常生活中,哪些瓜果蔬菜需要清除杂质和非取食部位? 哪些也要去心、皮、核、瓤、芦?

知识拓展

金樱子去毛的具体方法是:将金樱子用清水淘洗,润软,置切药机上切2 mm厚片,筛去已脱落的毛、核,置清水中淘洗,沉去种核,捞出干燥。或将晒至七八成干的金樱子置碾盘上,碾至花托全破开,置筛孔直径为0.5 cm的筛子里进行筛选,可除去95%的绒毛及瘦果,再进行筛选。

任务 2.3 其他加工

对一些质地或形体特殊的,或者根据临床需要的也经常采用其他的一些特殊加工方法。常见的加工方法如下:

1)碾捣

某些药物,出于质地特殊或形体较小,不便于切制,为使有效成分易于煎出,须碾碎或捣碎,以便调配和制剂。采用碾碎或捣碎的药物,大致有以下4类:

①矿物类　如石膏、龙骨、云母石等。

②甲壳类　如炮甲珠、龟甲、瓦楞子等。

③果实种子类　往往含较多的脂肪油或挥发油,多在临用时碾碎或捣碎,以免产生泛油、挥发、变味等变异现象而失效。

④部分根及根茎类　有些根及根茎类药材,因形体较小,不便切制,如川贝母、制半夏、三七等须在调剂时捣碎。

2)制绒

某些纤维性药材经捶打、推碾成绒絮状,以缓和药性或便于应用。如麻黄碾成绒,则发汗作用缓和,适用于老年、儿童和体弱者服用。另外,艾叶制绒,便于制备"灸"法所用的艾条。

3)拌衣

将药物表面用水润湿,拌入辅料细粉,使辅料黏在药物表面,从而起到一定的治疗作用的方法。

①朱砂拌衣　将药物润湿后,加入定量的朱砂细粉拌匀,晾干。如朱砂拌茯神、茯苓、远志

等,以增强宁心安神的作用。

②**青黛拌衣**　将药物润湿后,加入定量的青黛细粉拌匀,晾干。如青黛拌灯心草,有清热凉肝的作用。

4)揉搓

某些质地松软呈丝条状的药物,须揉搓成团,便于调配和煎熬,如竹茹、谷精草等。

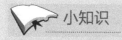 小知识

净制设备

中药材净制设备应满足纯净度的要求,满足 GMP 规范要求。

1)洗药池

过去大多使用水泥洗药池,因池壁吸水,易吸附药屑,引起药物交叉污染,故不宜清洗。现池壁多采用优质瓷砖砌面或以不锈钢板材衬里的洗药池。池底制成向排水口倾斜状,以利排尽污水,便于清理。还可做成侧开门结构,便于料车进出洗药池。

2)洗药机

洗药机是使用广泛的药材清洗设备之一,用于除去附着在药材表面的泥沙等杂质。其结构特点是:主体为一水平放置的开有小孔的不锈钢筒体,作为药物的清洗室,筒体内壁装有螺旋推进板、喷淋管,筒体的下部为贮水槽,另配有水泵、电机。药材可由进料斗送入筒体。运行时筒体作旋转运动,药材受高压水流喷淋被冲洗,污水进入水箱经沉淀、过滤后清水可重复使用,药材被筒体内螺旋板推进,经洗净的药材在筒体的另一端自动出料。

另一种改进的洗药机——"鼓式洗药机",其筒体做成鼓式形状,贮水箱采用 V 形结构,筒体部分浸入水中,可使药材部分浸入水中漂洗,有效地提高药材的洗净度,同时提高了药材的装载量,避免了洗药水向机外飞溅。另外,贮水箱采用 V 形结构,便于排尽泥沙和使用后的清洗。

3)干式表皮清洗机

干式表皮清洗机是利用机身带动药物旋转,由药材自重产生的药材与药材和药材与机体间的摩擦力、撞击力,以"不用水"的方式除去附着在药材表面的泥沙、毛刺、皮壳等杂质的设备。它适用于块根类、种子类、果实类等药材的净选。如浑泻、玄参、苍术、芍药、当归、川芎、板蓝根、柴胡及生地等,避免了经水洗时药效成分的流失,具有良好的净制效果。机型有方形和六角形两种。物料由人工或输送机装载,自动出料,有集尘装置,物料与杂质自动分离。

4)带式磁选机

带式磁选机是利用高强磁性材料,自动除去药材中的铁性杂质(包括含铁质的沙石)的设备。它适用于中药材、中药饮片的净选,对铁性杂质除净率可达99.9%,便于实现自动化流水作业。

5) 变频式风选机

变频式风选机有立式及卧式两种机型。采用变频技术,根据需要调节和控制风机的风速与压力。立式风选机主要用于成品饮片的杂质去除,可有两种工作模式:一是除轻物,以较小的风速去除药物中的毛发、棉纱、塑料绳、药屑等杂质;二是除重物,用较大风速除去饮片中的石块、泥沙等非药用杂质。卧式风选机可用于原药材或半成品的风选。

6) 筛选机

筛选机主要有柔性支撑斜面筛选机和振动筛选机两种。

柔性支撑斜面筛选机,床身采用柔性支撑材料,可有效防止物料卡入网孔,床身作水平匀速圆周运动,床身斜度可调,物料沿倾斜的筛网面向低处移动。在自身重力和离心力的作用下,达到分筛物料的工艺要求。柔性支撑斜面筛选机由筛床、筛网、回转机构、柔性支撑机构、电机和机架等组成。该机的运动幅度大,频率低,适合筛选20目以上的物料。

振动筛选机由筛床、筛网、曲柄连杆机构、电机和机架等组成。筛网作往复定向摆动。物料经各层筛网筛选被分离。振动筛选机的振幅小,频率高,适合筛选20目以下物料。

7) 机械化净选机组

机械化净选机组是将风选、筛选、挑选、磁选等单机设备配备若干输送装置、除尘器等,设计组合成以风选、筛选、磁选等机械化净选为主、人工辅助挑选相结合的自动化成套净选机组,对中药材进行多方位的净制处理。因中药材的种类繁多,物理形态差异大,加上不同药材有不同的净制要求等,故该机组设有挑选输送机,对不能用机械方式除净的杂物由人工进行处理,如挑拣、剪切、刮削、刷、擦等。该机组将传统的净制要求与现代加工技术有机结合,使中药材的净制加工朝着机械化、自动化、高效率方向迈进。

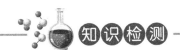

知识检测

一、单项选择题

1. 筛选是根据药物与杂质的(　　)不同来分离药物中的杂质。

A. 比重　　　B. 体积　　　C. 浮力　　　D. 色泽　　　E. 气味

2. 下列药物中需用烫法去毛的是(　　)。

A. 枇杷叶　　B. 石韦　　　C. 骨碎补　　D. 金樱子　　E. 鹿茸

3. 下列哪一个不是去枝梗的对象?(　　)

A. 花梗　　　B. 残茎　　　C. 叶柄　　　D. 果柄　　　E. 花蒂

4. 麻黄制绒的作用是(　　)。

A. 降低毒性　B. 缓和药性　C. 消除副作用　D. 洁净药物　E. 矫臭矫味

5. 下列药物可拌青黛衣的是(　　)。

A. 远志　　　B. 茯苓　　　C. 灯心草　　D. 柏子仁　　E. 麦冬

6. 骨碎补去毛采用什么方法?(　　)

A. 刷去毛　　B. 刮去毛　　C. 烫去毛　　D. 撞去毛　　E. 挖去毛

7.枇杷叶去毛采用什么方法?（　　）

    A.刷去毛　　　B.刮去毛　　　C.烫去毛　　　D.撞去毛　　　　E.挖去毛

8.金樱子去毛采用什么方法?（　　）

    A.刷去毛　　　B.刮去毛　　　C.烫去毛　　　D.撞去毛　　　　E.挖去毛

9.鹿茸去毛采用什么方法?（　　）

    A.刷去毛　　　B.刮去毛　　　C.烫去毛　　　D.撞去毛　　　　E.挖去毛

10.香附去毛采用什么方法?（　　）

    A.刷去毛　　　B.刮去毛　　　C.烫去毛　　　D.撞去毛　　　　E.挖去毛

二、多项选择题

1.用碾捣法加工的药物有（　　）。

    A.莱菔子　　　B.牵牛子　　　C.枳实　　　D.苦杏仁　　　　E.槟榔

2.需去皮壳的树皮类药物有（　　）。

    A.肉桂　　　　B.白芍　　　　C.使君子　　D.厚朴　　　　　E.马钱子

3.去心是指除去药材的（　　）。

    A.胚芽　　　　B.韧皮部　　　C.胚乳　　　D.木质部　　　　E.以上都不是

4.常用去芦的药物有（　　）。

    A.党参　　　　B.麦冬　　　　C.木通　　　D.桔梗　　　　　E.人参

5.筛选的主要目的有（　　）。

    A.除去杂质　　　　　　　B.除去辅料

    C.除去非药用部位　　　　D.除去败片

    E.大小分档

三、填空题

1.石韦去毛采用_____法。

2.《雷公炮炙论》认为山茱萸去核是因为_____。

3.莲子去心的目的是_____。

4.蛤蚧应去除_____而保留_____。

5.去皮壳的药物大致有_____、_____和_____ 3类。

6.麻黄制绒的目的是_____。

7.风选是利用_____清除杂质。

四、判断题

1.蕲蛇在净制时要求去其头尾和鳞片。　　　　　　　　　　　　　　　　　　　　（　　）

2.挑选法适用于清除种子类药材中的泥沙杂质。　　　　　　　　　　　　　　　　（　　）

3.骨碎补用砂烫法除去密生的绒毛。　　　　　　　　　　　　　　　　　　　　　（　　）

4.莲子去心的目的在于去除其非药用部位。　　　　　　　　　　　　　　　　　　（　　）

5.山楂应趁鲜去核后切片。　　　　　　　　　　　　　　　　　　　　　　　　　（　　）

6.竹茹揉搓成团的目的在于方便调剂。　　　　　　　　　　　　　　　　　　　　（　　）

7.种子类药物无法切制,应一律采用碾捣法加工,即"逢子必捣"。　　　　　　　　　（　　）

项目 3 饮片切制

【项目描述】

中药炮制是我国一项传统制药技术,它对中医临床用药起了重要作用。其中,切制是中药炮制一项不可缺少的准备工作。切制是将净选后的药材进行软化,切成一定规格的片、丝、块、段等的炮制工艺,分为切制前的水处理、切制、干燥 3 个步骤。

【知识目标】

掌握水处理效果的检查方法;饮片的切制规格、目的;熟悉常用水处理方法;饮片切制机器及适用药物;了解饮片干燥的方法和特点。

【技能目标】

能根据药物特点说出合适的切制规格;会判断水处理的药物是否符合要求;会分析和解决期间出现的问题。

【基础知识】>>>

1)概念

切制是将净选后的药材进行软化,切成一定规格的片、丝、块、段等的炮制工艺。切制得到的能直接用于中医临床调配处方或中成药生产应用的片、丝、块、段等规格,称为饮片。

2)历史渊源

饮片切制历史悠久。早在汉以前《五十二病方》中就有"细切""削""剉"等早期饮片切制用语。汉代张仲景《伤寒论》写道:"附子劈八片。"唐代孙思邈的《千金方》中有"麦门冬、生姜入汤皆切"的记载。发展到南宋时期制药工业日益完善,在《武林旧事》作坊项下有"熟药圆散,生药饮片"的记载。到了明朝,李时珍《本草纲目》记载的饮片更详尽了,如附子煨熟切片,半夏、天麻等药都注明切片用。但"饮片"一词直到清代吴仪洛在《本草从新》一书中的柴胡项下,才明确提出"药肆中俱切为饮片"。从此,更多的医药书籍中均有引用,并沿用至今。可见饮片的切制,历代医家非常重视。

3)目的

①便于有效成分煎出,提高煎药质量 药材切制后,表面积增大,组织内部暴露,利于药物

有效成分的煎出。同时,避免药材粉碎过细成粉末在煎煮过程中出现糊化黏锅现象,显示出饮片"细而不粉"的特色。

②利于炮制　药物切制成饮片后一方面利于炮制时控制火候,使药物受热均匀,同时又使各种辅料与饮片均匀接触和吸收,提高炮制效果。

③利于调配和贮存　药材切制后体积适中,洁净度增高,含水量下降,既方便配方又减少了霉变、虫蛀因素而利于贮存。

④利于制剂　制备液体剂型时,药材切制后能增加浸出效果。制备固体剂型时,因切制品便于粉碎,故使处方中的药物比例相对稳定。

⑤便于鉴别　对性状相似的药材,切制成一定规格的饮片后,显露了组织特征,利于鉴别不同药材,防止混淆。

任务 3.1　切制前的水处理

干燥的药材切制前必须进行适当水处理,使其吸收一定水分,使质地软化,以利于切制。水处理的目的在于洁净药物,调整或缓和药性,降低毒性,软化药材,便于切制饮片。水处理方法应依据季节温度、药物的种类、质地情况进行合理选择。切制前的水处理技术可分为常用水处理法和特殊软化法。

3.1.1　常用水处理法

常用水处理法包括淋法、洗法、泡法、漂法及润法等。

1) 淋法(喷淋法)

(1)概念

淋法又称喷淋法,是指用清水喷淋或浇淋药材的方法。

(2)操作方法

将药材整齐堆放,用清水均匀喷淋,喷淋的次数根据药材质地而异,一般为 2~3 次,均须稍润,以适合切制。

(3)适用范围

多适用于气味芳香、质地疏松的全草类、叶类、果皮类和有效成分易随水流失的药材,如薄荷、荆芥、佩兰、枇杷叶、陈皮、甘草等。

(4)注意事项

淋法处理时,应注意防止返热烂叶,每次软化药材量,以当日切完为度,切后应及时干燥。若用淋法处理后仍不能软化的部分,可选用其他方法再进行处理。

近年来,有些药材已在产地加工,如藿香、益母草、青蒿等,均采用趁鲜切制。

2) 洗法(淘洗法)

(1)概念

洗法又称淘洗法,是用清水洗涤或快速洗涤药物的方法。

（2）操作方法

将药材投入清水中,经淘洗后,或快速洗涤后及时取出,稍润,即可切制。因药材与水接触时间短,故称"抢水洗"。

（3）适用范围

多适用于质地松软、水分易渗入及有效成分易溶于水的药材,如五加皮、白鲜皮、南沙参、防风、龙胆等。

（4）注意事项

大多数药材洗一次即可,但有些药材附着多量泥沙或其他杂质,则须用水洗数遍,以洁净为度。每次用水量不宜太多,如蒲公英、紫菀、地丁等。

淘洗法要在保证药材洁净和易于切制的前提下,尽量采取"抢水洗",操作力求迅速,缩短药材与水接触时间,防止药材"伤水"和有效成分的流失。目前,大生产中多采用洗药机洗涤药材(见图3.1)。

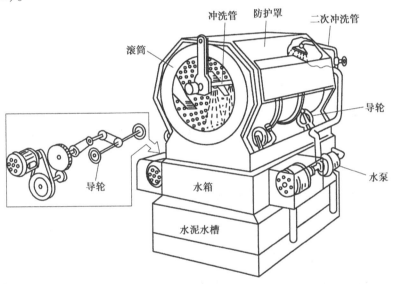

图3.1　滚筒式洗药机

洗药机工作原理如下:将待洗药物从滚筒口送入后,启动机器,打开开关放水。在滚筒转动时,喷水不断冲洗药物,冲洗水再经水泵打起作第二次冲洗。洗净后,打开滚筒尾部放出药物停车。

此种洗药机的特点如下:

①因利用导轮的作用,故噪声及振动很小。

②应用水泵作用,使水反复冲洗,可节约用水。

3)泡法

（1）概念

泡法是将药材用清水泡一定时间,使其吸入适量水分的方法。

（2）操作方法

先将药材洗净,再注入清水至淹没药材,放置一定时间,视药材的质地、大小和季节、水温等灵活掌握,中间不换水,一般浸泡至一定程度,捞起,润软,再切制。

(3)适用范围

多适用于质地坚硬,水分较难渗入的药材,如萆薢、天花粉、木香、乌药、三棱、土茯苓、泽泻、姜黄等。

(4)注意事项

泡法操作时,受药材体积、质地、季节等因素的影响。一般体积粗大、质地坚实者,泡的时间宜长些;体积细小,质轻者,泡的时间宜短些。有些质轻遇水漂浮的药材,如枳壳、青皮,在浸泡时,要压一重物,使其泡入水中。

春、冬季节气温较低,浸泡的时间宜长些;夏、秋季节气温较高,浸泡的时间宜短些。总之,药材在浸泡过程中,注意泡的时间不宜过长,防止药材"伤水"和有效成分的流失而降低药效。

动物类药物采取不换水法进行,即将药材置缸内,放水淹过药面,加盖泡之,由微生物繁殖,造成筋膜腐烂,以除去附着的筋、肉、膜、皮等,而留下需要的骨质。洗净,干燥。如龟甲、鳖甲、鹿角等。

4)漂法

(1)概念

漂法是将药材用多量水,多次漂洗的方法。

(2)操作方法

将药材放入大量的清水中,每日换水 2~3 次。漂去有毒成分、盐分及腥臭异味。古代常用长流水漂。

(3)适用范围

多适用于毒性药材、用盐腌制过的药物及具腥臭异常气味的药材,如川乌、天南星、肉苁蓉、昆布、紫河车、海藻、五谷虫、人中白等。

(4)注意事项

漂的时间,可根据药材的质地、季节、水温而灵活掌握。

漂法程度判断:有毒的药物,取药材切开,放于舌上,以 0.5 min 以内不刺舌为准;有盐分的药物,以药物无咸味为准;有腥臭味的药物,如紫河车,以漂去瘀血为度,五谷虫、人中白以漂去臭味为度。漂后切制,干燥即得。

5)润法

(1)概念

润法是把泡、洗、淋过的药材,用适当的容器盛装,或堆积于润药台上,以湿物遮盖,或继续喷洒适量的清水,保持湿润状态,使药材外部的水分徐徐渗透到药物的组织内部,达到内外湿度一致,利于切制的方法。

(2)操作方法

润的方法有浸润、伏润和露润等法。

①浸润　以定量水或其他溶液浸润药材,经常翻动,使水分缓缓渗入内部,以"水尽药透"为准,如酒浸黄连、木香;水浸郁金、枳壳、枳实等。

②伏润(闷润)　经过水洗、泡或以其他辅料处理的药材,用缸(坛)等在基本密闭条件下

闷润,使药材内外软硬一致,利于切制,如郁金、川芎、白术、白芍、山药、三棱、槟榔等。

③露润(吸湿回润) 将药材摊放于湿润而垫有篾席的土地上,使其自然吸潮回润,如当归、玄参、牛膝等。

(3)适用范围

多适用于质地坚硬、短时间外部水分不易渗透组织内部,达到内外湿度一致,利于切制的药物,如三棱、槟榔、郁金等。

(4)注意事项

①润法时间长短应视药物质地而定,如质地坚硬的需浸润 3~4 d 或 10 d 以上;质地较软的 1~2 d 即可。但润药的时间又因季节气温高低而异,如夏、秋宜短,冬、春宜长。

②有些药物,如大黄、何首乌、泽泻、槟榔等质地特别坚硬,不易一次润透,需反复闷润才能软化。其方法是:第一次闷润后,摊开晾晒至表面略干,然后再堆积起来遮盖闷润,如此反复操作至软化为度。晾晒时,如药物表面过干,可适当喷洒清水,再堆积闷润。

③夏季润药,因环境温度高,故要防止药物霉变,对含淀粉多的药物尤应特别注意,如山药、天花粉等,很容易出现发黏、变红、变味现象。对这些药物进行闷润时应勤加检查,防止发生霉变。如出现发黏情况,应立即以清水快速洗涤,然后摊开晾晒,再适当闷润,应避免变红、变味的现象出现。

润药得当,既保证质量,又可减少有效成分损耗,有"七分润工,三分切工"之说法。润药是关键。润法的优点:一是有效成分损失少;二是饮片颜色鲜艳;三是使水分均匀,饮片平坦整齐。很少有炸心、翘片、掉边、碎片等现象。

3.1.2 特殊软化方法

有些药材不适宜上述方法软化处理,需要采取蒸、煮等法使之软化。例如,木瓜用蒸法蒸透后趁热切片,呈棕红色,既可保证质量,又便于切片。鹿茸先刮去茸毛,加酒稍闷,置高压锅脐上喷气趁热切片,边蒸边切,这样利于切制和保证质量。又如,黄芩要清蒸后趁热切片,使其断面呈鲜黄色,若用冷水浸润后切片,断面变绿色,这样发生了质变,从而降低了疗效。还有一些药材,如川乌、盐附子、天南星、熟地等,均采用酒蒸或加辅料煮后进行切片。

3.1.3 药材水处理效果的检查方法

药材在水处理过程中,要检查其软化程度是否符合切制要求,习惯称"看水性""看水头"。常用检查法有弯曲法、指掐法、穿刺法、手捏法。

1)弯曲法

长条状药材软化至握于手中,大拇指向外推,其余四指向内缩,药材略弯曲,而不易折断,即为合格,如白芍、山药、木通、木香等。

2)指掐法

团块状药材软化至手指甲能掐入表面为宜,如白术、白芷、天花粉、泽泻等。

3)穿刺法

粗大块状药材软化至以铁扦能刺穿而无硬心感为宜,如大黄、虎杖等。

4)手捏法

不规则的根与根茎类的药材软化至用手捏粗的一端,感觉其较柔软为宜。如当归、独活等。部分块根、果实、菌类药材,如延胡索、枳实、雷丸等,润至手握无吱吱响声或无坚硬感时为宜。

3.1.4 其他软化方法

1)加热软化

有些含苷类成分的药材若用一般的冷水处理软化,可造成苷类成分的酶解,而导致药材变质。如黄芩用冷水软化,可使药材表面发绿。因此,应采用加热软化方法,如蒸煮法,既能杀酶保苷,又可利于软化,便于切制。

2)软化新技术

为了缩短切制工艺生产周期,提高饮片质量,国内有关单位采用了"真空加温润药法"和"减压冷浸法",收到较好的效果。

(1)真空加温润药技术

将药材置以特制的容器内,利用真空泵抽出容器及药材内部的空气,然后通入蒸汽,使药材内外保持一定的温度及湿度,药材软硬适中后取出切片。

(2)减压冷浸软化技术

减压冷浸法的原理是利用减压抽真空的方法,抽出药材组织间隙中的气体,使之接近真空,维持原真空度不变,将水注入罐内至浸没药材,再恢复常压,使水迅速进入药材组织内部进行药材浸润至可切。

任务 3.2　饮片的切制

3.2.1 饮片的切制方法

饮片切制在不影响药效,便于调配、制剂的前提下,基本上采用机械化生产,并逐步向联动化生产过渡。目前,因机器切制还不能满足某些饮片类型的切制要求,故在某些环节手工切制仍在使用。

1)机器切制

目前,全国各地生产的切药机种类较多,功率不等,基本特点是生产能力大,速度快,节约时间,减轻劳动强度,提高生产效率。但一些特殊的片型、出口和贵重饮片(西洋参)等,不宜采用机械切制,否则败片率较高。但目前看来,更新、改进现有的切药机器,使之能生产多种饮片类型是机器切制亟待解决的问题。

操作时,将软化好的药材整齐地置于输送带上或药斗中,压紧,随着机器的转动,药材被送至刀口,运动着的刀片将其切制成一定规格的饮片。主要的机械有剁刀式切药机、旋转式切药机和多功能切药机。现简介如下:

(1)剁刀式切药机(见图3.2)

①特点 结构简单,传送带送药,连续作业,自动适应进药量,切口平整,片型好,功率较高。

②操作过程 将被切药材堆放于机器台面上,启动机器,药材经输送带(带为无声链条组成)进入刀床切片。片的厚薄由偏心调节部进行调节。

③适用范围 一般根、根茎、全草类药材均可切制。一般不适宜颗粒状药材的切制。

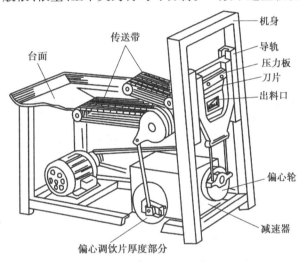

图3.2 剁刀式切药机示意图

(2)旋转式切药机(见图3.3)

①特点 机器分为动力、推进、切片及调节4部分。采取推顶式送药,可以切颗粒状药材。

②操作过程 操作时,将待切制之颗粒状药物如半夏、槟榔、延胡索等装入固定器内,铺平,压紧,以保持推进速度一致,切片均匀。装置完毕,启动机器切片。

③适用范围 适宜颗粒状药物的切制。全草类药物则不宜切制。

(3)多功能切药机(见图3.4)

①特点

a.体积小、质量轻、效率高、噪声低,操作维修方便。

b.药物切制过程采用填入式,无机械输送。

c.根据药物形状直径选择不同的进药口,以保证饮片质量。

②适用范围 主要适用于根茎、块状、颗粒及果实类药材,能切制横片、直片以及多种规格斜形饮片。操作时,可根据药材的形状、直径选择不同的进药口,以保证饮片质量。

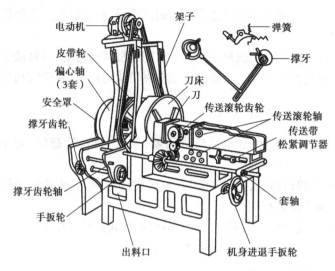

图 3.3　旋转式切药机示意图

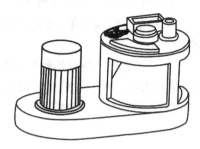

图 3.4　多功能切药机示意图

2) 手工切制

手工切制用的切药刀,全国各地不尽相同,但切制方法相似。操作时,将软化好的药物,整理成把(称"把活")或单个(称"个活")置于刀床上,用手或一特别的压板向刀口推进,然后按下刀片,即切成饮片。饮片的厚薄长短,以推进距离控制。有些"个活",如槟榔,可用"蟹爪钳"夹紧向前推进。

切药刀磨得好坏直接影响饮片的质量。磨刀应注意以下几点:磨刀姿势斜向站;铡刀只磨右面铁;贴石磨板斜磨口;片刀平板背落空;远近左右力不同;出口剔角用力功;粗石薄口釉起锋;起锋后去翻口铁。这样的刀切制饮片,既省力省时,又可提高饮片质量,增加其疗效。

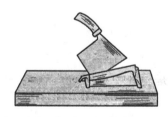

图 3.5　切药刀示意图

手工切制生产量小、劳动强度大,但切出的饮片平整、平滑,类型和规格齐全,外形美观,弥补了机器切制的不足。手工切药刀简介如下:

（1）切药刀（铡刀）

切药刀（铡刀）主要由刀片、刀床（刀桥）、装药斗、控药棍等部件组成(见图3.5)。操作时,人坐在刀凳上,左手握住药材向刀口推送,同时右手拿刀柄向下按压,即可切出饮片。但手工切制只宜少量生产。

（2）片刀（类似菜刀）

片刀多用于切厚片、直片、斜片等,如浙贝母、白术、甘草、黄芪、苍术等。

3) 其他切制

一些饮片类型的切制要求,机器不能满足的仍用手工切制,如槟榔、浙贝母、鹿茸等薄片。对木质及动物骨、角类药物,用上述工具切制较难,应根据不同情况,选择适宜工具,以利于操作。

（1）镑

镑片所用的工具是镑刀。镑刀是在木质的柄上,平行镶嵌很多锋利的刀片,操作时,将软化的药材用钳子夹住,另一只手持镑刀一端。来回镑成极薄的饮片。此法适应动物角类药物,如羚羊角、水牛角等。近年来,一些地区已使用镑片机,该机由装药盒,盒上加压力轮,将药物向下挤压,利用镑刀往返运动,将药物镑成极薄片。无论用手工镑片还是机器镑片,均需将药物用水处理后,再进行操作。

(2)刨

木质类药材,如檀香、松节、苏木等,适用于本法切制。操作时,将药材固定,用刨刀刨成薄片即可。若利用机械刨刀,药材则需预先进行水处理。

(3)锉

有些药材,习惯上用其粉末。但因用量小,故一般不事先准备,而是随处方加工,如水牛角、羚羊角等。调配时,用钢锉将其锉为末,或再加工继续研细即可。

(4)劈

本法是利用斧类工具将动物骨骼类或木质类药材劈成块或厚片。如降香、松节等。

3.2.2 饮片类型和选择原则

常见的饮片类型及规格饮片的形态取决于药材的特点、质地、形态和炮制、鉴别等的不同需要,同时全国各地区用药习惯不同,各地饮片差异也较大。一般的原则为:质坚宜薄,质松宜厚。常见的饮片类型有以下4种:

1)片

①极薄片 厚度<0.5 mm,适于木质类及动物、角质类药材,如羚羊角、鹿角、苏木、降香等。

②薄片 厚度 1~2 mm,适用于质地致密坚实,不易破碎的药材,如白芍、乌药、槟榔、当归、木通、天麻、三棱。

③厚片 厚度 2~4 mm,适用于质地松泡、黏性大,薄且易破碎的药材,如茯苓、山药、南沙参、泽泻、丹参、升麻。

④横片 又称圆片、顶头片,适用于长条形断面特征明显的根、根茎类药材及球形果实、种子类药材,如白芍、白芷、苍术等。

⑤斜片 厚度 2~4 mm,适用于长条形而纤维性强的药材,如桂枝、桑枝、甘草、黄芪、鸡血藤、木香、川牛膝、苏梗。

⑥直片 又称顺片,厚度 2~4 mm,适用于粗大致密、色泽鲜艳,需突出鉴别特征的药材,如大黄、天花粉、附子、白术、何首乌、防己等。

2)段(咀、节)

长为 10~15 mm,长段称节,短段称咀,适于全草类和形态细长,内含成分易于煎出的药材,如薄荷、荆芥、益母草、木贼、麻黄、党参等。

3)丝

有宽丝、细丝之分。

①宽丝 厚度 5~10 mm,适用于较大的叶类药材,如荷叶、枇杷叶、淫羊藿,以及较厚的果皮类药材,如瓜蒌皮、冬瓜皮。

②细丝 厚度2~3 mm,适用于树皮类药材,如黄柏、厚朴、桑白皮、秦皮,以及较薄的果皮类药材,如陈皮。

4) 块

边长为8~12 mm的立方块。有些药物煎熬时,易糊化,需切成不等的块状,如阿胶丁等。

3.2.3 影响饮片质量的因素

在饮片的生产中,只有认真坚持严密的工艺程序,才能保证饮片质量。如果药材的水处理失当,或切制工具及操作技术欠佳,或切制后干燥不及时,或贮存不当,便容易出现一些质量问题。

1) 水处理不当的问题

饮片切制前需经过必要的浸泡润等软化方法,这是提高中药饮片质量的关键,也是加工炮制中不可忽视的一个环节。如果浸泡方法不得当,既达不到软化效果,又易使有效成分损失。如白芷含苷类成分,遇水易水解,为保存苷类成分就必须采取少泡多润的原则,防止苷在水中分解,保存药效。所以药材在软化过程中,一定根据本身质地、坚硬组织疏松程度、纤维韧性大小、内含有效成分及结合气温高低,正确掌握浸泡润的时间,遵守"少泡多润"的原则,防止软化过度,只有这样才能保证药材的全部有效成分,提高疗效。

2) 饮片的切制不当的问题

饮片切制的规格优劣,除了美观整洁之外,另一目的即便于溶出药效,如片型厚薄不均匀、长短不一致,大小不一样,在炮制时就会影响炒炙的色泽,辅料的吸收不均匀,从而影响饮片质量。例如,白芷含有白芷苷,切粗或切厚了,其有效成分就难煎出;又如,桂枝含挥发油成分,切薄了易在水中走散,失去药用价值。总之,应结合药物自身气味、归经、功效及其有效成分在溶解过程中的难易程度等进行综合考虑,正确切除,提高饮片质量。

3) 饮片干燥不当的问题

大多数中药材经过浸泡后再加工成饮片常带有水分,须进行干燥,既可保证饮片质量,又利于贮存保管。但有些药材不宜过分干燥,当归、荆芥、薄荷、细辛等过分干燥,其挥发油成分易走散,失去药用价值。有的饮片过分干燥后,出现色泽加深、枯焦、原有气味消失,有效成分遭到破坏。如有色素的黄柏、红花、银花等不宜久晒,否则色泽会发生变化,有效成分损失较多。所以饮片的干燥必须根据药物的不同理化性质采用不同的干燥方法,才能确保饮片质量不受影响。

4) 贮藏不当的问题

中药的贮藏保管是否得法直接影响药材质量。贮藏保管不好,往往会发生受潮、发霉、虫蛀、泛油、挥发、变色等变质现象,导致药物性质发生变化,甚至完全丧失疗效。另外,中药饮片虽无有效期,但本身存在从有效、降效到无效的过程,存在稳定性和贮存期的问题。目前,有的医院或药店对有些中药贮存达数年之久,很难断定它的药效。另外,因散装存放,不时地拿取与添加,故在同一个药斗里可能贮存着不同年份的药材,并掺杂着一些降效或无效的饮片,如果用到病人身上,不能达到理想效果。

常见的质量问题包括以下现象：

①连刀（拖胡子、挂须儿、蜈蚣片）　药材没有完全切断，饮片之间相互牵连。是药材软化时，外部含水过多或刀具不锋利所致。如麻黄、甘草、桑白皮、黄芪等。

②掉边（脱皮）与炸心　前者药材切断后，饮片的外层与内层相脱离，形成圆圈与圆芯两部分；后者药材切制时，其髓芯随刀具向下用力而破碎。系药材软化时，浸泡或闷润不当，内外软硬度不同所致。如桂枝、郁金、槟榔、泽泻、白芍等。

③败片　同种药材饮片的规格和类型不一致，破碎机其他不符合切制要求的饮片。主要是操作技术欠佳所致。

④翘片　饮片边缘卷翘而不平整。系药材软化时，内部含水过多所致。如槟榔、白芍等。

⑤皱纹片（鱼鳞斑）　饮片切面粗糙，具鱼鳞样小斑。是药材未完全软化和切制工具不锋利所致。如三棱、莪术等。

⑥变色与走味　前者饮片干燥后失去了原药材的色泽；后者饮片干燥后失去了原药材的气味。是药材软化时浸泡时间过长、切制后干燥不及时或干燥方法选用不当所致。如槟榔、白芍、大黄、薄荷、荆芥、藿香等。

⑦油片　药材所含油分或黏液质渗到饮片表面。是药材软化时伤水或环境温度过高所致。如独活、白术、苍术、当归等。

⑧发霉　饮片长出白色菌丝。是干燥不透或干燥后未放凉即贮存或贮存处潮湿所致。如山药、天花粉等。

任务 3.3　饮片的干燥和包装

3.3.1　饮片的干燥

药物切成饮片后，为保存药效，便于贮存，必须及时干燥，否则影响质量。干燥包括自然干燥和人工干燥。

1) 自然干燥

自然干燥是指把切制好的饮片在日光下晒干或置阴凉通风处阴干。本法不需要特殊设备，经济而方便。通常将切制后的药材，在合适的天气和环境中，摊放在席子或洁净的水泥地面上，不时翻动至干燥即可。但本法占用较大场地，而且受气候变化的影响。它根据是否在干燥过程中接受日光的晾晒，可分为晒干法和阴干法两种。

（1）晒干法

①概念　把切制后的饮片置于日光下暴晒，晒时不断翻动至干燥的方法。

②特点　简便易行，干燥较快，不使用能源。

③适用范围　一般性饮片均可应用"晒干法"。

（2）阴干法

①概念　将药物置于阴凉通风处缓缓干燥的方法。

②特点　干燥较慢。

③适用范围

a.含挥发性成分较多的药物,如荆芥、薄荷等。

b.色泽鲜艳、日照易变色、走油的药材,如白芍、槟榔等。

c.含黏液质含量较多的药物,如天冬、玄参、玉竹等。

同样,上述药物也可用低温烘干法使含有的水分散失掉。

2)人工干燥

(1)概念

人工干燥是利用一定的干燥设备,对饮片进行干燥的方法。

(2)特点

不受气候影响,较自然干燥法卫生,并能缩短干燥时间,降低劳动强度,提高生产效率。

(3)设备

近年来,全国各地在生产实践中,设计并制造出许多种干燥设备。其中,有热风式干燥机、翻板式干燥机,以及远红外线辐射干燥技术、微波干燥技术、太阳能集热器干燥技术等多种先进技术。其干燥能力和效果均有较大的提高,适宜大批量生产。

(4)注意事项

采用该法时,应视饮片性质控制好温度和加热时间,否则有损药效。一般药材的饮片干燥时以不超过 80 ℃为宜;气味芳香、含挥发性成分的饮片以不超过 50 ℃为宜。干燥后的饮片含水量一般要求控制为 7%～13%,宜放冷后收贮,否则余热吸潮。

3.3.2　饮片的包装

饮片包装是指将干燥后的饮片进行盛放、包扎,并加以必要说明,以便于贮藏和销售。目前,中药饮片多沿用传统的包装方法和材料,即用纸袋、塑料袋、化纤袋等作内包装,纸箱、木箱、麻袋、蒲包、竹筐等作外包装。调剂后的成方用纸包或纸袋、塑料袋包装。只有极少数的饮片采用了单剂量包装,将一日量或一次量分装至玻璃、塑料瓶中,如羚羊角粉、三七粉。

【技能实训】>>>

1)目的

①掌握正确使用切药刀的方法。

②掌握药材的软化方法、程度及条件。

③熟悉使用 RY 型润药机润制药物、QWZL 型切药机切制药物、CT-C 型热风循环烘箱干燥饮片的方法。

④熟悉饮片的干燥方法。

⑤熟悉相关设备进行清洁和日常保养;正确填写相关生产记录的步骤和方法。

⑥了解清场的步骤和内容。

2)仪器及材料

①实训设备　盆、竹匾、蒸制容器、切药刀、压板、烘箱、RY-500 型润药机、QWZL-300 型直

线往复式切药机、CT-C 型热风循环烘箱。

②实训药材 陈皮、黄芩。

3) 准备工作

①将要切制的药物筛去碎屑、杂质备用。

②检查设备、容器等是否齐全和洁净，必要时进行清洁。

③检查实训工具是否齐全，设备的使用记录及工作状态。

4) 实训内容

陈皮软化、切制和干燥（手工传统方法）

【药材来源】

本品为芸香科植物橘 *Citrus reticulata* Blanco 及其栽培变种的干燥成熟果皮。药材分为"陈皮"和"广陈皮"。采摘成熟果实，剥取果皮，晒干或低温干燥。

【操作方法】

将净陈皮铺在竹匾上，均匀喷洒适量清水，上用湿纱布覆盖，闷润 4~8 h，至内外湿度一致时，切成 2~3 mm 细丝，通风处阴干。

【成品性状】

陈皮常剥成数瓣，基部相连，有的呈不规则的片状，厚 1~4 mm。外表面橙红色或红棕色，有细皱纹和凹下的点状油室；内表面浅黄白色，粗糙，附黄白色或黄棕色筋络状维管束。质稍硬而脆。气香，味辛、苦。

广陈皮常 3 瓣相连，形状整齐，厚度均匀，约 1 mm。点状油室较大，对光照视，透明清晰。质较柔软。

陈皮饮片呈不规则的条状或丝状。外表面橙红色或红棕色，有细皱纹和凹下的点状油室。内表面浅黄白色，粗糙，附黄白色或黄棕色筋络状维管束。气香，味辛、苦。

【贮藏】

置阴凉干燥处，防霉、防蛀。

知识拓展

《中国药典》(2015 年版)规定：陈皮水分不得过 13.0%；每 1 000 g 陈皮含黄曲霉毒素 B_1 不得过 5 μg，含黄曲霉毒素 G_2、黄曲霉毒素 G_1、黄曲霉毒素 B_2 和黄曲霉毒素 B_1 的总量不得过 10 μg。按干燥品计算，含橙皮苷($C_{28}H_{34}O_{15}$)不得少于 2.5%。

黄芩软化、切制和干燥（现代仪器方法）

【药材来源】

本品为唇形科植物黄芩 *Scutellaria baicalensis* Georgi 的干燥根。春、秋二季采挖，除去须根和泥沙,晒后撞去粗皮,晒干。

【操作方法】

1)RY 型润药机的操作

(1)工作原理

物料由人工装入圆形箱体内,锁闭箱门,按下启动按钮,抽真空,保持箱内真空度,雾化水喷淋,保持箱内高压(物料软化时间),放气、停机,整个操作过程自动完成。根据气体具有强大穿透性的特点,将处于高真空下的药材通入水蒸气,水分即刻充满所有空间,使药材在低含水量的情况下,快速均匀软化。

(2)标准操作规程

①开机前准备

a.检查设备清洁情况。

b.检查水、气供应情况。

c.检查圆形箱体内是否有异物,是否洁净。

d.连接电源。打开电气柜,接入三相 380 V 电源,接地装置要可靠接地。

e.管路连接。将蒸汽管、排气管与润药机接口连接。

f.试车。设定真空时间 1 min,软化(润药)时间 1 min,真空表上限压力设定在 -0.01 ~ 0 MPa,按下启动按钮,观察真空泵运行方向、箱门密封等情况。若真空泵运行方向相反,请调换任意两根相线。

②操作

a.装料 打开箱门,将药材用透气的料箱(袋)装进箱体内,装好后锁闭箱门。

b.参数设定 抽真空时间一般设定为 20~50 min,软化(润药)时间一般设定为 5~10 min。在软化(润药)参数设定时,还要根据药材的质地及软化要求等,确定其软化(润药)时间。真空表上限压力设定为 0~0.01 MPa。

c.开机 按下启动按钮,以下过程可自动完成:

●抽真空。放空阀关、真空阀开、真空泵开、蒸汽阀关、排污阀关,真空时间继电器计时 0~99 min。

●充蒸汽(真空时间继电器结束)。真空泵停、真空阀关、放空阀开、蒸汽阀开,真空表控制真空箱压力,真空箱内压力达到上限设定值时。

●浸润蒸汽阀闭,软化(润药)时间继电器计时 5~20 min。

●润药过程自动完成后,充气阀关、放气阀开。

d.自动停机。

e.停机后,关好电源。

f.按润药机清洁规程对润药机进行清洁。

(3)清洁、消毒标准操作规程

①清洁频度

a.生产前后清洁、消毒。

b.更换品种时,必须彻底清洁、消毒。

c.设备维修后,必须彻底清洁、消毒。

②清洁工具

设备洁净布、橡胶手套、毛刷、清洁盆等。

③清洁剂

a.清洁剂　洗洁精按 1∶10 加水稀释。

b.消毒剂　经验证可以使用的消毒剂。

④清洁及消毒

a.生产操作前

●用设备洁净布清洁润药筒内外壁。

●用设备洁净布蘸消毒剂对药筒内壁进行消毒。

b.生产结束后

●关闭电源开关,拔下电源插头。

●打开箱门,用湿设备洁净布将圆形箱体内外壁抹洗干净,再用干设备洁净布擦干水。

●填写设备清洁记录,检查合格后,挂"已清洁"状态标志牌。

●用消毒剂彻底消毒设备。

●填写设备记录,检查合格后,挂"已清洁"状态标志牌,并注明设备名称、QA 检查员、清洗人员及清洗日期等。

⑤清洗效果评价

a.用清洁的设备洁净布擦抹设备内外,无污迹。

b.用纯水冲洗,pH 值测试此水呈中性。

（4）注意事项

①真空泵不得长期在非真空状态下运行。

②正常运行时,如真空仪表的指针未指向高真空度端(如大于等于-0.07 MPa)时,请检查箱门的密封是否良好,或检查蒸汽管、排污管的电磁阀是否处于关闭状态。出现故障时,应及时排除。

③对较难软化的药材,经一次软化不能满足要求时,可进行二次软化。

④整机负荷运转时噪声不得大于 50 dB(A)。

⑤润药机在接近满负荷连续运转 4 h 后,传动系统和各贮油部件油温不得超过 50 ℃。

⑥药材经润药机浸润后,水分含量适中,质地松软,便于后续加工。

2) QWZL-300 型直线往复式切药机的操作

（1）工作原理

采用特制的输送带和压料机构将物料按设定的距离作步进移动,直线运动的切刀机构在输送带上切断物料。可切制 0.7~20 mm 范围内多角形颗粒饮片和 0.7~60 mm 范围内片、段、条等一般饮片。用于切制加工叶、皮、藤、根、草、花类和大部分果实、种子类药材。

（2）标准操作规程

①开机前准备

a.检查设备清洁情况。

b.检查润滑凸轮、导柱是否需上润滑油。

c.根据药材的大小、工艺饮片的要求,调整切药机挡位。

d.调整切制挡位按齿轮箱上方的"截断长度-齿轮挡位配位表"。

e.试开机运行,检查设备动转是否正常,有无异常声响。

②操作

a.接通切药机电源。

b.点动试机,无异常情况后启动电机。

c.将药材铺于切药机输送带上。

d.铺加药材时要均匀,更不能用手去挤压,以保证药材由输送带自然送至刀口处进行切片。

e.操作完毕,及时清理输送带、切药刀片、刀口处及转动部位的余料。

f.操作结束,关闭切药机。关机时,先关闭切药机控制开关,然后切断总电源。

g.按切药机清洁规程对切药机进行清洁。

（3）清洁、消毒标准操作规程

①清洁、消毒频度

a.生产前后清洁、消毒。

b.更换品种时,必须彻底清洁、消毒。

c.设备维修后,必须彻底清洁、消毒。

②清洁工具

设备洁净布、橡胶手套、毛刷、清洁盆等。

③清洁剂

a.清洁剂　洗洁精按1∶10加水稀释。

b.消毒剂　经验证可以使用的消毒剂,蘸消毒剂对传输带、切药刀片、刀口处等进行消毒。

④清洁及消毒

a.生产操作前

•用毛刷、设备洁净布清洁切药机传输带、切药刀片、刀口处等。

•用设备洁净布清洁切药机刀口处,用湿设备洁净布擦拭干净,然后用干设备洁净布擦干。

b.生产结束后

•关闭电源开关,拔下电源插头。

•用湿设备洁净布清洁切药机传输带、切药刀片、刀口处等处,擦拭干净,再用干设备洁净布擦干水。

•切药机加料斗、出料口内、外壁用湿设备洁净布擦拭干净,再用干设备洁净布擦干水。

•将切药机链条拆下来,先用铲子铲干净,后用湿设备洁净布擦拭干净,再用干设备洁净布擦干。

•切药机外壁用湿布擦拭(电器部位用干设备洁净布)干净,然后用干设备洁净布擦干。

•用消毒剂彻底消毒设备。

•填写设备记录,检查合格后,挂"已清洁"状态标志牌,并注明设备名称、QA检查员、清洗人员及清洗日期等。

⑤清洗效果评价

a.用清洁的设备洁净布擦抹设备内外,无污迹。

b.用纯水冲洗,pH 值测试此水呈中性。

（4）维护、保养标准操作规程

①操作人员必须严格遵守《QWZL-300 型直线往复式切药机标准操作规程》。

②指定专人对本机进行维护、保养。

③定期对设备进行润滑。

④各紧固部件每日检查、紧固一次。

⑤输送带每日检查、调整一次。

⑥电器部分每日检查、清扫一次。

⑦刀片每日检查、更换一次。

⑧内部传动部位每月检查、润滑一次。

⑨电机每半年保养、检修一次。

⑩整机每年全面检修一次。

⑪维护、保养必须及时真实记录。

3) CT-C 型热风循环烘箱的操作

（1）标准操作规程

①开机前准备

a.检查设备清洁情况。

b.检查气供应情况。

c.开机前,先用直通蒸汽试压,便于检查各管道及连接部位是否漏气,并打开旁通排污阀。

d.开启电源,启动仪表控制仪。

e.开关电磁阀,检查电磁阀灵敏度。

f.试开机运行,检查设备动转是否正常,有无异常声响。

②操作

a.启动风机,待运行正常后打开进汽阀,然后启动加热装置。

b.经常检查蒸汽压力和温度,并要及时控制,蒸汽压力始终维持在规定范围小于等于 0.6 MPa。

c.如发现温度超控,尚未报警时,应关闭进汽阀,待降温后,再改为手动加热,并及时汇报。

d.干燥过程中,每间隔一段时间,应打开排湿阀 5~10 min,便于排出湿气。

e.干燥结束,先关加热装置,待温度下降至 40 ℃左右时,再关风机。

f.如遇停电时,应立即关闭蒸汽。

g.按热风循环烘箱清洁规程对烘箱进行清洁。

（2）清洁、消毒标准操作规程

①清洁、消毒频度

a.生产前后清洁、消毒。

b.更换品种时,必须彻底清洁、消毒。

c.设备维修后,必须彻底清洁、消毒。

②清洁工具

设备洁净布、橡胶手套、毛刷、清洁盆等。

③清洁剂

a.清洁剂　洗洁精按 1∶10 加水稀释。

b.消毒剂　经验证可以使用的消毒剂。

④清洁及消毒

a.生产操作前

● 用毛刷、设备洁净布清洁托盘架和烘箱内外壁。

● 用设备洁净布蘸消毒剂对直接接触药料部位进行消毒。

b.生产结束后

● 关闭电源开关,拔下电源插头。

● 托盘架、托盘黏附的药材用刷子刷洗,刷洗后再用饮用水冲洗,洗至托盘,托盘架无药黏附。

● 烘箱外壁先用湿设备洁净布(电器部位用干设备洁净布)擦拭干净,然后用干设备洁净布擦干水。

● 烘箱内壁用湿设备洁净布擦拭干净,再用干设备洁净布擦干。

● 将洗净的托盘放在托架上,然后推入烘箱中进行干燥。

● 用消毒剂彻底消毒设备。

● 填写设备记录,检查合格后,挂"已清洁"状态标志牌,并注明设备名称、QA 检查员、清洗人员及清洗日期等。

⑤清洗效果评价

烘箱表面光亮,内部托盘洁净,无污点,微生物抽检合格。

(3)维护、保养标准操作规程

①操作人员必须严格遵守《CT-C 型热风循环干燥机标准操作规程》。

②指定专人对本机进行维护、保养。

③阀门部位、管道部位每日检查一次。

④电器部分每日检查、清扫一次。

⑤各紧固部件位每周检查、紧固一次。

⑥箱内温差每月检查、调节一次。

⑦仪器、仪表每半年检修。

【成品性状】

黄芩药材呈圆锥形,扭曲,长 8~25 cm,直径 1~3 cm。表面棕黄色或深黄色,有稀疏的疣状细根痕,上部较粗糙,有扭曲的纵皱纹或不规则的网纹,下部有顺纹和细皱纹。质硬而脆,易折断,断面黄色,中心红棕色;老根中心呈枯朽状或中空,暗棕色或棕黑色。气微,味苦。

栽培品较细长,多有分枝。表面浅黄棕色,外皮紧贴,纵皱纹较细腻。断面黄色或浅黄色,略呈角质样。味微苦。

黄芩饮片品为类圆形或不规则形薄片。外表皮黄棕色或棕褐色。切面黄棕色或黄绿色,具放射状纹理。

【贮藏】

置阴凉干燥处。

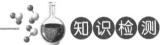

知识拓展

《中国药典》(2015 年版)规定:黄芩水分不得过 12.0%;总灰分不得过 6.0%;醇溶性浸出物不得少于 40.0%。按干燥品计算,含黄芩苷($G_{21}H_{18}O_{11}$)不得少于 9.0%。

4)清场

实训结束后:

①先将切制好的药物置洁净的聚乙烯包装袋内,密封后贮藏。
②清洁实训器具和设备。
③将实训室打扫干净。
④关闭水、电、气、门、窗。

知识检测

一、单项选择题

1.切制前,需用淋法软化的药材是(　　　　)。
　　A.北沙参　　　　　B.槟榔　　　　　　C.丹参　　　　　　D.益母草

2.薄片的饮片厚度是(　　　　)。
　　A.0.5 mm 以下　　B.0.5～1 mm　　　C.1～2 mm　　　　D.2～4 mm

3.细丝的饮片宽度是(　　　　)。
　　A.2～3 mm　　　　B.2～4 mm　　　　C.5～10 mm　　　D.10～15 mm

4.一般药材饮片的干燥温度应不超过(　　　　)。
　　A.50 ℃　　　　　B.60 ℃　　　　　C.70 ℃　　　　　D.80 ℃

5.宜切制成极薄片的药材是(　　　　)。
　　A.山药　　　　　　B.檀香　　　　　　C.川芎　　　　　　D.川乌

6.宜切制成细丝片的药材是(　　　　)。
　　A.荷叶　　　　　　B.枇杷叶　　　　　C.陈皮　　　　　　D.淫羊藿

7.最早记载中药饮片切制用语的专著是(　　　　)。
　　A.《五十二病方》　B.《雷公炮炙论》　C.《伤寒六书》　　D.《武林旧事》

8."抢水洗"又称(　　　　)。
　　A.淋法　　　　　　B.淘洗法　　　　　C.泡法　　　　　　D.漂法

9.饮片"伤水",易导致(　　　　)。
　　A.败片　　　　　　B.翘片　　　　　　C.油片　　　　　　D.发霉

10.常用手捏法检查水处理软化效果的药物是(　　　　)。
　　A.延胡索　　　　　B.白芍　　　　　　C.山药　　　　　　D.白术

二、多项选择题

1.常用加热法软化的药材是(　　　)。

　　A.黄芩　　　　B.玄参　　　　C.木瓜　　　　D.人参　　　　E.草乌

2.可切制成段的药材是(　　　)。

　　A.党参　　　　B.北沙参　　　C.白茅根　　　D.麻黄　　　　E.薄荷

3.饮片切制的目的是(　　　)。

　　A.提高汤剂的质量　　　　　　B.利于炮制

　　C.利于制剂　　　　　　　　　D.利于调配和贮藏

　　E.利于鉴别

4.含挥发油类有效成分的药物在加工时应采用(　　　)。

　　A.泡法　　　　B.漂法　　　　C.淋法　　　　D.晒干　　　　E.阴干

三、填空题

1.凡是直接_____或用_____的所有药物,统称为饮片。

2.水处理软化药材的原则为_____、_____。

3.剁刀式切药机适宜于_____药材的切制,不适宜于_____药材的切制。

4.人工干燥的温度,一般药物以不超过_____为宜,含芳香挥发性成分的药材以不超过_____为宜。

5.在中药切制过程中所有_____、_____的饮片,都称为败片。

6.手工切制的刀具有_____和_____。

7.雷丸软化程度的检查方法为_____。

8.质地疏松、粉性大,或切成薄片易碎的药材宜切成_____。

9.白术检查软化程度时,用_____法。

四、判断题

1.姜半夏、白芍、当归等药材可用剁刀式切药机切制。　　　　　　　　　(　　　)

2.人工干燥的温度一般以不超过50℃为宜。　　　　　　　　　　　　　(　　　)

3.不规则药材软化程度检查方法以指掐法为佳。　　　　　　　　　　　(　　　)

4.翘片是因为药材软化时,内部含水分过少所致。　　　　　　　　　　(　　　)

5.漂法是将药物置于大量的水中,每天换水2~3次。　　　　　　　　　(　　　)

五、简答题

1.饮片形状及规格的选择原则是什么?

2.简述常见的饮片类型及其规格。

3.槟榔切制成饮片后,不能暴晒,以阴干为宜,为什么?

4.药材软化程度的检查方法有哪些?各适应于哪类药材?

5.败片的类型有哪些?造成败片的主要原因是什么?

技　能　检　测

要求:学生按指定任务进行实际操作,教师分别予以评分。

1.益母草的软化、切段及干燥操作(手工切制)。

2.丹参软化、切片及干燥操作(手工切制)。

3.白术的软化、切片及干燥操作(手工切制)。

4.槟榔的软化、切制极薄片及干燥操作(机器切制)。

5.川芎的软化、切制直片及干燥操作(机器切制)。

6.玄参的软化、切制斜片及干燥操作(机器切制)。

7.荷叶的软化、切制宽丝及干燥操作(机器切制)。

项目 4　清炒法

【项目描述】

　　中药炮制是我国一项传统制药技术,它对中医临床用药起了重要作用。其中,清炒法是中药炮制一种不可缺少的重要方法。清炒法的特点是清炒,即不加辅料,根据医疗要求结合药材性质对药物作不同程度加热(火力)处理,具体分为炒黄、炒焦、炒炭3种炒法。

【知识目标】

　　掌握清炒技术的常用方法、工艺流程和注意事项;熟悉饮片的炮制作用和成品性状;了解炮制原理和现代研究进展。

【技能目标】

　　能根据临床需要和制剂要求选择合适的炒制方法;能熟练操作不同药材的清炒方法;会判断成品的性状是否合格;会分析和解决期间出现的问题。

【基础知识】>>>

1)概念

　　将净制或切制过的药物,筛去灰屑,大小分档,置炒制容器内,加辅料或不加辅料,用不同火力加热,并不断翻动或转动使之达到一定程度的炮制方法,称为炒法。不加任何辅料的炒法,称为清炒法。

　　①火力　即火的大小,包括文火、中火、武火及文武火。文火即小火,武火即大火或强火。介于文火和武火之间的即为中火。

　　②火候　反映药物的受热程度和加热时间、火力大小的综合概念。

　　③火色　药物炒制受热后色泽的改变。

2)目的

　　增强疗效,降低毒性或副作用,缓和药性,增强或产生止血作用,保证疗效,利于贮存杀酶保苷,除去水分、杀死微生物,或杀死虫卵,利于贮存。

3)分类

　　清炒技术根据不同的炒制程度,可分为炒黄、炒焦和炒炭。

任务 4.1　炒黄法

4.1.1　基础知识

1)概念

炒黄法是将净选或切制后的药物,置炒制容器内,用文火或中火加热,炒至药物表面呈黄色或较原色稍深,或发泡鼓起,或爆裂,并透出药物固有的气味。它是清炒法中加热程度最轻的一种炮制工艺。

2)适用范围

一般果实种子类药物多炒黄后入药,古代有"逢子必炒"之说。如决明子、王不留行、莱菔子、芥子、葶苈子、牛蒡子、蔓荆子等。

3)炮制目的

（1）增强疗效

如决明子、王不留行等通过炒制,使种皮爆裂,内部组织变得疏松,有利于有效成分的溶出,从而提高疗效。

（2）降低毒性

如苍耳子、牵牛子、白果等通过加热,可破坏药物中的毒性成分,从而达到降低毒性的目的。

（3）缓和药性

通过加热,可使某些药物的偏性得到缓和或者改变其药性。如决明子、瓜蒌子通过炒制可降低其寒滑之性,避免滑肠;蔓荆子、紫苏子炒后缓和其辛散之性;莱菔子生品性以升为主,炒后以降为主。

（4）杀酶保苷,保证疗效,利于贮存

对某些含苷类成分的药材,可起到杀酶保苷作用而保证药效,如芥子、槐花;并可通过加热能杀灭附着于药物表面的病菌、害虫及虫卵,从而有利于贮存。

4)操作方法

（1）准备

①检查炒锅、铲子和盛药器具等是否齐全和洁净,必要时进行清洁。

②除去饮片中的杂质、非药用部位。

（2）预热

将炒锅倾斜一定角度,预热至所需程度。

（3）投药

将净饮片投入已预热好的炒锅内。

（4）翻炒

文火或中火加热,翻炒时"亮锅底",动作要娴熟,使药物受热均匀。

（5）出锅

当药物表面黄色或颜色加深,或微带焦斑,或发泡鼓起,或爆成白花样,并逸出药物固有气味时,迅速出锅。置洁净的容器内,放凉。筛去碎屑。

（6）成品规格

成品表面黄色或颜色加深,或微带焦斑,或发泡鼓起,或爆成白花样,质松脆,具药物固有香气。药屑、杂质含量不得过1.0%,生品、糊品不过2.0%(即符合《中药饮片质量标准通则》要求)。

（7）收藏

将炒黄品装入无毒聚乙烯塑料袋中,密封袋口。

（8）清场

按要求清洁相关器具、工作台面及灶具。

5）炒制程度判定方法

（1）对比看

在炒制时注意和生品作比较,一般颜色加深即可。

（2）听爆声

大多数种子类药物,在炒制时都有爆鸣声,一般以爆鸣声开始减弱时即已达到炮制要求,切记不能等爆鸣声消失,否则易火候太过。

（3）闻香气

种子类药物在炒制中一般都会有其固有香气逸出,当闻到香气时,也可作为判断炮制程度的标准之一。

（4）看断面

当看药物表面和听爆鸣声仍难以判定时,可用双手将种子折断,断面呈淡黄色时即达到炒制程度,这也是判断炮制程度最关键的一条。同时,此条对判断炒焦、炒炭也非常重要,即清炒法,在大多数情况下主要是看药材断面的颜色。

6）注意事项

①药物必须大小分档,分次炒制,避免加热时生熟不匀。

②炒前锅要预热,不宜冷锅下药。否则有的药物可黏锅,如蒲黄;有的种子类药物容易炒成"僵子",如王不留行、水红花子。

③选择适当火力和掌握加热时间,以免炒黄的药物焦化。

④搅拌要均匀,要"亮锅底",以免底部药材长时间受热。

⑤出锅要迅速,并摊开放凉。

4.1.2　技能实训

1）目的

熟悉并掌握药物炒黄的操作方法和注意事项；能准确把握药物炒制的火力；会判断各种药物炮制的成品性状。

2）仪器及材料

①实训设备　炒锅、电磁炉、铲子、刷子、药盘、电子秤等。

②实训药材　决明子、王不留行、芥子、槐花、苍耳子、莱菔子、牛蒡子、牵牛子、葶苈子、酸枣仁、火麻仁、紫苏子、蔓荆子、茺蔚子、白果、蒺藜、冬瓜子、水红花子、九香虫等。

3）准备工作

检查实训工具是否齐全，排风扇工作是否正常。将要炮制的药物筛去碎屑、杂质，药物按大小、粗细分档备用。检查炒锅、铲子和盛药器具等是否齐全和洁净，必要时进行清洁。

4）实训内容

决明子

决明子炮制首见于梁代《本草经集注》。处方用名有决明子、草决明、炒决明子等。《中国药典》(2015年版)载有决明子和炒决明子两种炮制品。

【来源】

本品为豆科植物决明 *Cassia obtusifolia* L.或小决明 *Cassia tora* L.的干燥成熟种子。秋季采收成熟果实，晒干，打下种子，除去杂质。

【生药饮片制备】

取原药材，除去杂质，洗净，干燥。用时捣碎。

【操作方法】

取净决明子，置已预热好的炒制器具内，用中火炒至微鼓起，有香气时，取出放凉，筛去碎屑。用时捣碎。

【成品性状】

决明子　略呈菱方形或短圆柱形，两端平行倾斜，长3~7 mm，宽2~4 mm。表面绿棕色或暗棕色，平滑有光泽。一端较平坦，另端斜尖，背腹面各有1条突起的棱线，棱线两侧各有1条斜向对称而色较浅的线形凹纹。质坚硬，不易破碎。种皮薄，子叶2，黄色，呈S形折曲并重叠。气微，味微苦。小决明呈短圆柱形，较小，长3~5 mm，宽2~3 mm。棱线两侧各有1片宽广的浅黄棕色带。

炒决明子　形如决明子，微鼓起，表面绿褐色或暗棕色，偶见焦斑。微有香气。

【炮制作用】

决明子　味甘、苦、咸，性微寒。归肝、大肠经。具有清热明目、润肠通便的作用。生品长于清肝热，润肠燥，主要用于目赤肿痛，大便秘结等。

炒决明子　炒后质地疏松，便于粉碎和煎出有效成分，能缓和其寒泄之性，有平肝养肾的作用。用于头痛眩晕,目暗不明等。

【贮藏】

置干燥处。

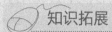

《中国药典》(2015 年版)规定:决明子水分不得过 15%;总灰分不得过 5.0%;按干燥品计算,含大黄酚($C_{15}H_{10}O_4$)不得少于 0.20%,含橙黄决明素($C_{17}H_{14}O_7$)不得少于 0.080%。炒决明子水分不得过 12%,总灰分不得过 6.0%;按干燥品计算,含大黄酚($C_{15}H_{10}O_4$)不得少于 0.12%,含橙黄决明素($C_{17}H_{14}O_7$)不得少于 0.080%。

苍耳子

苍耳子炮制首见于南北朝《雷公炮炙论》。处方用名有苍耳子、苍耳、炒苍耳子、苍子等。《中国药典》(2015 年版)载有苍耳子和炒苍耳子两种炮制品。

【来源】

本品为菊科植物苍耳 *Xanthium sibiricum* Patr.的干燥成熟带总苞的果实。秋季果实成熟时采收,干燥,除去梗、叶等杂质。

【生药饮片制备】

取原药材,除去杂质,洗净,干燥。

【操作方法】

取净苍耳子,置已预热好的炒制容器内,用中火加热,炒至表面呈黄褐色、刺焦时,取出放凉,碾去刺,筛去碎屑。

【成品性状】

苍耳子 本品呈纺锤形或卵圆形,长 1~1.5 cm,直径 0.4~0.7 cm。表面黄棕色或黄绿色,全体有钩刺,顶端有两枚较粗的刺,分离或相连,基部有果梗痕。质硬而韧,横切面中央有纵隔膜,2 室,各有 1 枚瘦果。瘦果略呈纺锤形,一面较平坦,顶端具 1 突起的花柱基,果皮薄,灰黑色,具纵纹。种皮膜质,浅灰色,子叶 2,有油性。气微,味微苦。

炒苍耳子 形如苍耳子,表面黄褐色,有刺痕。微有香气。

【炮制作用】

苍耳子 味辛、苦,性温;有毒。归肺经。具有散风寒、通鼻窍、祛风湿的作用。生品以消风止痒力强。多用于皮肤瘙痒、疥癣及其他皮肤病。

炒苍耳子 炒后能降低毒性。长于通鼻窍,祛湿止痛。用于鼻渊流涕,风湿痹痛,风寒头痛等。

【贮藏】

置干燥处。

知识拓展

《中国药典》(2015 年版)规定:苍耳子水分不得过 12.0%,炒苍耳子水分不得过 10.0%,苍耳子和炒苍耳子总灰分不得过 5.0%。

牛蒡子

牛蒡子炮制首见南北朝《雷公炮炙论》。处方用名有牛蒡子、大力子、炒牛蒡子、炒大力子、鼠粘子等。《中国药典》(2015 年版)载有牛蒡子和炒牛蒡子两种炮制品。

【来源】

本品为菊科植物牛蒡 *Arctium lappa* L.的干燥成熟果实。秋季果实成熟时采收果序,晒干,打下果实,除去杂质,再晒干。

【生药饮片制备】

取原药材,除去杂质,洗净,干燥。用时捣碎。

【操作方法】

取净牛蒡子,置已预热好的炒制容器内,用文火炒至果实略鼓起,微有香气时,取出放凉,筛去碎屑。用时捣碎。

【成品性状】

牛蒡子　呈长倒卵形,略扁,微弯曲,长 5~7 mm,宽 2~3 mm。表面灰褐色,带紫黑色斑点,有数条纵棱,通常中间 1~2 条较明显。顶端钝圆,稍宽,顶面有圆环,中间具点状花柱残迹;基部略窄,着生面色较淡。果皮较硬,子叶 2,淡黄白色,富油性。气微,味苦后微辛而稍麻舌。

炒牛蒡子　形如牛蒡子,色泽加深,略鼓起。微有香气。

【炮制作用】

牛蒡子　辛、苦,寒。归肺、胃经。具有疏散风热、宣肺透疹、解毒利咽的作用。生品长于疏散风热,解毒散结。用于风热感冒,痄腮肿痛,痈肿疮毒等。

炒牛蒡子　炒后能缓和寒滑之性,以免伤中,并易于捣碎和煎出有效成分,同时产生香气,宣散作用更强。长于解毒透疹,利咽散结,化痰止咳。用于麻疹不透,咽喉肿痛,咳嗽气喘等。

【贮藏】

置通风干燥处。

知识拓展

《中国药典》(2015 年版)规定:牛蒡子水分不得过 9.0%,炒牛蒡子水分不得过 7.0%。牛蒡子和炒牛蒡子总灰分不得过 7.0%;按干燥品计算,含牛蒡苷($C_{27}H_{34}O_{11}$)不得少于 5.0%。

牵牛子

牵牛子炮制首见于南北朝《雷公炮炙论》。处方用名牵牛子、黑丑、白丑、二丑、炒牵牛子、炒二丑等。《中国药典》(2015年版)载有牵牛子和炒牵牛子两种炮制品。

【来源】

本品为旋花科植物裂叶牵牛 *Pharbitis nil*（L.）Choisy 或圆叶牵牛 *Pharbitis purpurea*（L.）Voigt 的干燥成熟种子。秋末果实成熟、果壳未开裂时采割植株，晒干，打下种子，除去杂质。

【生药饮片制备】

取原药材，除去杂质，洗净，干燥。用时捣碎。

【操作方法】

取净牵牛子，置已预热好的炒制容器内，用文火加热炒至稍鼓起时，取出放凉。筛去碎屑。用时捣碎。

【成品性状】

牵牛子　似橘瓣状，长4~8 mm，宽3~5 mm。表面灰黑色或淡黄白色，背面有一条浅纵沟，腹面棱线的下端有一点状种脐，微凹。质硬，横切面可见淡黄色或黄绿色皱缩折叠的子叶，微显油性。气微，味辛、苦，有麻感。

炒牵牛子　形如牵牛子，表面黑褐色或黄棕色，稍鼓起。微具香气。

【炮制作用】

牵牛子　苦、寒；有毒。归肺、肾、大肠经。具有泻水通便、消痰涤饮、杀虫攻积的作用。生品长于逐水消肿，杀虫攻积。用于水肿胀满，二便不通，虫积腹痛等。

炒牵牛子　炒后能降低毒性，缓和药性，免伤正气。且质地酥脆，易于粉碎和煎出有效成分。以涤痰饮、消积滞见长。用于痰饮喘咳，饮食积滞，水肿胀满或虫积而体质较差者。

【贮藏】

置干燥处。

> 🐭 **知识拓展**
>
> 《中国药典》(2015年版)规定：牵牛子水分不得过10%；总灰分不得过5.0%，醇溶性浸出物不得少于15.0%。炒牵牛子水分不得过8.0%；总灰分不得过5.0%；醇溶性浸出物不得少于12.0%。

王不留行

王不留行炮制首见于汉代《金匮要略》。处方用名有王不留行、王不留、留行子、炒王不留行、炒王不留。《中国药典》(2015年版)载有王不留行和炒王不留行两种炮制品。

【来源】

本品为石竹科植物麦蓝菜 *Vaccaria segetalis*（Neck.）Garcke 的干燥成熟种子。夏季果实成熟、果皮尚未开裂时采割植株,晒干,打下种子,除去杂质,再晒干。

【生药饮片制备】

取原药材,除去杂质,洗净,干燥。

【操作方法】

取净王不留行,置预热好的炒制器具内,用中火加热,迅速翻炒至大多数爆成白花时,取出放凉,筛去碎屑。

【成品性状】

王不留行　呈球形,直径约 2 mm。表面黑色,少数红棕色,略有光泽,有细密颗粒状突起,一侧有 1 凹陷的纵沟。质硬。胚乳白色,胚弯曲成环,子叶 2。气微,味微涩、苦。

炒王不留行　呈类球形爆花状,表面白色,质松脆。

【炮制作用】

王不留行　苦,平。归肝、胃经。具有活血通经、下乳消肿、利尿通淋的作用。生品长于消痈肿,用于乳痈或其他疮痈肿痛。因生品质地坚硬,辛散力强,有效成分难以煎出,临床上多捣烂外敷,有消肿止痛之效。

炒王不留行　炒爆后质地松泡,易于煎出有效成分,且性偏温,长于活血痛经,下乳,通淋。多用于产后乳汁不下,经闭,痛经,石淋,小便不利等。

【贮藏】

置干燥处。

> **知识拓展**
>
> 1.《中国药典》(2015 年版)规定:王不留行水分不得过 12%;总灰分不得过 4.0%,醇溶性浸出物不得少于 0.6%;按干燥品计算,含王不留行黄酮苷（$C_{32}H_{38}O_{19}$）不得少于 0.40%。炒王不留行水分不得过 10%;醇溶性浸出物不得少于 0.6%;按干燥品计算,含王不留行黄酮苷（$C_{32}H_{38}O_{19}$）不得少于 0.15%。
>
> 2.实验证明,王不留行的水溶性成分的煎出率与爆花率有关。根据实验以及实际生产的能力,炒王不留行的爆花率达 80% 以上为宜。为提高王不留行的爆花率,将其先用水润湿或痛湿布擦拭,再用中火炒制,爆花率达 95% 以上。

水红花子

处方用名有水红花子、水红子、蓼实、炒水红花子等。古代有熬法、炒法,现今有炒黄法。

【来源】

本品为蓼科植物红蓼 *Polygonum onrientale* L.的干燥成熟果实。秋季果实成熟时割取果穗,晒干,打下果实,除去杂质。

【生药饮片制备】

取原药材,除去杂质,筛去灰屑。

【操作方法】

取净水红花子,置预热好的炒制容器内,用中火加热,迅速翻炒至大多数爆花,并有香气逸出时,取出放凉,用时捣碎。

【成品性状】

呈扁圆形,直径2~3.5 mm,厚1~1.5 mm。表面棕黑色,有的红棕色,有光泽,两面微凹,中部略有纵向隆起。顶端有突起的柱基,基部有浅棕色略突起的果梗痕,有的有膜质花被残留。质硬。气微,味淡。

【炮制作用】

水红花子　咸,微寒。归肝、胃经。具有散血消癥、消积止痛、利水消肿的作用。生品药力较猛,长于消瘀破癥,化痰散结,用于癥瘕痞块,瘿瘤等。

炒水红花子　炒后药性缓和,长于消积止痛,利水消肿。用于食积不消,胃脘胀痛,水肿腹水等。且质地松脆,利于粉碎和煎出有效成分。

【贮藏】

置于燥处。

知识拓展

《中国药典》(2015 年版)规定:水红花子总灰分不得过 5.0%。按干燥品计算,含花旗松素($C_{15}H_{12}O_7$)不得少于 0.15%。

芥　子

芥子炮制首见于唐代《备急千金要方》。处方用名有介子、炒介子等。《中国药典》(2015年版)载有芥子和炒芥子两种炮制品。

【来源】

本品为十字花科植物白芥 *Sinapis alba* L.或芥 *Brassica juncea*(L.)Czern.et Coss.的干燥成熟种子。前者习称"白芥子",后者习称"黄芥子"。夏末秋初果实成熟时采割植株,晒干,打下种子,除去杂质。

【生药饮片制备】

取原药材,除去杂质及枝梗,洗净,干燥。用时捣碎。

【操作方法】

取净芥子,置已预热好的炒制容器内,用文火加热炒至淡黄色至深黄色(炒白芥子)或深黄色至棕褐色(炒黄芥子),有香辣气时,取出。筛去碎屑,用时捣碎。

【成品性状】

白芥子　呈球形,直径 1.5~2.5 mm。表面灰白色至淡黄色,具细微的网纹,有明显的点状种脐。种皮薄而脆,破开后内有白色折叠的子叶,有油性。气微,味辛辣。

黄芥子　较小,直径 1~2 mm。表面黄色至棕黄色,少数呈暗红棕色。研碎后加水浸湿,则产生辛烈的特异臭气。

炒芥子　形如芥子,表面淡黄色至深黄色(炒白芥子)或深黄色至棕褐色(炒黄芥子),偶有焦斑。有香辣气。

【炮制作用】

芥子　味辛,性温。归肺经。具有温肺豁痰利气、散结通络止痛的作用。生品辛散作用和通络散结的作用强。多用于胸胁闷痛,关节痛,阴肿毒等。

炒芥子　炒后缓和其辛散走窜之性,以免耗气伤阴,并善于顺气豁痰,易于煎出有效成分,同时起到杀酶保苷的作用,有利于保存有效成分。常用于咳嗽气喘,特别是寒痰咳嗽。

【贮藏】

置通风干燥处,防潮。

> 🔖 **知识拓展**
>
> 《中国药典》(2015 年版)规定:芥子水分不得过 14.0%,总灰分不得过 6.0%,按干燥品计算,含芥子碱以芥子碱硫氰酸盐($C_{16}H_{24}NO_5 \cdot SCN$)计,不得少于 0.50%。炒芥子水分不得过 8.0%,总灰分不得过 6.0%。按干燥品计算,含芥子碱以芥子碱硫氰酸盐 $C_{16}H_{24}NO_5 \cdot SCN$)计,不得少于 0.40%。芥子和炒芥子水溶性浸出物不得少于 12.0%。
>
> 芥子含硫苷化合物,此苷本身无刺激性,酶解后生成异硫氰酸酯类(芥子油),具有辛香辣味和刺激性。芥子炒后可杀酶保苷。患者服用后,芥子苷在肠道中缓慢水解,逐渐释放出芥子油而发挥治疗作用。

莱菔子

莱菔子炮制见于宋代《太平圣惠方》。处方用名有莱菔子、萝卜子、炒莱菔子。《中国药典》(2015 年版)有莱菔子和炒莱菔子两种炮制品。

【来源】

本品为十字花科植物萝卜 *Raphanus sativus* L.的干燥成熟种子。夏季果实成熟时采割植株,晒干,搓出种子,除去杂质,再晒干。

【生药饮片制备】

取原药材,除去杂质,干燥。用时捣碎。

【操作方法】

取净莱菔子,置已预热好的炒制容器内,用文火加热,炒至种子稍鼓起,色泽加深时,取出放凉,筛去碎屑,用时捣碎。

【成品性状】

莱菔子　呈类卵圆形或椭圆形,稍扁,长 2.5～4 mm,宽 2～3 mm。表面黄棕色、红棕色或灰棕色。一端有深棕色圆形种脐,一侧有数条纵沟。种皮薄而脆,子叶 2,黄白色,有油性。气微,味淡、微苦辛。

炒莱菔子　形如莱菔子,表面微鼓起,色泽加深,质酥脆,气微香。

【炮制作用】

莱菔子　辛、甘,平。归肺、脾、胃经。具有消食除胀、降气化痰的作用。生品能升能散,长于涌吐风痰。用于痰壅喘咳。

炒莱菔子　炒后药性缓和,易于煎出有效成分,产生香气,避免患者服用后恶心的副作用。并以降为主,长于消食除胀,降气化痰。多用于饮食停滞,积滞泻痢,脘腹胀痛,咳嗽喘逆等。

【贮藏】

置通风干燥处,防蛀。

知识拓展

1.《中国药典》(2015 年版)规定:莱菔子和炒莱菔子水分不得过 8.0%;总灰分不得过 6.0%,酸不溶性灰分不得过 2.0%;醇溶性浸出物不得少于 10.0%;按干燥品计算,含芥子碱以芥子碱硫氰酸盐苷($C_{16}H_{24}NO_5 \cdot SCN$),不得少于 0.40%。

2.药理实验发现,莱菔子各炮制品有增强离体兔回肠节律性收缩的作用和抑制小鼠胃排空率的作用。对胃排空的延迟,可使食物不过快的进入小肠,有利于减轻小肠消化作用,对小肠运动的增强,则可加强机械消化的作用。这可能是莱菔子"消食除胀"的机理之一。另外,炒莱菔子对离体豚鼠胃肌条节律性收缩和紧张性收缩及对抗肾上腺素抑制兔回肠运动方面较生品为强,故临床用来附子作为消导药有一定的科学道理。

白　果

白果炮制首见于明代《滇南本草》。处方用名有白果、白果仁、炒白果、炒白果仁。《中国药典》(2015 年版)载有白果仁和炒白果仁两种炮制品。

【来源】

本品为银杏科植物银杏 *Ginkgo biloba* L.的干燥成熟种子。秋季种子成熟时采收,除去肉质外种皮,洗净,稍蒸或略煮后,烘干。

【生药饮片制备】

取原药材,除去杂质及硬壳。用时捣碎。

【操作方法】

取净白果仁,置已预热好的炒制器具内,用文火加热,炒至表面深黄色,带斑点,并逸出固有香气时,取出。用时捣碎。

【成品性状】

白果仁　略呈椭圆形,一端稍尖,另端钝,长 1.5~2.5 cm,宽 1~2 cm,厚约 1 cm。表面黄白色或淡棕黄色,平滑,具 2~3 条棱线。中种皮(壳)骨质,坚硬。内种皮膜质,种仁宽卵球形或椭圆形,一端淡棕色,另一端金黄色,横断面外层黄色,胶质样,内层淡黄色或淡绿色,粉性,中间有空隙。气微,味甘、微苦。

炒白果仁　表面深黄色,略带焦斑,具香气。

【炮制作用】

白果仁　甘、苦、涩,平;有毒。归肺、肾经。具有敛肺定喘、止带缩尿的作用。生品偏于降浊痰,消毒杀虫。多用于癣疮,酒齄鼻,蛀牙等。因白果有毒,内服量易小。

炒白果仁　炒后能降低毒性,增强敛涩作用,具有平喘、止带、缩尿的作用。用于咳喘或久嗽,肾虚尿频等。

【贮藏】

置通风干燥处。

茺蔚子

茺蔚子炮制首见于宋代《产育宝庆集》。处方用名有茺蔚子、炒茺蔚子。《中国药典》(2015 年版)载有茺蔚子和炒茺蔚子两种炮制品。

【来源】

本品为唇形科植物益母草 *Leonurus japonicu*s Houtt.的干燥成熟果实。秋季果实成熟时采割地上部分,晒干,打下果实,除去杂质。

【生药饮片制备】

取原药材,除去杂质。用时捣碎。

【操作方法】

取净茺蔚子,置已预热好的炒制器具中,用文火加热,炒至鼓起、有爆裂声、色泽变深,并逸出固有气味时,取出。筛去碎屑。用时捣碎。

【成品性状】

茺蔚子　呈三棱形,长 2~3 mm,宽约 1.5 mm。表面灰棕色至灰褐色,有深色斑点,一端稍宽,平截状;另一端渐窄而钝尖。果皮薄,子叶类白色,富油性。气微,味苦。

炒茺蔚子　炒后鼓起,色泽加深,具香气。

【炮制作用】

茺蔚子　辛、苦,微寒。归心包、肝经。具有活血调经、清肝明目的作用。生品长于清肝明目,多用于目赤肿痛或目生翳膜。

炒茺蔚子　炒后质脆易碎,易于煎出有效成分,长于活血调经,可用于月经不调,经闭,痛经,产后瘀血腹痛等。

【贮藏】

置通风干燥处。

知识拓展

1.《中国药典》(2015年版)规定：茺蔚子水分不得过7.0%,总灰分不得过10.0%。醇溶性浸出物不得少于17.0%。

2.茺蔚子水层对正常大鼠有明显降压作用(P<0.05),正丁醇层、乙酸乙酯层、乙醚层均可使正常大鼠收缩压降低(P>0.05),对舒张压无明显影响,但有一定降低趋势。因此,茺蔚子水溶性成分对正常大鼠降压作用明显,水层中主要含生物碱类成分,生物碱可能是茺蔚子降压作用的主要化学成分。

火麻仁

火麻仁炮制首见于唐代《备急千金要方》。处方用名有火麻仁、炒火麻仁。《中国药典》(2015年版)载有火麻仁和炒火麻仁两种炮制品。

【来源】

本品为桑科植物大麻 Cannabis sativa L.的干燥成熟种子。秋季果实成熟时采收,除去杂质,晒干。

【生药饮片制备】

取原药材,除去杂质及果皮。

【操作方法】

取净火麻仁,置已预热好的炒制器具中,用文火加热,炒至表面呈微黄色,并逸出固有气味时,取出。筛去碎屑。

【成品性状】

火麻仁　呈卵圆形,长4~5.5 mm,直径2.5~4 mm。表面灰绿色或灰黄色,有微细的白色或棕色网纹,两边有棱,顶端略尖,基部有1圆形果梗痕。果皮薄而脆,易破碎。种皮绿色,子叶2,乳白色,富油性。气微,味淡。

炒火麻仁　表面淡黄色。微具香气,味淡。

【炮制作用】

火麻仁　甘,平。归脾、胃、大肠经。具有润肠通便的作用。用于血虚经亏,肠燥便秘。

炒火麻仁　炒后种皮宜易破碎,易于煎出有效成分,能增强润肠燥,滋阴血的作用。

【贮藏】

置阴凉干燥处,防热、防蛀。

知识拓展

火麻仁生品的乙醇提取物对小鼠有明显的镇痛作用,炮制品的镇痛作用明显降低;火麻仁的生品和炮制品的石油醚提取物对小鼠有明显的润肠作用,炮制品略好于生品,为控制火麻仁的质量提供依据。

蔓荆子

蔓荆子炮制首见于南北朝《雷公炮炙论》。历代有酒制、蒸制等。处方用名有蔓荆子、炒蔓荆子。《中国药典》(2015 年版)载有蔓荆子和炒蔓荆子两种炮制品。

【来源】

本品为马鞭草科植物单叶蔓荆 *Vitex trifolia* L.var. *simplicifolia* Cham.或蔓荆 *Vitex trifolia* L. 的干燥成熟果实。秋季果实成熟时采收,除去杂质,晒干。

【生药饮片制备】

取原药材,除去杂质。用时捣碎。

【操作方法】

取净蔓荆子,置已预热好的炒制容器内,用文火加热,炒至表面色泽加深,宿萼褐色并部分脱落时,取出,去净宿萼及果梗。用时捣碎。

【成品性状】

蔓荆子 呈球形,直径 4~6 mm。表面灰黑色或黑褐色,被灰白色粉霜状茸毛,有纵向浅沟 4 条,顶端微凹,基部有灰白色宿萼及短果梗。萼长为果实的 1/3~2/3,5 齿裂,其中 2 裂较深,密被茸毛。体轻,质坚韧,不易破碎。横切面可见 4 室,每室有种子 1 枚。气特异而芳香,味淡、微辛。

炒蔓荆子 形如蔓荆子,表面黑色或黑褐色,基部有的可见残留宿萼和短果梗。气特异而芳香,味淡、微辛。

【炮制作用】

蔓荆子 辛、苦,微寒。归膀胱、肝、胃经。具有疏散风热、清利头目的作用。生品味寒而辛散,长于疏散风热。用于风热感冒头痛,头昏,目赤肿痛。

炒蔓荆子 炒后缓和其辛散之性,且质酥易脆,易于煎出有效成分,便于除去宿萼和果梗,提高其洁净度。长于升清阳之气和祛湿止痛。常用于耳目失聪,风湿痹痛等。

【贮藏】

置阴凉干燥处。

知识拓展

1.《中国药典》(2015 年版)规定:蔓荆子和炒蔓荆子杂质不得过 2%,水分不得过 14.0%,总灰分不得过 7.0%,醇溶性浸出物不得少于 8.0%。按干燥品计算,含蔓荆子黄素($C_{19}H_{18}O_8$)不得少于 0.030%。

2.对蔓荆子不同炮制品、不同提取成分及不同药用部位提取物进行了镇痛作用比较。结果表明,炒焦品镇痛作用最强,总黄酮镇痛作用最优,蔓荆子果实有镇痛作用,宿萼无镇痛作用。

3.鉴于现代常见蔓荆子炒炭后入药,故对蔓荆子的炮制作了历史沿革探讨。据查历代文献记载,蔓荆子有酒蒸、单蒸、清炒、酒炒等方法。其中,酒蒸法出现最早,现代已无沿用。清炒法出现虽晚,而沿用至今,且有不同的炒制程度要求。笔者经文献考证,认为蔓荆子炒炭欠妥,临床除生用外,以微炒入药为宜。

酸枣仁

酸枣仁炮制首见于南北朝《雷公炮炙论》。处方用名有酸枣仁、炒酸枣仁。《中国药典》(2015年版)载有酸枣仁和炒酸枣仁两种炮制品。

【来源】

本品为鼠李科植物酸枣 *Ziziphus jujuba* Mill.var.*spinosa*(Bunge)Hu ex H.F.Chou 的干燥成熟种子。秋末冬初采收成熟果实,除去果肉和核壳,收集种子,晒干。

【生药饮片制备】

取原药材,除去残留核壳,用时捣碎。

【操作方法】

取净酸枣仁,置已预热好的炒制器具中,用文火加热,炒至鼓起,有爆裂声,色微变深,并逸出固有气味时,取出放凉,筛去碎屑。用时捣碎。

【成品性状】

酸枣仁　呈扁圆形或扁椭圆形,长5~9 mm,宽5~7 mm,厚约3 mm。表面紫红色或紫褐色,平滑有光泽,有的有裂纹。有的两面均呈圆隆状突起。有的一面较平坦,中间或有1条隆起的纵线纹;另一面稍突起。一端凹陷,可见线形种脐;另一端有细小突起的合点。种皮较脆,胚乳白色,子叶2,浅黄色,富油性。气微,味淡。

炒酸枣仁　形如酸枣仁。表面微鼓起,微具焦斑。略有焦香气,味淡。

【炮制作用】

酸枣仁　甘、酸,平。归肝、胆、心经。具有养心补肝、宁心安神、敛汗、生津的作用。生品性平,宜入清剂,具有养心安神、滋补肝肾的作用。多用于心阴不足或肝肾亏损及肝虚有热所致的失眠,惊悸,眩晕等。

炒酸枣仁　与生品作用基本相同。炒后性偏温补,宜入温剂,长于养心敛汗。多用于气血不足的惊悸健忘,体虚多汗,胆虚不眠等。且质脆易碎,易于煎出有效成分。

【贮藏】

置阴凉干燥处,防蛀。

知识拓展

1.《中国药典》(2015年版)规定:酸枣仁水分不得过9.0%;总灰分不得过7.0%。炒酸枣仁水分不得过7.0%;总灰分不得过4.0%。按干燥品计算,含酸枣仁皂苷A($C_{58}H_{94}O_{26}$)不得少于0.030%,含斯皮诺素($C_{28}H_{32}O_{15}$)不得少于0.080%。

2.以酸枣仁皂苷 A,B,总黄酮含量为检测指标,对其进行炮制方法的对比研究。通过清炒和微波烘烤对酸枣仁进行炮制,并对各样品中的检测指标进行比较。结果发现,酸枣仁制炮各检测指标均高于生品,而微波炮制品高于炒黄品。因此,微波烘烤对酸枣仁各检测指标的含量均有明显的影响,而微波炮制品高于炒黄品。

葶苈子

葶苈子炮制首见于汉代《金匮玉函经》。历代有酒制、蒸制、盐制等。处方用名有葶苈子、炒葶苈子。《中国药典》(2015 年版)载有葶苈子和炒葶苈子两种炮制品。

【来源】

本品为十字花科植物播娘蒿 *Descurainia sophia*(L.) Webb. ex Prantl.或独行菜 *Lepidium apetalum* Willd.的干燥成熟种子。前者习称"南葶苈子",后者习称"北葶苈子"。夏季果实成熟时采割植株,晒干,搓出种子,除去杂质。

【生药饮片制备】

取原药材,去除杂质和灰屑。用时捣碎。

【操作方法】

取净葶苈子,置已预热的炒制器具中,用文火加热,炒至种子微鼓起,有爆裂声,色泽加深,并有固有气味逸出时,取出放凉,筛去碎屑。用时捣碎。

【成品性状】

南葶苈子　呈长圆形略扁,长 0.8~1.2 mm,宽约 0.5 mm。表面棕色或红棕色,微有光泽,具纵沟两条,其中 1 条较明显。一端钝圆,另一端微凹或较平截,种脐类白色,位于凹入端或平截处。气微,味微辛、苦,略带黏性。

北葶苈子　呈扁卵形,长 1~1.5 mm,宽 0.5~1 mm。一端钝圆,另一端尖而微凹,种脐位于凹入端。味微辛辣,黏性较强。

炒葶苈子　形如葶苈子,微鼓起,表面棕黄色。有油香气,不带黏性。

【炮制作用】

葶苈子　辛、苦,大寒。归肺、膀胱经。具有泻肺平喘、行水消肿的作用。生品降泄肺气的作用较强,长于利水消肿,用于胸腹水肿。

炒葶苈子　炒后能缓和药性,适用于实中夹虚的患者。多用于痰饮咳喘,肺痈,腹水胀满等。

【贮藏】

置通风干燥处。

知识拓展

《中国药典》(2015年版)规定:葶苈子水分不得过9.0%,总灰分不得过8.0%,酸不溶性灰分不得过3.0%。膨胀度南葶苈子不得低于3,北葶苈子不得低于12。按干燥品计算,含槲皮素-3-0-β-D-葡萄糖-7-0-β-D-龙胆双糖苷($C_{33}H_{40}O_{22}$)不得少于0.075%。炒葶苈子水分不得过5.0%,总灰分和酸不溶性灰分同葶苈子,含槲皮素-3-0-β-D-葡萄糖-7-0-β-D-龙胆双糖苷($C_{33}H_{40}O_{22}$)不得少于0.080%。

紫苏子

紫苏子炮制首见于唐代《外台秘要》。处方用名有紫苏子、苏子、炒紫苏子、炒苏子等。《中国药典》(2015年版)载有紫苏子和炒紫苏子两种炮制品。

【来源】

本品为唇形科植物紫苏 *Perilla frutescens* (L.) Britt.的干燥成熟果实。秋季果实成熟时采收,除去杂质,晒干。

【生药饮片制备】

取原药材,除去杂质,洗净,干燥。

【操作方法】

取净紫苏子,置已预热的炒制器具中,用文火加热,炒至有爆裂声,色泽加深,并有固有气味逸出时,取出放凉,筛去碎屑。

【成品性状】

紫苏子 呈卵圆形或类球形,直径约1.5 mm。表面灰棕色或灰褐色,有微隆起的暗紫色网纹,基部稍尖,有灰白色点状果梗痕。果皮薄而脆,易压碎。种子黄白色,种皮膜质,子叶2,类白色,有油性。压碎有香气,味微辛。

炒紫苏子 形如紫苏子,表面灰褐色,有细裂口,有焦香气。

【炮制作用】

紫苏子 辛,温。归肺经。具有降气化痰、止咳平喘、润肠通便的作用。生品润燥滑肠作用强。多用于肠燥便秘,尤其适于喘咳而兼便秘者。

炒紫苏子 炒后缓和辛散之性,温肺降气作用较强,且质脆易碎,易于煎出有效成分。可用于多种原因引起的喘逆、咳嗽。

【贮藏】

置通风干燥处,防蛀。

知识拓展

1.《中国药典》(2015年版)规定:紫苏子含水分不得过8.0%;按干燥品计算,含迷迭香(C₁₈H₁₆O₈)不得少于0.25%。炒紫苏子水分不得过2.0%,按干燥品计算,含迷迭香(C₁₈H₁₆O₈)不得少于0.20%。

2.有实验报道炒紫苏子醇提取物通过明显降低小鼠血清总IgE和特异IgE水平,发挥抗过敏作用。

冬瓜子

冬瓜子炮制首见于宋朝《本草图经》。历代有醋制、炒制,近代还有麸炒、蜜制、蜜麸炒等。处方用名有冬瓜子、炒冬瓜子。《中国药典》(2015年版)未收载该药。

【来源】

本品为葫芦科植物冬瓜 *Benincasa hispida*(Thunb.)Cogn. 的干燥成熟种子。秋季果实成熟时,取出种子,洗净,晒干。

【生药饮片制备】

取原药材,除去杂质,筛去灰屑。用时捣碎。

【操作方法】

取净冬瓜子,置预热好的炒制器具内,用文火加热,不断翻炒至表面略呈黄色,表面略带焦斑,取出放凉,用时捣碎。

【成品性状】

冬瓜子　呈扁平卵圆形或长卵形,一端钝圆,另一端尖。外表黄白色。质轻。味微甜。

炒冬瓜子　稍鼓起,外表微黄色,略有焦斑,断面淡黄色,气微香。

【炮制作用】

冬瓜子　甘、寒。具有清肺化痰、清痈排脓的作用。多用于肺热咳嗽,肺痈、肠痈初起。

炒冬瓜子　寒性缓和,气香启脾,长于渗湿化浊。多用于湿热带下,白浊,常与黄柏、苍术、芡实、椿根皮等合用。

【贮藏】

置干燥容器内,密闭,放通风干燥处,防蛀。

蒺藜

蒺藜炮制首见于南北朝《雷公炮炙论》。历代有蒸制、酒制、醋制、当归制等。处方用名有蒺藜、炒蒺藜。《中国药典》(2015年版)载有蒺藜和炒蒺藜两种炮制品。

【来源】

本品为蒺藜科植物蒺藜 *Tribulus terrestris* L.的干燥成熟果实。秋季果实成熟时采割植株,晒干,打下果实,除去杂质。

【生药饮片制备】

取原材料,去除杂质。

【操作方法】

取净蒺藜,置已预热好的炒制器具中,用文火加热,炒至表面微黄色,并逸出固有气味时,取出放凉。筛去碎屑。

【成品性状】

蒺藜　由 5 个分果瓣组成,呈放射状排列,直径 7~12 mm。常裂为单一的分果瓣,分果瓣呈斧状,长 3~6 mm;背部黄绿色,隆起,有纵棱及多数小刺,并有对称的长刺和短刺各 1 对,两侧面粗糙,有网纹,灰白色。质坚硬。气微,味苦、辛。

炒蒺藜　多为单一的分果瓣,分果瓣呈斧状,长 3~6 mm;背部棕黄色,隆起,有纵棱,两侧面粗糙,有网纹。气微香,味苦、辛。

【炮制作用】

蒺藜　辛、苦,微温;有小毒。归肝经。具有平肝解郁、活血祛风、明目、止痒的作用。生品味辛,其性开散,能散肝经风邪。常用于风热目赤,风疹瘙痒,白癜风等。

炒蒺藜　炒后缓和其辛散之性,长于平肝潜阳,开郁散结。常用于肝阳上亢之头痛,眩晕,乳汁不通等。

【贮藏】

置干燥处,防霉。

知识拓展

《中国药典》(2015 年版)规定:蒺藜和炒蒺藜水分不得过 9.0%;总灰分不得过 12.0%。

槐　花

槐花炮制首见于宋代《太平圣惠方》。历代有酒制、醋制、麸炒等。处方用名有槐花、炒槐花、槐花炭。《中国药典》(2015 年版)载有槐花、炒槐花和槐花炭 3 种炮制品。

【来源】

本品为豆科植物槐 Sophora japonica L.的干燥花及花蕾。夏季花开放或花蕾形成时采收,即使干燥,除去枝、梗及杂质。前者习称"槐花",后者习称"槐米"。

【生药饮片制备】

取原药材,除去杂质及枝梗,筛去灰屑。

【操作方法】

取净槐花,置已预热好的炒制器具内,用文火加热,炒至表面深黄色,并逸出固有香气时,取出放凉。筛去碎屑。

【成品性状】

槐花　皱缩而卷曲,花瓣多散落。完整者花萼钟状,黄绿色,先端 5 浅裂;花瓣 5,黄色或黄白色,1 片较大,近圆形,先端微凹,其余 4 片长圆形。雄蕊 10,其中 9 个基部连合,花丝细长。雌蕊圆柱形,弯曲。体轻。气微,味微苦。

槐米 呈卵形或椭圆形,长2~6 mm,直径约2 mm。花萼下部有数条纵纹。萼的上方为黄白色未开放的花瓣。花梗细小。体轻,手捻即碎。气微,味微苦涩。

炒槐花 形如槐花,外表深黄色,具香气,味微苦。

【炮制作用】

槐花 苦,微寒。归肝、大肠经。具有凉血止血、清肝泻火的作用。生品长于清肝泻火,清热凉血,多用于血热妄行,肝热目赤,头痛眩晕等。

炒槐花 炒黄后能缓和其苦寒之性,避免伤中,且可以杀酶保苷,其清热凉血作用次于生品,止血作用强于生品。多用于脾胃虚弱的出血者。

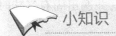 小知识

【其他炮制方法、成品性状、炮制作用】

槐花炭 取净槐花,置已预热好的炒制容器内,用中火加热,炒至焦褐色,喷洒少许清水,灭净火星,炒干,取出凉透。

槐花炭外表焦褐色,味涩。

炒炭后清热凉血作用极弱,涩性增加,止血力胜。用于咯血,衄血,便血,痔血,崩漏下血等多种出血证。

【贮藏】

置干燥处,防潮、防蛀。

知识拓展

1.《中国药典》(2015年版)规定:槐花水分不得过11.0%;总灰分:槐花不得过14.0%,槐米不得过9.0%;酸不溶性灰分:槐花不得过8.0%,槐米不得过3.0%;醇溶性浸出物:槐花不得少于37.0%,槐米不得少于43.0%。按干燥品计算,含总黄酮以芦丁（$C_{27}H_{30}O_{16}$）计,槐花不得少于8.0%,槐米不得少于20.0%;含无水芦丁（$C_{27}H_{30}O_{16}$）槐花不得少于6.0%,槐米不得少于15.0%。

2.蔡翠芳等[2]对炒槐米进行性状鉴别、显微鉴别、薄层色谱鉴别,测定其水分、总灰分、酸不溶性灰分、醇溶性浸出物及总黄酮和芦丁的含量。其结果:炒槐米各项检测指标均超过《中国药典》(2015年版)槐米药材标准。建议炒槐米的质量标准暂定为:水分≤9.0%,总灰分≤8.0%,酸不溶性灰分≤2.0%,30%甲醇溶液浸出物≥45.0%,总黄酮含量≥20.0%,芦丁含量≥15.0%。

九香虫

九香虫炮制首见于明代《本草纲目》。处方用名有九香虫、炒九香虫等。《中国药典》（2015 年版）载有九香虫、炒九香虫两种炮制品。

【来源】

本品为蝽科昆虫九香虫 *Aspongopus chinensis* Dallas 的干燥体。11 月至翌年 3 月前捕捉，置适宜容器内，用酒少许将其闷死，取出阴干；或置沸水中烫死，取出，干燥。

【生药饮片制备】

取原药材，除去杂质，筛净灰屑。

【操作方法】

取净九香虫，置已预热好的炒制器具中，用文火加热，炒至色泽加深，并逸出固有气味时，取出放凉。筛去碎屑。

【成品性状】

九香虫　略呈六角状扁椭圆形，长 1.6～2 cm，宽约 1 cm。表面棕褐色或棕黑色，略有光泽。头部小，与胸部略呈三角形，复眼突出，卵圆状，单眼 1 对，触角 1 对各 5 节，多已脱落。背部有翅 2 对，外面的 1 对基部较硬，内部 1 对为膜质，透明。胸部有足 3 对，多已脱落。腹部棕红色至棕黑色，每节近边缘处有突起的小点。质脆，折断后腹内有浅棕色的内含物。气特异，味微咸。

炒九香虫　色泽加深，质脆，具有香气。

【炮制作用】

九香虫　咸，温。归肝、脾、肾经。具有理气止痛、温中助阳的作用。用于胃寒胀痛，肝胃气痛，肾虚阳痿，腰膝酸痛。虽有"九香"之名，但因其具有特异的腥臭气味，临床通常不用生品。

炒九香虫　炒后能去其腥臭气味，便于服用，增强其行气温阳的作用。常用于畏寒胀痛，肝味气痛，肾虚阳痿，腰膝酸痛。

【贮藏】

置木箱内衬以油纸，防潮、防蛀。

知识拓展

《中国药典》（2015 年版）规定：九香虫总灰分不得过 6.0%，醇溶性浸出物不得少于 10.0%。

5）清场

实训结束后：
①先将炮制好的药物置洁净的聚乙烯包装袋内，密封后贮藏。
②清洁炉具和其他实训器具。

③将实训室打扫干净。

④关闭水、电、气、门、窗。

任务 4.2　炒焦法

4.2.1　基础知识

1)概念

炒焦法是将净选或切制后的药物,置炒制容器内,用中火或武火加热,炒至药物表面呈焦褐色或焦黄色,并有焦香气逸出的炮制方法。

2)适用范围

适用于健脾胃、消食类的药物。如常炒焦后使用的药物有山楂、神曲、麦芽、槟榔等。

3)炮制目的

(1)增强药物消食健胃的作用

传统认为焦能消食、香能醒脾。如焦山楂、焦麦芽等。

(2)缓和或改变药性、降低毒性

如焦栀子,因栀子苦寒性较强,易伤脾胃,炒后可缓和其苦寒之性。川楝子有小毒,且性苦寒,炒后既能降低毒性,又能缓和其苦寒之性。

4)操作方法

(1)准备

①检查炒锅、铲子和盛药器具等是否齐全和洁净,必要时进行清洁。

②除去饮片中的杂质、非药用部位,并大小分档。

(2)预热

将炒锅倾斜一定角度,预热至所需程度。

(3)投药

将净饮片投入已预热好的炒锅内。

(4)翻炒

中火或文火加热,翻炒时"亮锅底",动作要娴熟,使药物受热均匀。

(5)出锅

当药物表面呈焦黄色或焦褐色,并有焦香气逸出时,迅速出锅。置洁净的容器内,放凉。筛去碎屑。

(6)成品规格

成品表面呈焦黄色或焦褐色,内部焦黄色,具有焦香气。药屑、杂质含量不得过 2.0%,生品、糊品不得过 3.0%(即符合《中药饮片质量标准通则》要求)。

（7）收藏

将药品装入无毒聚乙烯塑料袋中，密封袋口。

（8）清场

按要求清洁相关器具、工作台面及灶具。

5）注意事项

①药物必须大小分档，分次炒制，避免加热时生熟不匀。

②炒前锅要预热，不宜冷锅下药。

③选择适当火力和掌握加热时间，以免火候过轻或过重。

④搅拌要均匀，要"亮锅底"，以免底部药材长时间受热。

⑤出锅要迅速，并摊开放凉。

4.2.2 技能实训

1）目的

熟悉并掌握药物炒焦的操作方法和注意事项；能准确把握药物炒制的火力；会判断各种药物炮制的成品性状。

2）仪器及材料

①实训设备　炒锅、电磁炉、铲子、刷子、药盘、电子秤等。

②实训药材　山楂、槟榔、栀子、川楝子。

3）准备工作

检查实训工具是否齐全，排风扇工作是否正常。将要炮制的药物筛去碎屑、杂质，药物按大小、粗细分档备用。检查炒锅、铲子和盛药器具等是否齐全和洁净，必要时进行清洁。

4）实训内容

山　楂

山楂炮制首见于元代《丹溪心法》。处方用名有山楂、炒山楂、焦山楂、焦楂、山楂炭等。《中国药典》（2015 年版）载有净山楂、炒山楂和焦山楂 3 种炮制品。

【来源】

本品为蔷薇科植物山里红 *Crataegus pinnatifida* Bge. var. major N. E. Br. 或山楂 *Crataegus pinnatifida* Bge. 的干燥成熟果实。秋季果实成熟时采收，切片，干燥。

【生药饮片制备】

取原药材，除去杂质及脱落的核。

【操作方法】

取净山楂，置已预热好的炒制器具中，用中火加热，炒至表面焦褐色，内部焦黄色，并有焦香气味逸出时，取出放凉。筛去碎屑。

【成品性状】

山楂　为圆形片，皱缩不平，直径 1~2.5 cm，厚 0.2~0.4 cm。外皮红色，具皱纹，有灰白色小斑点。果肉深黄色至浅棕色。中部横切片具5粒浅黄色果核,但核多脱落而中空。有的片上可见短而细的果梗或花萼残迹。气微清香,味酸、微甜。

焦山楂　形如山楂片,表面焦褐色,内部黄褐色。有焦香气。

【炮制作用】

山楂　酸、甘,微温。归脾、胃、肝经。具有消食健胃、行气散瘀、化浊降脂的作用。生品长于活血化瘀。常用于瘀血经闭,产后瘀阻,心腹刺痛,疝气疼痛,以及高血压病、高脂血症、冠心病等。也用于食积停滞。

焦山楂　炒焦后不仅酸味减弱,而且增加了苦味,消食导滞作用增强。常用肉食积滞,泻痢不爽。

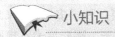 小知识

【其他炮制方法、成品性状、炮制作用】

炒山楂　取净山楂,置已预热好的炒制容器中,用中火加热,炒至色泽加深,并有固有气味逸出时,取出放凉。筛去碎屑。

炒山楂形如山楂片,果肉黄褐色,偶见焦斑。气清香,味酸、微甜。

炒后酸味减弱,缓和对胃的刺激性,长于消食化积。常用于饮食停滞,脾虚食滞,脾虚食滞。

山楂炭　取净山楂,置已预热好的炒制器具中,用武火加热,炒至表面黑褐色,内部焦褐色,喷淋清水,灭尽火星,取出放凉。

山楂炭表面黑褐色,内部焦褐色,味涩。

山楂炒炭后酸味大减,苦涩味增加,有收涩之性,具有止血、止泻的作用。

【贮藏】

置通风干燥处,防蛀。

知识拓展

《中国药典》(2015年版)规定:山楂水分不得过12.0%,总灰分不得过3.0%,醇溶性浸出物不得少于21.0%,含有机酸以枸橼酸($C_6H_8O_7$)计,不得少于5.0%。炒山楂和焦山楂按干燥品计算含有机酸以枸橼酸计,不得少于4.0%。

栀　子

栀子炮制首见于晋代《肘后备急方》。处方用名有栀子、山栀、炒栀子、焦栀子、栀子炭等。《中国药典》(2015年版)载有栀子、炒栀子、焦栀子3种炮制品。

【来源】

本品为茜草科植物栀子 *GTardenia jasminoides* Ellis 的干燥成熟果实。9—11 月果实成熟呈红黄色时采收,除去果梗和杂质,蒸至上气或置沸水中略烫,取出,干燥。

【生药饮片制备】

除去杂质,碾碎。

【操作方法】

取碎栀子块,置已预热好的炒制器具中,用中火加热,炒至焦褐色,取出放凉。

【成品性状】

栀子　呈长卵圆形或椭圆形,长 1.5~3.5 cm,直径 1~1.5 cm。表面红黄色或棕红色,具 6 条翅状纵棱,棱间常有 1 条明显的纵脉纹,并有分枝。顶端残存萼片,基部稍尖,有残留果梗。果皮薄而脆,略有光泽;内表面色较浅,有光泽,具 2~3 条隆起的假隔膜。种子多数,扁卵圆形,集结成团,深红色或红黄色,表面密具细小疣状突起。气微,味微酸而苦。碾碎后为不规则的碎块状。果皮薄而脆,红黄色或棕红色。种子多数,扁卵圆形,深红色或红黄色,表面密具细小疣状突起。味微酸而苦。

焦栀子　形状同栀子或为不规则的碎块,表面焦褐色或焦黑色。果皮内表面棕色,种子表面为黄棕色或棕褐色。气微,味微酸而苦。

【炮制作用】

栀子　苦,寒。归心、肺、三焦经。具有泻火除烦、清热利湿、凉血解毒、外用消肿止痛的作用。生品善于泻火利湿、凉血解毒。常用于热病心烦,湿热黄疸,湿热淋证,火毒疮疡及火邪炽盛的目赤肿痛。栀子苦寒之性较强,对胃有一定的刺激性,脾胃较弱者服用后易引起呕吐。

焦栀子　苦,寒。归心、肺、三焦经。具有凉血止血的作用。用于血热吐血,衄血,尿血,崩漏。焦栀子的苦寒之性弱于炒栀子,其功用偏于凉血止血。用于血热吐衄,尿血,崩漏等。

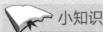

小知识

【其他炮制方法、成品性状、炮制作用】

炒栀子　取碎栀子块,置已预热好的炒制器具中,用文火加热,炒至黄褐色,取出放凉。

炒栀子形如栀子碎块,黄褐色。

炒黄后能缓和苦寒性,消除其副作用,其功能与栀子相同。常用于热郁心烦和肝热目赤。

栀子炭　取碎栀子块,置已预热好的炒制器具中,用武火加热,炒至焦褐色或焦黑色、果皮内面和种皮表面黄棕色或棕褐色,取出放凉。

栀子炭形如栀子碎块状,黑褐色,味苦涩。

炒炭后味变苦涩,偏于止血。用于吐血、咯血、尿血、崩漏等。

【贮藏】

置通风干燥处。

⊙ 知识拓展

1.《中国药典》(2015年版)规定:栀子、炒栀子、焦栀子水分不得过8.5%;总灰分不得过6.0%;按干燥品计算,栀子含栀子苷($C_{17}H_{24}O_{10}$)不得少于1.8%。炒栀子含栀子苷($C_{17}H_{24}O_{10}$)不得少于1.5%。焦栀子含栀子苷($C_{17}H_{24}O_{10}$)不得少于1.0%。

2.相关实验报道,生栀子、焦栀子对金黄色葡萄球菌、链球菌、白喉杆菌的抑菌作用相似,焦栀子对痢疾杆菌的作用较生品略强,这与中药用焦栀子治疗大便溏薄是一致的。药理实验显示,栀子生品、炒黄品、炒焦品、姜制品均有较好的解热作用,但以生品作用最佳。

槟　榔

槟榔炮制首见于南北朝《雷公炮炙论》。处方用名有槟榔、大白、焦槟榔、槟榔炭。《中国药典》(2015年版)载有槟榔、炒槟榔和焦槟榔3种炮制品。

【来源】

本品为棕榈科植物槟榔 *Areca catechu* L.的干燥成熟种子。春末至秋初时采收成熟果实,用水煮后,干燥,除去果皮,取出种子,干燥。

【生药饮片制备】

除去杂质,浸泡,润透,切薄片,阴干。

【操作方法】

取净槟榔片,置已预热好的炒制器具中,用文火加热,炒至焦黄色时,取出放凉。筛去碎屑。

【成品性状】

槟榔　呈扁球形或圆锥形,高1.5~3.5 cm,底部直径1.5~3 cm。表面淡黄棕色或淡红棕色,具稍凹下的网状沟纹,底部中心有圆形凹陷的珠孔,其旁有1明显疤痕状种脐。质坚硬,不易破碎,断面可见棕色种皮与白色胚乳相间的大理石样花纹。气微,味涩、微苦。切片后呈类圆形的薄片。切面可见棕色种皮与白色胚乳相间的大理石样花纹。气微,味涩、微苦。

焦槟榔　呈类圆形薄片,直径1.5~3 cm,厚1~2 cm。表面焦黄色,可见大理石样花纹。质脆,易碎。气微,味涩、微苦。

【炮制作用】

槟榔　苦、辛,温。归胃、大肠经。具有杀虫、消积、行气、利水、截疟的作用。生品作用较猛,以杀虫、降气、行水消肿、截疟力胜。常用于肠道寄生虫病,水肿,脚气,疟疾等。

焦槟榔　苦、辛,温。归胃、大肠经。药性更缓,有消食导滞的作用。用于食积不消,泻痢后重,适用于身体较差的患者。

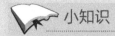

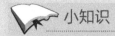

小知识

【其他炮制方法、成品性状、炮制作用】

炒槟榔　取净槟榔片,置已预热好的炒制器具中,用文火加热,炒至表面微黄色,并有固有气味逸出时,取出放凉。筛去碎屑。

炒槟榔形如槟榔片,表面微黄色,可见大理石样花纹。

炒黄后药性缓和,避免克伐太过耗损正气,并能减少恶心、腹泻、腹痛的副作用。长于消食导滞。用于积滞泻痢,里急后重,适用于身体素质较好的患者。

【贮藏】

置通风干燥处,防蛀。

知识拓展

《中国药典》(2015 年版)规定:槟榔、炒槟榔水分不得过 10.0%;按干燥品计算,含槟榔碱($C_8H_{13}NO_2$)不得少于 0.20%。焦槟榔水分不得过 9.0%;总灰分不得过 2.5%;按干燥品计算,含槟榔碱($C_8H_{13}NO_2$)不得少于 0.10%。

川楝子

川楝子炮制首见于南北朝《雷公炮炙论》。处方用名有川楝子、金铃子、炒川楝子。《中国药典》(2015 年版)载有川楝子、炒川楝子两种炮制品。

【来源】

本品为楝科植物川楝 *Melia toosendan* Sieb. *et* Zucc.的干燥成熟果实。冬季果实成熟时采收,除去杂质,干燥。

【生药饮片制备】

取原药材,除去杂质,用时捣碎。

【操作方法】

取净川楝子,切厚片或碾碎,置已预热好的炒制器具中,用中火加热,炒至表面焦黄色时,取出放凉。筛去碎屑。

【成品性状】

川楝子　呈类球形,直径 2~3.2 cm。表面金黄色至棕黄色,微有光泽,少数凹陷或皱缩,具深棕色小点。顶端有花柱残痕,基部凹陷,有果梗痕。外果皮革质,与果肉间常成空隙,果肉松软,淡黄色,遇水润湿显黏性。果核球形或卵圆形,质坚硬,两端平截,有 6~8 条纵棱,内分 6~8 室,每室含黑棕色长圆形的种子 1 粒。气特异,味酸、苦。

炒川楝子 呈半球状、厚片或不规则的碎块,表面焦黄色,偶见焦斑。气焦香,味酸、苦。

【炮制作用】

川楝子 苦,寒;有小毒。归肝、小肠、膀胱经。具有疏肝泄热、行气止痛、杀虫的作用。生品有毒,且能滑肠,长于杀虫、疗癣。多用于虫积腹痛,头癣。

炒川楝子 炒后可缓和苦寒之性,降低毒性,并减轻滑肠的副作用,长于疏肝理气止痛力胜。用于胸胁、脘腹胀痛。

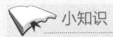

小知识

【其他炮制方法、成品性状、炮制作用】

盐川楝子 取净川楝子片或碎块,用盐水拌匀,闷润至透,待盐水被吸尽后,置炒制容器内,用文火加热,炒至深黄色,取出放凉,筛去碎屑。川楝子片或破块每 100 kg,用食盐 2 kg。

盐川楝子为厚片或不规则碎块,表面深黄色,味微咸。

盐川楝子能引药下行,作用专于下焦,长于疗疝止痛。常用于疝气疼痛,睾丸坠痛。

【贮藏】

置通风干燥处,防蛀。

知识拓展

1.《中国药典》(2015 年版)规定:川楝子水分不得过 12.0%;总灰分不得过 5.0%,水溶性浸出物不得少于 32.0%;按干燥品计算,含川楝素($C_{30}H_{38}O_{11}$)计,应为 0.060% ~ 0.20%。炒川楝子含水分不得过 10.0%;总灰分不得过 4.0%;水溶性浸出物不得少于 32.0%;按干燥品计算,含川楝素($C_{30}H_{38}O_{11}$)应为 0.040% ~ 0.20%。

2.炒川楝子是一种药物,产于湖北,可以除湿热,清肝火,止痛,杀虫。治热厥心痛、胁痛、疝痛、虫积腹痛,来源于樟科植物川楝的果实。盐川楝子就用盐炮制过得川楝子,之所以要对中药进行炮制,就是为了改变或者增加中药的作用,减低毒性等。既然是炮制过的,其作用多少都会有些不同的,川楝子舒肝,行气止痛,驱虫,可清肝火,除湿热用盐制,可减毒,增加其入肾经作用,可泄膀胱湿热二者有差别。

5)清场

实训结束后:

①先将炮制好的药物置洁净的聚乙烯包装袋内,密封后贮藏。

②清洁炉具和其他实训器具。

③将实训室打扫干净。

④关闭水、电、气、门、窗。

任务 4.3　炒炭法

4.3.1　基础知识

1)概念

炒炭法是将净选或切制后的药物,置炒制容器内,用武火或中火加热,炒至药物表面呈焦黑色或焦褐色,内部焦褐色或焦黄色的炮制方法。炒炭是清炒法中受热程度最深、性状改变最大的一种方法。

2)适用范围

古有"血为赤色,见黑则止"之说,故本法适用于止血类药物。如常炒炭的药物有侧柏叶、地榆、茜草、大蓟、白茅根等。

3)炮制目的

炮制目的主要是增强或产生止血作用。炭性收涩,故药物经炒炭后,可增强或产生止血作用。如蒲黄炭、地榆炭、槐花炭等。有的药物还可增强或产生止泻、止痢作用,如山楂炭、地榆炭等。

4)操作方法

(1)准备

①检查炒锅、铲子和盛药器具等是否齐全和洁净,必要时进行清洁。

②除去饮片中的杂质、非药用部位,并大小分档。

(2)预热

将炒锅倾斜一定角度,预热至所需程度。

(3)投药

将净饮片投入已预热好的炒锅内。

(4)翻炒

武火或中火加热,翻炒时"亮锅底",动作要娴熟,使药物受热均匀。

(5)出锅

当药物表面呈焦黑色或焦褐色,内部焦褐色或焦黄色时,迅速出锅。置洁净的容器内,放凉。筛去碎屑。

(6)成品规格

成品表面呈焦黑色或焦褐色,内部焦褐色或焦黄色。药屑、杂质含量不得过 3.0%,生品、糊品不得过 5.0%(即符合《中药饮片质量标准通则》要求)。

（7）收藏

将药品装入无毒聚乙烯塑料袋中，密封袋口。

（8）清场

按要求清洁相关器具、工作台面及灶具。

5）注意事项

①药物必须大小分档，分次炒制，避免加热时生熟不匀。

②在炮制程度上要掌握"烧黑存性，勿令灰过"，即"炭化"而不是灰化。药物炒炭并非完全炭化，仅仅是外表颜色焦黑如炭，内部焦褐，仍保留部分原有气味，保留部分原有性能，因此，不同于纯粹意义的炭。

③因操作时火力强而急，容易产生火星，故应注意及时喷淋清水熄灭火星，炒干后出锅。

④出锅后要摊开放凉，经检查无余热后才能收贮。

4.3.2　技能实训

1）目的

熟悉并掌握药物炒炭的操作方法和注意事项；能准确把握药物炒制的火力；会判断各种药物炮制的成品性状。

2）仪器及材料

①实训设备　炒锅、电磁炉、铲子、刷子、药盘、电子秤等。

②实训药材　地榆、干姜、白茅根、茜草、藕节、大蓟、荆芥、侧柏叶、蒲黄、乌梅。

3）准备工作

检查实训工具是否齐全，排风扇工作是否正常。将要炮制的药物筛去碎屑、杂质，药物按大小、粗细分档备用。检查炒锅、铲子和盛药器具等是否齐全和洁净，必要时进行清洁。

4）实训内容

地　榆

地榆炮制首见于唐代《外台秘要》。历代有煨法、醋炙、酒炙、盐炙等。处方用名有地榆、地榆炭。《中国药典》（2015年版）载有地榆和地榆炭两种炮制品。

【来源】

本品为蔷薇科植物地榆 *Sanguisorba officnalis* L. 或长叶地榆 *Sanguisorba officinalis* L. var. *longifolia* （Bert）Yu et Li 的干燥根。后者习称"绵地榆"。春季将发芽时或秋季植株枯萎后采挖，除去须根，洗净，干燥。或趁鲜切片，干燥。

【生药饮片制备】

取原药材，除去残茎及杂质，洗净，润透，切厚片，干燥，筛去碎屑。

【操作方法】

取净地榆片，置已预热好的炒制器具中，武火加热，炒至表面焦黑色、内部棕褐色。有火星时及时喷淋适量饮用水，熄灭火星，略炒，取出，筛去碎屑。

【成品性状】

地榆　呈不规则的类圆形片或斜切片。外表皮灰褐色至深褐色。切面较平坦,粉红色、淡黄色或黄棕色,木部略呈放射状排列;或皮部有多数黄棕色绵状纤维。气微,味微苦涩。

地榆炭　形如地榆片,表面焦黑色,内部棕褐色。具焦香气,味微苦涩。

【炮制作用】

地榆　苦、酸、涩,微寒。归肝、大肠经。具有凉血止血、解毒敛疮的作用。生品以凉血解毒为主。用于血痢经久不愈,水火烫伤,皮肤溃烂,湿疹,痈肿疮毒。

地榆炭　炒炭后,以收敛止血力胜。用于便血、痔血、崩漏等各种出血证。

【贮藏】

置通风干燥处,防蛀。

> 🖱 **知识拓展**
>
> 1.《中国药典》(2015年版)规定:地榆水分不得过12.0%;总灰分不得过10.0%,酸不溶性灰分不得过2.0%,醇溶性浸出物不得少于23.0%。按干燥品计算,含鞣质不得少于8.0%,没食子酸($C_7H_6O_5$)不得少于1.0%。地榆炭醇溶性浸出物不得少于20.0%;按干燥品计算,含鞣质不得少于2.0%,没食子酸($C_7H_6O_5$)不得少于0.60%。
>
> 2.地榆和地榆炭均含有鞣质和钙离子,前者有收敛止血作用,后者有促进血液凝固作用。有实验发现,地榆炭中的鞣质含量于150℃为最高,随着温度升高含量降低,而可溶性钙含量则随着温度升高而增加。其组织结构经炒炭后,部分淀粉粒、导管、韧皮纤维和木栓细胞炭化,产生了一定数量的炭素,炭素具吸附、收敛作用,可促进止血。这与近代文献所报道的地榆有明显缩短出血时间一致。

干　姜

干姜炮制首见于汉代《金匮要略》。历代有煅法、蜜炙、盐炙、土炒等。处方用名有干姜、炮姜、姜炭等。《中国药典》(2015年版)载有干姜、炮姜和姜炭3种炮制品。

【来源】

本品为姜科植物姜 *Zingiber officinale* Rosc.的干燥根茎。冬季采挖,除去须根及泥沙,晒干或低温干燥。趁鲜切片晒干或低温干燥者称为"干姜片"。

【生药饮片制备】

取原药材,除去杂质,洗净,润透,切厚片或块,干燥,筛去碎屑。

【操作方法】

取净干姜块,置已预热好的炒制器具中,武火加热,炒至干姜鼓起、松泡、表面焦黑色、内部棕褐色。有火星时,及时喷淋适量饮用水,熄灭火星,略炒,取出放凉。筛去碎屑。

【成品性状】

干姜　呈扁平块状,具指状分枝,长3~7 cm,厚1~2 cm。表面灰黄色或浅灰棕色,粗糙,具纵皱纹和明显的环节。分枝处常有鳞叶残存,分枝顶端有茎痕或芽。质坚实,断面黄白色或灰白色,粉性或颗粒性,内皮层环纹明显,维管束及黄色油点散在。气香、特异,味辛辣。切片后干姜片呈不规则的片块状,厚 0.2~0.4 cm,切面黄白色或灰白色。周边灰黄色或浅灰棕色。质地疏松,有特异的香气,味辛辣。

姜炭　品形如干姜片块,表面焦黑色,内部棕褐色,体轻,质松脆。味微苦,微辣。

【炮制作用】

干姜　辛,热。归脾、胃、肾、心、肺经。具有温中散寒、回阳通脉、温肺化饮的作用。生品以温中散寒,回阳通脉,温肺化饮为主,能守能走,对中焦寒邪偏胜而兼湿者以及寒饮伏肺的咳喘尤为适宜;又因力速而作用较强,用于回阳复脉效果甚佳。常用于脘腹冷痛,呕吐泄泻,肢冷脉微,痰饮咳喘。

干姜炭　其辛味消失,守而不走,长于止血温经。其温经作用弱于炮姜,而固涩止血作用强于炮姜。可用于各种虚寒性出血,且出血较急,出血量较多的患者。

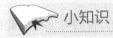

【其他炮制方法、成品性状、炮制作用】

炮姜　将砂置炒制器具内,武火,炒至滑利、灵活状态,投入净干姜,武火加热,翻炒至鼓起、表面棕褐色、内部呈棕黄色时,取出,筛去砂,放凉。

炮姜呈不规则膨胀的块状,具指状分枝。表面棕黑色或棕褐色。质轻泡,断面边缘处显棕黑色,中心棕黄色,细颗粒性,维管束散在。气香、特异,味微辛、辣。

炮姜辛,热。归脾、胃、肾经。辛散之性减弱,其温里作用不及于干姜迅猛,但作用缓和而持久,有温经止血,温中止痛的作用。用于阳虚失血,吐衄崩漏,脾胃虚寒,腹痛吐泻。

【贮藏】

置阴凉干燥处,防蛀。

知识拓展

1.《中国药典》(2015 年版)规定:干姜水分不得过 19.0%;总灰分不得过 6.0%;水溶性浸出物不得少于 22.0%,挥发油不得少于 0.8%(mL/g);按干燥品计算,含 6-姜辣素($C_{17}H_{26}O_4$)不得少于 0.6%。姜炭水溶性浸出物不得过 26.0%;按干燥品计算,含 6-姜辣素($C_{17}H_{26}O_4$)不得少于 0.050%。炮姜水分不得过 12.0%;总灰分不得过 7.0%;水溶性浸出物不得少于 26.0%;按干燥品计算,含 6-姜辣素($C_{17}H_{26}O_4$)不得少于 0.30%。

2.药理实验表明,生姜与干姜水煎液均无明显缩短小鼠凝血时间的作用,而炮姜、姜炭的醚提取物、水煎液和混悬液均有明显缩短小鼠凝血时间的作用,且姜炭水煎液的凝血作用优于炮姜。

白茅根

白茅根炮制首见于晋代《肘后备急方》。处方用名有白茅根、茅根、白茅根炭等。《中国药典》(2015年版)载有白茅根和茅根炭两种炮制品。

【来源】

本品为禾本科植物 Imperata cylindrical Beauv. Var. major (Nees) C. E. Hubb. 的干燥根茎。春、秋二季采挖,洗净,晒干,除去须根和膜质叶鞘,捆成小把。

【生药饮片制备】

取原药材,除去杂质,洗净,微润,切断,干燥,筛去灰屑。

【操作方法】

取净白茅根段,置已预热好的炒制容器内,中火加热,炒至表面焦褐色。有火星时及时喷淋适量饮用水,熄灭火星,略炒,取出放凉。筛去碎屑。

【成品性状】

白茅根　呈圆柱形的段。外表皮黄白色或淡黄色,微有光泽,具纵皱纹,有的可见稍隆起的节。切面皮部白色,多有裂隙,放射状排列,中柱淡黄色或中空,易与皮部剥离。气微,味微甜。

茅根炭　形如白茅根,表面黑褐色至黑色,具纵皱纹,有的可见淡棕色稍隆起的节。略具焦香气,味苦。

【炮制作用】

白茅根　甘,寒。归肺、胃、膀胱经。具有凉血止血、清热利尿的作用。用于血热吐血,尿血,热病烦渴,黄疸,水肿尿少,热淋涩痛。

茅根炭　炒炭后其寒性减弱,止血作用增强。用于各种出血证。

【贮藏】

置干燥处。

知识拓展

《中国药典》(2015年版)规定:白茅根水分不得过12.0%;总灰分不得过5.0%;水溶性浸出物不得少于28.0%。茅根炭水溶性浸出物不得少于7.0%。

茜　草

茜草炮制首见于南北朝《雷公炮炙论》。历代有炒法、酒炙、焙法等。处方用名有茜草、茜草根、茜草炭。《中国药典》(2015年版)载有茜草和茜草炭两种炮制品。

【来源】

本品为茜草科植物茜草 Rubia cordifolia L. 的干燥根和根茎。春、秋二季采挖,除去泥沙,干燥。

【生药饮片制备】

取原药材,除去残茎及杂质,洗净,润透,切厚片或段,干燥后筛去碎屑。

【操作方法】

取净茜草片或段,置已预热好的炒制器具中,武火加热,炒至表面焦黑色。有火星时及时喷淋适量饮用水,熄灭火星,略炒,取出放凉。筛去碎屑。

【成品性状】

茜草 呈不规则的厚片或段。根呈圆柱形,外表皮红棕色或暗棕色,具细纵纹;皮部脱落处呈黄红色。切面皮部狭,紫红色,木部宽广,浅黄红色,导管孔多数。气微,味微苦,久嚼刺舌。

茜草炭 形如茜草片或段,表面黑褐色,内部棕褐色。气微,味苦、涩。

【炮制作用】

茜草 味苦,性寒。归肝经。具有凉血、祛瘀、止血、通经的作用。生品苦寒,以活血祛瘀、清热凉血为主,也能止血。主要用于瘀阻经闭,关节痹痛,跌扑肿痛,血热所致的各种出血症。

茜草炭 炒炭后寒性减弱,增强止血作用。用于各种出血证。

【贮藏】

置干燥处。

> 🔍 **知识拓展**
>
> 《中国药典》(2015年版)规定:茜草水分不得过12.0%;总灰分不得过15.0%,酸不溶性灰分不得过5.0%;醇溶性浸出物不得少于9.0%;按干燥品计算,含大叶茜草素($C_{17}H_{15}O_4$)不得少于0.20%,羟基茜草素($C_{14}H_8O_5$)不得少于0.08%。茜草炭水分不得过8.0%,醇溶性浸出物不得少于10.0%。

藕 节

藕节炮制首见于宋代《济生方》。古代有烧灰法,现今有炒炭法。处方用名有藕节、藕节炭。《中国药典》(2015年版)载有藕节和藕节炭两种炮制品。

【来源】

本品为睡莲科植物莲 *Nelumbo nucifera* Gaertn. 的干燥根茎节部。秋、冬二季采挖根茎(藕),切取节部,洗净,晒干,除去须根。

【生药饮片制备】

取原药材,除去残留的藕梢和须根,洗净,干燥,筛去灰屑。

【操作方法】

取净藕节,置已预热好的炒制器具中,武火加热,炒至表面黑褐色或焦黑色、内部黄褐色或棕褐色。有火星时及时喷淋适量饮用水,熄灭火星,略炒,取出放凉。筛去碎屑。

【成品性状】

藕节　呈短圆柱形,中部稍膨大,长2~4 cm,直径约2 cm。表面灰黄色至灰棕色,有残存的须根及须根痕,偶见暗红棕色的鳞叶残基。两端有残留的藕,表面皱缩有纵纹。质硬,断面有多数类圆形的孔。气微,味微甘、涩。

藕节炭　形如藕节,表面黑褐色或焦黑色,内部黄褐色或棕褐色。断面可见多数类圆形的孔,气微,味微甘、涩。

【炮制作用】

藕节　味甘、涩,性平。归肝、肺、胃经。具有收敛止血、化瘀的作用。用于吐血,咯血,衄血,尿血,崩漏。生用凉血止血化瘀,多用于吐血、咯血、衄血、尿血等多种出血证,尤其适用于卒暴出血证。

藕节炭　炒炭后收涩之性增强,止血之功更佳。

【贮藏】

置干燥处,防潮、防蛀。

知识拓展

《中国药典》(2015年版)规定:藕节水分不得过15.0%,总灰分不得过8.0%,酸不溶性灰分不得过3.0%,水溶性浸出物不得少于15.0%。藕节炭水分不得过10.0%,水溶性浸出物不得少于20.0%,酸不溶性灰分不得过3.0%。

大　蓟

大蓟炮制首见于唐代《千金翼方》。历代有煅法、炒焦、醋炙等。处方用名有大蓟、大蓟炭。《中国药典》(2015年版)载有大蓟和大蓟炭两种炮制品。

【来源】

本品为菊科植物 *Cirsium japonicum* Fisch.ex DC.的干燥地上部分。夏、秋二季花开时采割地上部分,除去杂质,晒干。

【生药饮片制备】

取原药材,除去残根及其他杂质,洗净,稍润,切段,干燥。

【操作方法】

取净大蓟段,置已预热好的炒制容器内,武火加热,炒至表面呈黑褐色,有火星时及时喷淋适量饮用水,熄灭火星,略炒,取出放凉,筛去碎屑。

【成品性状】

大蓟　呈不规则的段。茎短圆柱形,表面绿褐色,有数条纵棱,被丝状毛;切面灰白色,髓部疏松或中空。叶皱缩,多破碎,边缘具不等长的针刺;两面均具灰白色丝状毛。头状花序多破碎。气微,味淡。

大蓟炭　呈不规则的段。表面黑褐色。质地疏脆,断面棕黑色。气焦香。

【炮制作用】

大蓟　味甘、苦,性凉。归心、肝经。具有凉血止血、散瘀解毒消痈的作用。生品性凉,以凉血消痈力胜。用于衄血,吐血,尿血,便血,崩漏,外伤出血,痈肿疮毒。

大蓟炭　炒炭后凉性减弱,收敛止血作用增强。用于衄血,吐血,尿血,便血,崩漏,外伤出血。

【贮藏】

置通风干燥处。

 知识拓展

《中国药典》(2015年版)规定:大蓟杂质不得过2%,水分不得过13.0%,酸不溶性灰分不得过3.0%,醇溶性浸出物不得少于15.0%。按干燥品计算,大蓟含柳穿鱼叶苷($C_{28}H_{34}O_{15}$)不得少于0.20%。大蓟炭醇溶性浸出物不得少于13.0%。

荆　芥

荆芥炮制首见于宋代《普济本事方》。历代有炒制、蜜炙、醋炙等。处方用名有荆芥、荆芥炭等。《中国药典》(2015年版)载有荆芥和荆芥炭两种炮制品。

【来源】

本品为唇形科植物荆芥 *Schizonepeta tenuifolia* Briq.的干燥地上部分。夏、秋二季花开到顶、穗绿时采割,除去杂质,晒干。

【生药饮片制备】

除去杂质,喷淋清水,洗净,润透,于50 ℃烘1 h,切段,干燥。

【操作方法】

取净荆芥段,置已预热好的炒制容器内,武火加热,炒至表面焦黑色,内部焦黄色,喷淋清水少许,熄灭火星,取出,晾干。

【成品性状】

荆芥　呈不规则的段,长约5 mm。茎呈方柱形,表面淡黄绿色或淡紫红色,被短柔毛。切面类白色。叶多已脱落。穗状轮伞花序。气芳香,味微涩而辛凉。

荆芥炭　呈不规则段,长约5 mm。全体黑褐色。茎方柱形,体轻,质脆,断面焦褐色。叶对生,多已脱落。花冠多脱落,宿萼钟状。略具焦香气,味苦而辛。

【炮制作用】

荆芥　味辛,性微温。归肺、肝经。具有解表散风、透疹、消疮的作用。生品长于疏散风热,清利头目。用于感冒,头痛,麻疹,风疹,疮疡初起。

荆芥炭　味辛、涩,性微温。归肺、肝经。炒炭后辛散之性减弱,具有收敛止血的作用。主要用于便血,崩漏,产后血晕。

【贮藏】

置阴凉干燥处。

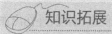 知识拓展

《中国药典》(2015年版)规定:荆芥按干燥品计算,含挥发油不得少于0.30%(mL/g),胡薄荷酮($C_{10}H_{16}O$)不得少于0.020%。荆芥炭醇溶性浸出物不得少于8.0%。

侧柏叶

侧柏叶炮制首见于宋代《太平圣惠方》。历代有炒焦、酒炙、盐炙等。处方用名有侧柏叶、侧柏、侧柏炭等。《中国药典》(2015年版)载有侧柏叶和侧柏炭两种炮制品。

【来源】

本品为柏科植物侧柏 *Platycladus orientalis*(L.)Franco 的干燥枝梢和叶。多在夏、秋二季采收,阴干。

【生药饮片制备】

取原药材,除去硬梗及杂质,阴干。

【操作方法】

取净侧柏叶,置已预热好的炒制器具中,中火加热,炒至表面呈黑褐色、内部焦黄色、表面有光泽,有火星时及时喷淋适量饮用水,熄灭火星,略炒,取出放凉。筛去碎屑。

【成品性状】

侧柏叶　多分枝,小枝扁平。叶细小鳞片状,交互对生,贴伏于枝上,深绿色或黄绿色。质脆,易折断。气清香,味苦涩、微辛。

侧柏炭　形如侧柏叶,表面黑褐色。质脆,易折断,断面焦黄色。气香,味微苦涩。

【炮制作用】

侧柏叶　味苦、涩,性寒。归肺、肝、脾经。具有凉血止血、化痰止咳、生发乌发的作用。生品以清热凉血、祛痰止咳为主。用于各种出血证及血热脱发,须发早白,咳嗽痰多。

侧柏炭　炒炭后缓和寒凉之性,增强止血作用。用于邪热不盛的各种出血证。

【贮藏】

置干燥处。

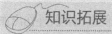 知识拓展

1.《中国药典》(2015年版)规定:侧柏叶水分不得过11.0%;总灰分不得过10.0%,酸不溶性灰分不得过3.0%;醇溶性浸出物不得少于15.0%;按干燥品计算,含槲皮苷($C_{21}H_{20}O_{11}$)不得少于0.10%。侧柏叶炭醇溶性浸出物不得少于15.0%。

2.侧柏叶制炭后产生了新的成分槲皮素;不同制炭程度对侧柏叶中化学成分有不同程度的影响;槲皮素的含量可以明显地指示侧柏炭的炮制程度,槲皮素可作为侧柏炭含量测定的指标性成分。

3.侧柏叶临床多炒炭后用于出血症。现代研究证明,炒炭后挥发油的含量减少,Ca^+的含量增加,在体外能增强血液凝固作用;在体内侧柏炭的凝血作用也明显优于生品。另外,其主要成分挥发油中的侧柏酮有神经毒性,经炒炭后,大部分被破坏,毒性降低。

卷　柏

卷柏炮制首见宋代《济生方》。古有醋炙、盐炙、酒炙等。处方用名有卷柏、卷柏炭。《中国药典》(2015年版)载有卷柏和卷柏炭两种炮制品。

【来源】

本品为卷柏科植物卷柏 *Selaginella tamariscina*(Beauv.)Spring 或垫状卷柏 *Selaginella pulvinata*(Hook.et Grev.)Maxim.的干燥全草。全年均可采收,除去须根和泥沙,晒干。

【生药饮片制备】

除去残留须根及杂质,洗净,切段,干燥。

【操作方法】

取净卷柏段,置已预热好的炒制器具中,中火加热,炒至表面焦黑色。有火星时及时喷淋适量饮用水,熄灭火星,略炒,取出放凉。筛去碎屑。

【成品性状】

卷柏　呈蜷缩的段状,枝扁而有分枝,绿色或棕黄色,向内卷曲,枝上密生鳞片状小叶。叶先端具长芒。中叶(腹叶)两行,卵状矩圆形或卵状披针形,斜向或直向上排列,叶缘膜质,有不整齐的细锯齿或全缘;背叶(侧叶)背面的膜质边缘常呈棕黑色。气微,味淡。

卷柏炭　形如卷柏,表面焦黑色。质脆,体轻。具焦香气,味微苦。

【炮制作用】

卷柏　辛,平。归肝、心经。具有活血通经的作用。用于经闭痛经,癥瘕痞块,跌扑损伤。生品以活血通经为主,主要用于经闭痛经,癥瘕痞块,跌扑损伤等。

卷柏炭　以化瘀止血为主。主要用于吐血,崩漏,便血等。

【贮藏】

置干燥处。

📖 **知识拓展**

《中国药典》(2015年版)规定:卷柏水分不得过10.0%;按干燥品计算,含穗花杉双黄酮($C_{30}H_{18}O_{10}$)不得少于0.30%。

蒲　黄

蒲黄炮制首见于南北朝《雷公炮炙论》。处方用名有蒲黄、炒蒲黄、蒲黄炭等。《中国药典》(2015年版)载有生蒲黄和蒲黄炭两种炮制品。

【来源】

本品为香蒲科植物水烛香蒲 *Typha angustifolia* L.、东方香蒲 *Typha orientalis* Presl.或同属植物的干燥花粉。夏季采收蒲棒上部的黄色雄花序,晒干后碾轧,筛取花粉。剪取雄花后,晒干,成为带有雄花的花粉,即为草蒲黄。

【生药饮片制备】

取原药材,揉碎结块,过筛,除去花丝及杂质。

【操作方法】

取净蒲黄,置已预热好的炒制器具中,用中火加热,炒至棕褐色。有火星时及时喷淋适量的饮用水,熄灭火星,略炒,取出放凉。

【成品性状】

蒲黄　为黄色粉末。体轻,放水中则漂浮水面,手捻有滑腻感,易附着手指上。气微,味淡。

蒲黄炭　形如蒲黄,表面棕褐色或黑褐色。具焦香气,味微苦、涩。

【炮制作用】

蒲黄　味甘,性平。归肝,心包经。具有止血、化瘀、通淋的作用。生品性滑,以行血化瘀,利尿通淋为主。用于瘀血阻滞的心腹疼痛,经闭痛经,产后瘀痛,跌扑肿痛,血淋涩痛。

蒲黄炭　性涩,能增强止血作用。常用于咯血,吐血,衄血,便血,尿血,崩漏及外伤出血。

【贮藏】

置通风干燥处,防潮、防蛀。

知识拓展

《中国药典》(2015年版)规定:蒲黄水分不得过13.0%;总灰分不得过10.0%,酸不溶性灰分不得过4.0%;醇溶性浸出物不得少于15.0%;按干燥品计算,含异鼠李素-3-O-新橙皮苷($C_{28}H_{32}O_{16}$)和香蒲新苷($C_{34}H_{42}O_{20}$)的总量不得少于0.50%。蒲黄炭醇溶性浸出物不得少于11.0%。

乌　梅

乌梅炮制首见于汉代《金匮玉函经》。历代有炒法、蒸法、蜜炙、醋炙等。处方用名有乌梅、乌梅炭等。《中国药典》(2015年版)载有乌梅、乌梅肉和乌梅炭3种炮制品。

【来源】

本品为蔷薇科植物梅 *Prunus mume* (Sieb.) Sieb.et Zucc.的干燥成熟果实。夏季果实近成熟时采收,低温烘干后闷至色变黑。

【生药饮片制备】

取原药材,除去杂质,洗净,干燥。

【操作方法】

取净乌梅,置已预热好的炒制器具中,武火加热,炒至皮肉鼓起、表面呈焦黑色。有火星时,及时喷淋适量饮用水,熄灭火星,略炒,取出放凉。筛去碎屑。

【成品性状】

乌梅　呈类球形或扁球形,直径 1.0~3 cm,表面乌黑色或棕黑色,皱缩不平,基部有圆形果梗痕。果核坚硬,椭圆形,棕黄色,表面有凹点;种子扁卵形,淡黄色。气微,味极酸。

乌梅炭　形如乌梅,皮肉鼓起,表面焦黑色。味酸略有苦味。

【炮制作用】

乌梅　味酸,涩,性平。归肝、脾、肺、大肠经。具有敛肺、涩肠、生津、安蛔的作用。生品长于生津止渴,敛肺止咳,安蛔。多用于虚热消渴,肺虚久咳,蛔厥腹痛等。

乌梅炭　长于涩肠止泻,止血。用于久泻久痢,便血,崩漏下血等。

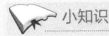 小知识

【其他炮制方法、成品性状、炮制作用】

乌梅肉　取净乌梅,水润使软或蒸软,去核。

乌梅肉为不规则的扁卵形块状,表面乌黑色或棕黑色,质柔软。

乌梅肉作用与乌梅相同,因去核用肉,作用较乌梅为强。

【贮藏】

置阴凉干燥处,防潮。

 知识拓展

《中国药典》(2015 年版)规定:乌梅水分不得过 16.0%;总灰分不得过 5.0%;水溶性浸出物不得少于 24.0%;按干燥品计算,含枸橼酸($C_6H_8O_7$)不得少于 12.0%。乌梅炭水溶性浸出物不得少于 18.0%,本品按干燥品计算,含枸橼酸($C_6H_8O_7$)不得少于 6.0%。

5)清场

实训结束后:

①先将炮制好的药物置洁净的聚乙烯包装袋内,密封后贮藏。

②清洁炉具和其他实训器具。

③将实训室打扫干净。

④关闭水、电、气、门、窗。

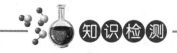 知识检测

一、单项选择题

1.手工炒药多用斜锅,其倾斜度为(　　　)。
　　A.10°~15°　　　　B.20°~25°　　　　C.30°~45°　　　　D.50°　　　　E.55°

2.下列药材中除(　　　)外均用文火炮制。
　　A.牵牛子　　　　B.莱菔子　　　　C.车前子　　　　D.苍耳子　　　　E.酸枣仁

3.炒后缓和寒滑之性的是(　　　)。
　　A.王不留行　　　B.牵牛子　　　　C.牛蒡子　　　　D.决明子　　　　E.蔓荆子

4.炒后降低毒性的是(　　　)。
　　A.王不留行　　　B.牵牛子　　　　C.牛蒡子　　　　D.决明子　　　　E.蔓荆子

5.炒后可以杀酶保苷的是(　　　)。
　　A.牵牛子　　　　B.决明子　　　　C.车前子　　　　D.决明子　　　　E.槐花

6.下列除哪项外,均可用炒焦法炮制? (　　　)
　　A.山楂　　　　　B.槟榔　　　　　C.槐花　　　　　D.川楝子　　　　E.栀子

7.下列既可以炒焦又可以炒炭的药材是(　　　)。
　　A.槟榔　　　　　B.栀子　　　　　C.川楝子　　　　D.灯心草　　　　E.以上均非

8.生用善于泻火,制后可以缓和苦寒之性的药材是(　　　)。
　　A.栀子　　　　　B.槟榔　　　　　C.山楂　　　　　D.川楝子　　　　E.以上均非

9.荆芥生用善于(　　　)。
　　A.祛风解表　　　B.活血化瘀　　　C.止血　　　　　D.止泻痢　　　　E.健脾燥湿

10.下列药物要求炒爆花的是(　　　)。
　　A.炒麦芽　　　　B.炒芥子　　　　C.炒水红花子　　D.炒薏苡仁　　　E.炒槟榔

11.山楂炒后缓和药性,是其中何类成分减少的结果? (　　　)
　　A.氨基酸　　　　B.生物碱　　　　C.挥发油　　　　D.有机酸　　　　E.鞣质

12.临床用于温经止血,应选用(　　　)。
　　A.蒲黄炭　　　　B.荆芥炭　　　　C.地榆炭　　　　D.干姜炭　　　　E.山楂炭

二、多项选择题

1.炒制需要用中火的有(　　　)。
　　A.王不留行　　　B.苍耳子　　　　C.焦山楂　　　　D.槐花炭　　　　E.荆芥炭

2.炒焦槐花的炮制作用有(　　　)。
　　A.缓和苦寒之性　B.杀酶保苷　　　C.增强止血作用　D.降低毒性　　　E.长于化瘀止血

3.王不留行的炮制目的是(　　　)。
　　A.缓和药性　　　　　　　　　　　B.便于粉碎
　　C.增加成分溶出　　　　　　　　　D.减少副作用
　　E.降低毒性

4.为保证"炒炭存性",经研究荆芥炭应从哪几个方面来控制饮片质量? (　　　)

A.内外颜色　　　　　　　　B.水分含量

C.灰分含量　　　　　　　　D.浸出物含量

E.挥发油含量及折光率

5.下列药物炮制时不宜用武火炒炭的有(　　)。

A.大黄炭　　　B.荆芥炭　　　C.蒲黄炭　　　D.侧柏叶炭　E.槐花炭

6.能起到杀酶保苷作用的是(　　)。

A.炒槐花　　　B.炒芥子　　　C.炒槐花　　　D.炒莱菔子　E.炒王不留行

三、填空题

1.清炒法根据炒制程度又可分为_____、_____和_____。

2.炒法的火力有_____、_____和_____。

3.炒黄程度的判定方法有_____、_____、_____及_____。

4.炒焦所用火候是_____火或_____火。

5.炒炭是将净选或切制后的药物,置炒制容器中,用_____火或_____火加热,炒至药物表面_____色,内部_____色或_____色。

6.炒王不留行用_____火,炒苍耳子用_____火,炒槐花炭用_____火,炒蒲黄炭用_____火,炒荆芥炭用_____火。

7.苍耳子炒制的主要目的是_____,莱菔子炒制的主要目的是_____。

8.山楂生品长于_____,炒焦后长于_____。荆芥生品长于_____,炒炭后长于_____。

9."存性"是指炒炭药物只能部分_____,更不能_____,未炭化部分仍应保存_____;花、叶、草等炒炭后仍可清晰辨别药物_____。

10.在炒炭过程中,药物炒至一定程度时,因温度很高,易出现_____,特别是_____的药物,须_____,以免引起燃烧。

四、简答题

1.试述炒王不留行的炮制方法及注意事项。

2.试述炒槐花的炮制方法及炮制作用。

3.山楂有哪几种炮制品?各自的炮制作用是什么?

4.炒炭法的炮制方法及注意事项是什么?怎样判断药物炒炭是否存性?

5.试述荆芥的炮制方法及炮制作用。

6.试述酸枣仁生熟的区别。

技　能　检　测

要求:学生按指定任务进行实际操作,教师分别予以评分。

1.炒王不留行如何炮制?

2.焦山楂如何炮制?

3.侧柏叶炭如何炮制?

项目5 加固体辅料炒法

📖 【项目描述】

　　加固体辅料炒法是清炒法中常用的一种方法。常用的辅料有麦麸、米、土、砂、滑石粉、蛤粉等。这些辅料可对主药起到一定的协调作用,或增强疗效,或降低毒性,或缓和药性,或影响主药的理化性质等。

📖 【知识目标】

　　掌握固体辅料的种类和作用;掌握各种加辅料炒法的工艺流程和注意事项;熟悉苍术、枳实、枳壳、斑蝥、党参、山药、白术、马钱子、穿山甲、骨碎补、水蛭、阿胶等药物的炮制作用和成品性状;掌握苍术、马钱子、斑蝥的炮制原理;了解药物的现代研究进展。

📖 【技能目标】

　　能根据临床需要和制剂要求选择合适的炒制方法;能熟练操作不同药材的加固体辅料炒制方法;会判断成品的性状是否合格;会分析和解决期间出现的问题。

【基础知识】>>>

　　1)概念

净制或切制后的药物与固体辅料同炒的方法,称为加固体辅料炒法。

　　2)目的

降低毒性,缓和药性,增强疗效和矫臭矫味等。

　　3)特点

某些辅料具有中间传热的作用,能使药物受热均匀,炒后的饮片色泽一致,外观质量好。

　　4)分类

麸炒、米炒、土炒、砂炒、蛤粉炒、滑石粉炒等。

任务 5.1　麸炒法

5.1.1　基础知识

1)概念

将净制或切制后的药物用麦麸熏炒的方法,称为麸炒法。麸炒时,麦麸为未制者,称为净麸炒或清麸炒;经用蜜或红糖制者,称为蜜麸炒或糖麸炒。

2)适用范围

麦麸为禾本科植物小麦的种皮,呈黄褐色。其味甘性平,具有和中作用。明代《本草蒙筌》上就有"麦麸皮制抑酷性勿伤上膈"的记载。故常用麦麸炒制补脾胃或作用强烈及有腥味的药物。常以麦麸炒的药物有枳实、枳壳、僵蚕、苍术、白术等。

一般每 100 kg 净药物,用麦麸 10~15 kg。

3)炮制目的

(1)增强疗效

具有补脾作用的药物,如山药、白术等经麸炒后可增强疗效。

(2)缓和药性

某些药物作用峻烈,如枳实、苍术经麸炒可缓和药性不致耗气伤阴。

(3)矫臭矫味

某些气味腥臭的药物,如僵蚕经麸炒可矫正其不良气味,便于服用。

4)操作方法

麸炒分为净麸炒(药物与麦麸拌炒)、蜜麸炒(药物与蜜麸拌炒)、酒麸炒(药物用酒拌润后与麦麸拌炒)及盐麸炒(药物用盐水拌润后与麦麸拌炒)等方法。其中,净麸炒为常用方法,下面主要介绍净麸炒的操作方法。

(1)准备

①检查炒锅、铲子和盛药器具等是否齐全和洁净,必要时进行清洁。

②除去饮片中的杂质、非药用部位,大小分档,称重。称取麦麸,一般每 100 kg 净药物,用麦麸 10~15 kg。

(2)预热

用中火加热,将炒锅预热至所需程度(一般以麸下烟起为适宜预热温度)。

(3)撒麸投药

将麦麸均匀撒入锅中,待冒烟时,投入净药材。

(4)翻炒

中火加热,快速翻炒,亮锅底,动作要娴熟,使药物受热均匀。

（5）出锅

当药物表面黄色或深黄色时,迅速出锅。筛去麦麸和药屑置规定的容器内,麸炒品置洁净的容器内,放凉。

（6）成品规格

成品表面黄色或深黄色,偶有焦斑。香气较浓。药屑、杂质含量不得过 2.0%,生品、糊品不过 2.0%（即符合《中药饮片质量标准通则》要求）。

（7）收藏

将麸炒品装入无毒聚乙烯塑料袋中,密封袋口。

（8）清场

按要求清洁相关器具、工作台面及灶具,并归位。

5）注意事项

①麸炒药物要求干燥,以免药物黏附焦化的麸皮。

②麸炒一般用中火,并要求火力均匀。火力过大,则药物容易焦煳;火力过小,则容易黏麸,且烟气不足,达不到熏炒要求。

③先将炒制器具预热至"麸下烟起"为度,方可均匀撒入麸皮,烟起即可投药。

④翻动时要迅速而有规律,否则赋色不匀。

⑤炒至所需程度后,要及时出锅筛出麸皮,以免成品发黑或焦斑过重。

5.1.2 技能实训

1）目的

熟悉并掌握药物麸炒的操作方法和注意事项;能准确把握药物炒制的火力;会判断各种药物炮制的成品性状;掌握辅料的用量和处理方法。

2）仪器及材料

①实训设备　炒锅、电磁炉、铲子、刷子、药盘、电子秤、药筛等。

②实训药物和辅料　苍术、僵蚕、枳壳、枳实、麦麸。

3）准备工作

检查实训工具是否齐全,排风扇工作是否正常。将要炮制的药物筛去碎屑、杂质,药物按大小、粗细分档备用。检查炒锅、铲子和盛药器具等是否齐全和洁净,必要时进行清洁。

4）实训内容

苍　术

苍术炮制首见于唐代《仙授理伤续断秘方》。处方用名有苍术、麸炒苍术、炒苍术、焦苍术、制苍术等。《中国药典》(2015 年版)载有苍术和麸炒苍术两种炮制品。

【来源】

本品为菊科植物茅苍术 *Atractylodes lancea*（Thunb.）DC 或北苍术 *Atractylodes chinensis*（DC.）Koidz 的干燥根茎。春、秋二季采挖,除去泥沙,晒干,撞去须根。

【生药饮片制备】

取原药材,除去杂质,洗净,润透,切厚片,干燥,除净药屑。

【操作方法】

先将炒锅预热至一定程度,均匀撒入定量麦麸,中火加热,即刻产生大量浓烟,投入净制分档后的苍术片,不断翻炒至苍术呈深黄色时迅速出锅,筛去麦麸至规定的容器内,药材放入洁净的容器内,放凉后收藏。每100 kg净苍术片,用麸皮10~15 kg。

【成品性状】

苍术　呈不规则类圆形或条形厚片。外表皮灰棕色至黄棕色,有皱纹,有时可见根痕。切面黄白色或灰白色,散有多数橙黄色或棕红色油室,有的可析出白色细针状结晶。气香特异,味微甘、辛、苦。

麸炒苍术　形如苍术片,表面深黄色,散有多数棕褐色油室。有焦香气。

【炮制作用】

苍术　味甘、辛、苦,性温。归脾、胃、肝经。具有燥湿健脾、祛风散寒、明目的作用。生品温燥而辛烈,化湿和胃之力强,而且能走表祛风湿。多用于风湿痹痛,感冒夹湿,湿温发热,脚膝疼痛。

麸炒苍术　麸炒后能缓和燥性,气变芳香,增强健脾燥湿的作用。用于脾胃不和,痰饮停滞,脘腹胀满,夜盲。

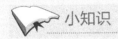 小知识

【其他炮制方法、成品性状、炮制作用】

焦苍术　取净苍术片,置已预热好的炒制器具内,用中火加热,炒至苍术表面呈焦褐,有火星时及时喷淋适量饮用水,熄灭火星,再用文火炒干,取出放凉。筛去碎屑。

焦苍术形如苍术片,表面焦褐色,有焦香气。

炒焦后辛燥之性大减,以固肠止泻为主。用于脾虚泄泻,久痢等。

制苍术　取净苍术片,用米泔水拌匀润透,置炒制器具内,文火炒干,取出放凉。筛去碎屑。

制苍术表面黄色或土黄色。有焦斑。

制苍术缓和燥性,增强健脾燥湿的作用。

【贮藏】

置干燥处。

知识拓展

1.《中国药典》(2015 年版)规定:苍术水分不得过 11.0%,总灰分不得过 5.0%;按干燥品计算,含苍术素($C_{13}H_{10}O$)不得少于 0.30%。麸炒苍术灰屑不得过 3%。水分不得过 10.0%,总灰分不得过 5.0%;按干燥品计算,含苍术素($C_{13}H_{10}O$)不得少于 0.20%。

2.《本草纲目》谓:"苍术性燥,故以糯米泔浸去其油,切片焙干用。"据实验报道,苍术挥发油对青蛙有镇静作用,并略使脊髓反射功能亢进。大剂量使中枢神经抑制,最终导致呼吸麻痹而亡。中医将苍术挥发油过量导致的不良反应,称为"燥性"。苍术经麸炒或米泔水炮制后可除去过量的挥发油。

枳 壳

枳壳炮制首见于南北朝《雷公炮炙论》。处方用名有枳壳、炒枳壳、麸炒枳壳等。《中国药典》(2015 年版)载有枳壳和麸炒枳壳两种炮制品。

【来源】

本品为芸香科植物酸橙 *Citrus aurantium* L.及其栽培变种的干燥未成熟果实。7 月果皮尚绿时采收,自中部横切为两半,晒干或低温干燥。

【生药饮片制备】

取原药材,除去杂质,洗净,润透,切薄片,干燥后筛去碎落的瓤核。

【操作方法】

先将炒制器具预热至一定程度,均匀撒入定量的麸皮,中火加热,即刻烟起,随即投入净枳壳片,迅速拌炒至色变深时取出,筛去麦麸至规定的容器内,将炮制好的药物盛放在洁净的容器内,放凉后收藏。每 100 kg 净枳壳片,用麸皮 10~15 kg。

【成品性状】

枳壳　呈不规则弧状条形薄片。切面外果皮棕褐色至褐色,中果皮黄白色至黄棕色,近外缘有 1~2 列点状油室,内侧有的有少量紫褐色瓤囊。气清香,味苦、微酸。

麸炒枳壳　形如枳壳片,色较深,偶有焦斑。

【炮制作用】

枳壳　味苦、辛、酸,性微寒。归脾、胃经。具有理气宽中、行滞消胀的作用。生枳壳辛燥之性较强,长于行气宽中除胀。用于胸胁气滞,胀满疼痛。

麸炒枳壳　麸炒后降低其刺激性,缓和燥性和酸性,增强健胃消胀的作用。用于宿食停滞,呕逆嗳气。麸炒枳壳因其作用缓和,同时宜用于年老体弱而气滞者。

【贮藏】

置阴凉干燥处,防蛀。

知识拓展

1.《中国药典》(2015年版)规定:枳壳、麸炒枳壳水分不得过12.0%;总灰分不得过7.0%;按干燥品计算,含柚皮苷($C_{27}H_{32}O_{14}$)不得少于4.0%,新橙皮苷($C_{28}H_{34}O_{15}$)不得少于3.0%。

2.去瓤枳壳生品和炮制品的挥发油含量均比连瓤枳壳高,可见枳壳的挥发油多存在于果皮中。瓤约占整个药材的20%,不含柠檬烯,其水煎液味极苦酸涩,有极易虫蛀和霉变,故瓤作为非药用部位除去是有一定道理的。枳壳经过麸炒后,挥发油减少了1/2,故麸炒枳壳能缓和其辛燥之性。

枳　实

枳实炮制首见于汉代《金匮玉函经》。处方用名有枳实、炒枳实、麸炒枳实等。《中国药典》(2015年版)载有枳实和麸炒枳实两种炮制品。

【来源】

本品为芸香科植物酸橙 *Citrus aurantium* L.及其栽培变种或甜橙 *Citrus sinensis* Osbeck 的干燥幼果。5—6月收集自落的果实,除去杂质,自中部横切为两半,晒干或低温干燥,较小者直接晒干或低温干燥。

【生药饮片制备】

取原药材,除去杂质,洗净,润透,切薄片,干燥,筛去碎屑。

【操作方法】

先将炒制器具预热至一定程度,均匀撒入定量的麸皮,中火加热,即刻烟起,随即投入净枳实片,迅速拌炒至色变深时取出,筛去麦麸至规定的容器内,将炮制好的药物盛放在洁净的容器内,放凉后收藏。每100 kg 净枳实片,用麸皮10~15 kg。

【成品性状】

枳实　呈不规则弧状条形或圆形薄片。切面外果皮黑绿色至暗棕绿色,中果皮部分黄白色至黄棕色,近外缘有1~2列点状油室,条片内侧或圆片中央具棕褐色瓤囊。气清香,味苦、微酸。

麸炒枳实　形如枳实片,色较深,有的有焦斑。气焦香,味微苦,微酸。

【炮制作用】

枳实　味苦、辛、酸,性微寒,归脾、胃经。具有破气消积、化痰消痞的作用。生品以破气化痰为主,但破气作用强烈,有损伤正气之虑,适宜气壮邪实者。用于胸痹,痰饮,中风,子宫脱垂,脱肛等。

麸炒枳实　麸炒后能缓和峻烈之性,以免损伤正气,以散结消痞力胜。用于胃脘痞满,下痢泄泻,大便秘结等。

【贮藏】

置阴凉干燥处,防蛀。

知识拓展

1.《中国药典》(2015年版)规定:枳实水分不得过15.0%;麸炒枳实水分不得过12.0%。枳实、麸炒枳实总灰分不得过7.0%,醇溶性浸出物不得少于12.0%,按干燥品计算,含辛弗林($C_9H_{13}NO_2$)不得少于0.30%。

2.柚皮苷含量随药材直径的增大而升高,橙皮苷与辛弗林含量则相反,随直径的增大而降低。但柚皮苷与橙皮苷含量之和随大小变化不大。药材经炮制成麸炒饮片后,橙皮苷、柚皮苷、辛弗林和挥发油含量均降低。

僵 蚕

僵蚕炮制首见于南北朝《雷公炮炙论》。处方用名有僵蚕、白僵蚕、炒僵蚕、麸炒僵蚕等。《中国药典》(2015年版)载有僵蚕和炒僵蚕两种炮制品。

【来源】

本品为蚕蛾科昆虫家蚕 *Bombyx mori* Linnaeus 4~5 龄的幼虫感染(或人工接种)白僵菌 *Beauveria bassiana* (Bals.) Vuillant 而致死的干燥体。多于春、秋季生产,将感染白僵菌病死的蚕干燥。

【生药饮片制备】

取原药材,淘洗后干燥,除去杂质。

【操作方法】

先将炒制器具预热至一定程度,均匀撒入定量的麸皮,中火加热,即刻烟起,随即投入净僵蚕,迅速拌炒至黄色时取出,筛去麦麸至规定的容器内,将炮制好的药物盛放在洁净的容器内,放凉后收藏。每100 kg净僵蚕,用麸皮10~15 kg。

【成品性状】

僵蚕　略呈圆柱形,多弯曲皱缩。长2~5 cm,直径0.5~0.7 cm。表面灰黄色,被有白色粉霜状的气生菌丝和分生孢子。头部较圆,足8对,体节明显,尾部略呈二分歧状。质硬而脆,易折断,断面平坦,外层白色,中间有亮棕色或亮黑色的丝腺环4个。气微腥,味微咸。

麸炒僵蚕　形如僵蚕,表面黄色,偶有焦斑。腥气减弱,有焦香气。

【炮制作用】

僵蚕　味咸、辛,性平。归肝、肺、胃经。具有息风止痉、祛风止痛、化痰散结的作用。生品辛散之力较强,药力较猛,以祛风定惊力胜。用于惊风抽搐,风疹瘙痒;颌下淋巴结炎,面神经麻痹等。

炒僵蚕　麸炒后性温,疏风走表之力稍减,长于化痰散结,并矫正其腥臭气味,便于服用。用于瘰疬痰核,中风失音等。

【贮藏】

置干燥处,防蛀。

> 🖝 知识拓展

1.《中国药典》(2015 年版)规定:杂质不得过 3%;水分不得过 13.0%;总灰分不得过 7.0%;酸不溶性灰分不得过 2.0%;醇溶性浸出物不得少于 20.0%。

2.有实验报道僵蚕炮制品中游离氨基酸的总量约为生品总量的 50%~65%。其中,麸炒品最低,仅为生品总量的 48.8%。就草酸铵而言,各炮制品中草酸铵的含量约为生品总量的 60%~82%。其中,糖麸炒僵蚕的含量最低,姜炙僵蚕、姜麸炒僵蚕其次,而麸炒僵蚕中草酸铵含量下降最少。

5) 清场

实训结束后:

①先将炮制好的药物置洁净的聚乙烯包装袋内,密封后贮藏。

②清洁炉具和其他实训器具。

③将实训室打扫干净。

④关闭水、电、气、门、窗。

任务 5.2　米炒法

5.2.1　基础知识

1) 概念

将净制或切制后的药物与米同炒的方法,称为米炒法。

2) 适用范围

米炒所用的米,一般认为以糯米为佳,现通常多用大米。大米味甘性温,具有健脾和中、除烦止渴、止泻痢的作用。多用来炮制一些补益脾胃药和某些昆虫类有毒性的药物。常用米炒的药物有党参、斑蝥、红娘子等。一般每 100 kg 净药物,用糯米或大米 20 kg。

3) 炮制目的

①增强药物的健脾止泻作用,如党参。

②降低药物的毒性,如斑蝥、红娘子。

③矫正药物不良气味,如昆虫类药物有腥臭气味,米炒后能起到矫臭矫味的作用。

4) 操作方法

米炒法从操作上有米药混炒和米上炒两种。下面主要介绍米药混炒的操作步骤。

（1）准备

①检查炒锅、铲子和盛药器具等是否齐全和洁净，必要时进行清洁。

②除去饮片中的杂质、非药用部位，大小分档，称重。称取大米，一般每 100 kg 净药物，用大米 20 kg。

（2）预热

用中火加热，将炒锅预热至所需程度。

（3）撒入大米并投药

将大米均匀撒入锅中，中火加热，待冒烟时，迅速投入净药材。

（4）翻炒

中火加热，快速翻炒，亮锅底，动作要娴熟，使药物受热均匀。

（5）出锅

炒至米呈黄棕色时出锅。筛去米和药屑置规定的容器内，米炒品置洁净的容器内，摊开放凉。

（6）成品规格

植物类药物，米炒后呈老黄色或深黄色；昆虫类药物，米炒后色泽加深，腥臭味减弱。药屑、杂质含量不得过 1.0%，生品、糊品不过 2.0%（即符合《中药饮片质量标准通则》要求）。

（7）收藏

将米炒品装入无毒聚乙烯塑料袋中，密封袋口。

（8）清场

按要求清洁相关器具、工作台面及灶具，并归位。

米上炒法是先将锅烧热，撒上浸湿的米，使其平贴于炒锅上，用中火加热炒至米冒烟时投入净药物，轻轻翻动米上的药物，至所需程度取出，筛去米，放凉。米的用量为：每 100 kg 药物用米 20 kg。

5）注意事项

①昆虫类药物，一般以米色的变化观察火候，即炒至米变焦黄或焦褐色。

②植物类药物，观察药物色泽变化，炒至药物变黄色。

③炒制毒性药物时，如斑蝥、红娘子应加强劳动保护，以防中毒。炒后的器具及时清洗，炒后的米要及时妥善处理，防止人畜误食中毒。

5.2.2 技能实训

1）目的

熟悉并掌握药物米炒的操作方法和注意事项；能准确把握药物炒制的火力；会判断各种药物炮制的成品性状；掌握辅料的用量和处理方法。

2）仪器及材料

①实训设备 炒锅、电磁炉、铲子、刷子、药盘、电子秤、药筛等。

②实训药材 党参、斑蝥、红娘子、大米。

3) 准备工作

检查实训工具是否齐全,排风扇工作是否正常。将要炮制的药物筛去碎屑、杂质,药物按大小、粗细分档备用。检查炒锅、铲子和盛药器具等是否齐全和洁净,必要时进行清洁。

4) 实训内容

党　参

党参炮制首见于清代《得配本草》。历代有蜜炙、米炒等方法。处方用名有党参、炒党参、炙党参等。《中国药典》(2015年版)载有党参和米炒党参两种炮制品。

【来源】

本品为桔梗科植物党参 *Codonopsis pilosula* (Franch.) Nannf.、素花党参(西党参)*Codonopsis pilosula* Nannf. var. *modesta*(Nannf.) L. T. Shen 或川党参 *Codonopsis tangshen* Oliv.的干燥根。秋季采挖,洗净,晒干。

【生药饮片制备】

取原药材,除去杂质,洗净,润透,切厚片,干燥。

【操作方法】

先将炒制器具预热至一定程度,均匀撒入定量的大米,中火加热,待米冒烟时,投入净党参片,拌炒至党参呈深黄色时取出,筛去米至规定的容器内,将炮制好的药物盛放在洁净的容器内,放凉后收藏。每100 kg净党参片,用米20 kg。

【成品性状】

党参　呈类圆形的厚片。外表皮灰黄色至黄棕色,有时可见根头部有多数疣状突起的茎痕和芽。切面皮部淡黄色至淡棕色,木部淡黄色,有裂隙或放射状纹理。有特殊香气,味微甜。

米炒党参　形如党参片,表面深黄色,偶有焦斑。

【炮制作用】

党参　甘,平。归脾、肺经。具有健脾益肺、养血生津的作用。用于脾肺气虚,食少倦怠,咳嗽虚喘,气血不足,面色萎黄,心悸气短,津伤口渴,内热消渴。生品益气生津力胜。常用于气津两伤或气血两亏。

米炒党参　米炒后气变清香,能增强和胃、健脾止泻作用。多用于脾胃虚弱,食少,便溏等。

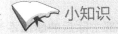 小知识

【其他炮制方法、成品性状、炮制作用】

蜜党参　取炼蜜用适量开水稀释后,与党参片拌匀,闷透,置预热后的炒锅内,用文火加热,不断翻炒至黄棕色,不黏手时取出放凉(每100 kg党参片,用炼蜜20 kg)。

蜜党参形如党参片,表面黄棕色,显光泽,味甜。

蜜制后增强了补中益气润燥养阴的作用。用于气血两虚之证。

【贮藏】

置干燥处。

斑　蝥

斑蝥炮制首见于晋代《肘后备急方》。处方用名有斑蝥、炒斑蝥等。《中国药典》(2015年版)载有生斑蝥和米斑蝥两种炮制品。

【来源】

本品为芫青科昆虫南方大斑蝥 *Mylabris phalerata* Pallas 或黄黑小斑蝥 *Mylabris cichorii* Linnaeus 的干燥体。夏、秋二季捕捉,闷死或烫死,晒干。

【生药饮片制备】

取生斑蝥,除去杂质。

【操作方法】

先将炒制器具预热至一定程度,均匀撒入定量的大米,中火加热,待米冒烟时,投入净斑蝥,拌炒至米呈黄棕色时取出,筛去米至规定的容器内,将炮制好的药物盛放在洁净的容器内,放凉后收藏。并除去头、翅、足。每 100 kg 斑蝥,用米 20 kg。

【成品性状】

生品:南方大斑蝥　呈长圆形,长 1.5~2.5 cm,宽 0.5~1 cm。头及口器向下垂,有较大的复眼及触角各 1 对,触角多已脱落。背部具革质鞘翅 1 对,黑色,有 3 条黄色或棕黄色的横纹;鞘翅下面有棕褐色薄膜状透明的内翅两片。胸腹部乌黑色,胸部有足 3 对。有特殊的臭气。黄黑小斑蝥　体型较小,长 1~1.5 cm。

米炒后:南方大斑蝥　体型较大,头足翅偶有残留。色乌黑发亮,头部去除后的断面不整齐,边缘黑色,中心灰黄色。质脆易碎。有焦香气。黄黑小斑蝥　体型较小。

【炮制作用】

生斑蝥　辛,热;有大毒。归肝、胃、肾经。具有破血逐瘀、散结消癥、攻毒蚀疮的作用。但生斑蝥有大毒,气味奇臭,一般外用,以攻毒蚀疮为主,用于瘰疬瘘疮,痈疽肿毒、顽癣瘙痒等。

米斑蝥　米炒后降低毒性、矫正气味,可供内服。以通经,破癥散结为主。用于闭经,癥瘕,狂犬咬伤,瘰疬,肝癌,胃癌等。

【贮藏】

置通风干燥处,防蛀。按医疗用毒性药品管理。

知识拓展

1.《中国药典》(2015 年版)规定:生斑蝥含斑蝥素($C_{10}H_{12}O_4$)不得少于 0.35%;米炒斑蝥含斑蝥素($C_{10}H_{12}O_4$)应为 0.25%~0.65%。

2.斑蝥含斑蝥素有剧毒,蚁酸有特异味。斑蝥素对皮肤、黏膜有强烈的刺激性,能引起充血、发赤和起泡。口服毒性很大(5 mg 中毒,30 mg 死亡),可引起口咽部灼烧感、恶心、呕吐、腹部绞痛、血尿及中毒性肾炎等症。因引起肾功能衰竭或循环衰竭而致死亡。故斑蝥生品不内服,只能作外用,口服必须经过炮制。

3.从斑蝥素的理化特性来说,以米炒为宜。因斑蝥素在 84 ℃开始升华,其升华点为 110 ℃,当米炒时,锅温为 128 ℃,正适合斑蝥素的升华,又不至于温度太高使斑蝥焦化。当斑蝥与糯米同炒时,因斑蝥均匀受热,使斑蝥素部分升华,部分被米吸附而含量降低,故使其毒性降低。同时,具有特异味的蚁酸,米炒加热使挥散而矫臭味。其次,斑蝥呈乌黑色,单炒难以判断火候,而米炒既能很好地控制温度,又能准确地指示炮制程度(米呈黄棕色),说明用米炒的方法炮制是科学的。

红娘子

红娘子炮制首见于宋代《圣济总录》。历代有米炒、面炒等炮制方法。处方用名有红娘子、红娘、炒红娘、米炒红娘子等。《中国药典》(2015 年版)未收载该药。

【来源】

本品为蝉科昆虫黑翅红娘子 *Huechys sanguinea* De Geer 的干燥虫体。夏季,早起露水未干时,戴好手套及口罩,进行捕捉,捉后投入沸水中烫死,捞出,干燥。

【生药饮片制备】

取原药材,除去杂质。

【操作方法】

先将炒制器具预热至一定程度,均匀撒入定量的大米,中火加热,待米冒烟时,投入净红娘子,拌炒至米呈黄棕色时取出,筛去米至规定的容器内,将炮制好的药物盛放在洁净的容器内,放凉。除去头、翅、足。每 100 kg 红娘子,用米 20 kg。

【成品性状】

红娘子 形似蝉而较小。前胸背板前狭后宽,黑色;中胸背板黑色,左右两侧有两个大形斑块,呈朱红色;可见鞘翅残痕。雄虫在后胸腹板两侧有鸣器,腹部血红色,基部黑色;雌虫有黑褐色的产卵管。体轻,质脆。有特殊臭气,味辛。

米炒红娘子 为去除头、足、翅的干燥躯体。表面老黄色。臭气轻微。

【炮制作用】

红娘子　味苦、辛,性平;有毒。具有攻毒、通瘀破积的作用。因生品毒性较大,具腥臭味,多外用,以解毒蚀疮,用于瘰疬结核,疥癣恶疮等。

米炒红娘子　米炒后降低毒性,矫正不良气味,以破瘀通经为主,主要用于血瘀经闭等。

【贮藏】

置通风干燥处,防蛀。按医疗用毒性药品管理。

5)清场

实训结束后:

①先将炮制好的药物置洁净的聚乙烯包装袋内,密封后贮藏。

②清洁炉具和其他实训器具。

③将实训室打扫干净。

④关闭水、电、气、门、窗。

任务 5.3　土炒法

5.3.1　基础知识

1)概念

将净选或切制后的药物与土粉拌炒的方法,称为土炒法。

2)适用范围

土炒所用的土,一般认为以灶心土为佳,也可用黄土或赤石脂代替。灶心土味辛性温,有温中燥湿、止呕、止泻等作用。多用来炮制一些健脾止泻的药物。常用土炒的药物有白术、山药等。土的用量:每 100 kg 药物,用土粉 25~30 kg。

3)炮制目的

灶心土味辛性温,有温中燥湿、止呕、止泻等作用。通过土炒,主要起到增强药物的健脾止泻作用。

4)操作方法

(1)准备

①检查炒锅、铲子和盛药器具等是否齐全和洁净,必要时进行清洁。

②除去饮片中的杂质、非药用部位,大小分档,称重。

③先将土充分干燥,碾细,用五号筛选取细粉。称重。一般每 100 kg 净药物,用土粉 25~30 kg。

(2)预热

将定量土粉置于锅内,中火加热翻炒至灵活、滑利状态。

（3）投药

投入净药材。

（4）翻炒

中火加热，快速翻炒，亮锅底，动作要娴熟，使药物受热均匀。

（5）出锅

炒至当饮片均匀挂土粉时，出锅。筛去土粉置规定的容器内，土炒品置洁净的容器内，摊开放凉。

（6）成品规格

成品表面挂土色，即均匀挂土粉，断面色泽加深，有土香气。药屑、杂质含量不得过3.0%，生品、糊品不过2.0%（即符合《中药饮片质量标准通则》要求）。

（7）收藏

将土炒品装入无毒聚乙烯塑料袋中，密封袋口。

（8）清场

按要求清洁相关器具、工作台面及灶具，并归位。

5）注意事项

①土粉要细腻，否则药物不易粘上土粉。

②灶心土呈灵活状态时投入药物后，一般用中火，防止药物烫焦。

③用土炒制同种药物时，土可连续使用，若土色变深时，应及时更换新土。

④用土炒制药物时，土温要适中，若土温过高，药物易焦烟；过低药物内部水分及汁液渗出较少，粘不住土粉。

5.3.2　技能实训

1）目的

熟悉并掌握药物土炒的操作方法和注意事项；能准确把握药物炒制的火力；会判断各种药物炮制的成品性状；掌握辅料的用量和处理方法。

2）仪器及材料

①实训设备　炒锅、电磁炉、铲子、刷子、药盘、电子秤、药筛等。

②实训药材　白术、山药、大米。

3）准备工作

检查实训工具是否齐全，排风扇工作是否正常。将要炮制的药物筛去碎屑、杂质，药物按大小、粗细分档备用。检查炒锅、铲子和盛药器具等是否齐全和洁净，必要时进行清洁。

4）实训内容

白　术

白术炮制首见于唐代《千金翼方》。处方用名有白术、土炒白术、炒白术、麸炒白术等。《中国药典》（2015年版）载有白术和麸炒白术两种炮制品。

【来源】

本品为菊科植物白术 *Atractylodes macrocephala* Koidz.的干燥根茎。冬季下部叶枯黄、上部叶变脆时采挖,除去泥沙,烘干或晒干,再除去须根。

【生药饮片制备】

取原药材,除去杂质,洗净,润透,切厚片,干燥。

【操作方法】

先将土粉置炒制器具内,用中火加热,炒至土呈灵活状态时,投入净白术片,翻炒至表面均匀挂上土粉时取出,筛去土至规定的容器内,将炮制好的药物盛放在洁净的容器内,放凉后收藏。每 100 kg 净白术片,用灶心土 20 kg。

【成品性状】

白术　呈不规则的厚片。外表皮灰黄色或灰棕色。切面黄白色至淡棕色,散生棕黄色的点状油室,木部具放射状纹理;烘干者切面角质样,色较深或有裂隙。气清香,味甘、微辛,嚼之略带黏性。

土炒白术　形如白术片,表面土色,挂有均匀的土粉,断面色泽加深。有土香气。

【炮制作用】

白术　苦、甘,温。归脾、胃经。具有健脾益气、燥湿利水、止汗、安胎的作用。用于脾虚食少,腹胀泄泻,痰饮眩悸,水肿,自汗,胎动不安。生品以健脾燥湿、利水消肿力胜,多用于脾虚食少,腹胀泄泻,水肿等。

土炒白术　健脾止泻力比生品增强。多用于脾虚食少,泄泻便溏。

 小知识

【其他炮制方法、成品性状、炮制作用】

麸炒白术　将炒锅预热至一定程度,均匀撒入定量麦麸,中火加热,即刻产生大量浓烟,投入净白术片,不断翻炒至白术呈焦黄色,并有焦香气逸出,取出。筛去麦麸至规定的容器内,将炮制好的药物盛放在洁净的容器内,放凉后收藏。

麸炒白术形如白术片,表面黄棕色,偶见焦斑。略有焦香气。

麸炒白术以健脾益气力胜,增强健脾作用,并能缓和燥性。用于脾胃不和,运化失常所致的食少胀满,倦怠乏力,表虚自汗,胎动不安。

【贮藏】

置阴凉干燥处,防蛀。

1.《中国药典》(2015年版)规定:白术与麸炒白术水分不得过15.0%,总灰分不得过5.0%,醇溶性浸出物不得少于35.0%。

2.白术生品因含有较多的挥发油而有燥湿作用,麸炒后挥发油含量下降,内酯类成分含量增加,从而缓和其燥性,减少对胃肠的刺激性,达到和胃或消导等目的。

3.比较生、炒白术对兔离体肠管活动影响的结果表明,生、炒白术对兔离体肠管活动皆有双向调节作用,此双向调节作用以生白术为强。

山 药

山药炮制首见于南北朝《雷公炮炙论》。处方用名有山药、淮山药、土炒山药、麸炒山药等。《中国药典》(2015年版)载有山药和麸炒山药两种炮制品。

【来源】

本品为薯蓣科植物薯蓣 *Dioscorea opposita* Thunb.的干燥根茎。冬季茎叶枯萎后采挖,切去根头,洗净,除去外皮和须根,干燥,习称"毛山药片",或除去外皮,趁鲜切厚片,干燥,称为"山药片";也有选择肥大顺直的干燥山药,置清水中,浸至无干心,闷透,切齐两端,用木板搓成圆柱状,晒干,打光,习称"光山药"。

【生药饮片制备】

取原药材,除去杂质,分开大小个,泡润至透,切厚片,干燥。

【操作方法】

先将土粉置炒制器具内,用中火加热,炒至土呈灵活状态,投入净山药片,翻炒至色泽加深、表面均匀挂上土粉,并逸出香气时取出,筛去土至规定的容器内,将炮制好的药物盛放在洁净的容器内,放凉后收藏。每100 kg山药片,用灶心土30 kg。

【成品性状】

山药　呈类圆形的厚片。表面类白色或淡黄白色,质脆,易折断,断面类白色,富粉性。

土炒山药　形如山药片,表面土黄色,挂有均匀的土粉。质脆。具土香气。

【炮制作用】

山药　味甘,性平。归脾、肺、胃经。具有补脾养肺、生津益肺、补肾涩精的作用。用于脾虚食少,久泄不止,肺虚喘咳,肾虚遗精,带下,尿频,虚热消渴。

土炒山药　土炒后以补脾止泻为主。用于脾虚久泻。

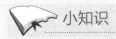 小知识

【其他炮制方法、成品性状、炮制作用】

麸炒山药　将炒锅预热至一定程度,均匀撒入定量麦麸,中火加热,即刻产生大量浓烟,将净山药片投入锅中,快速翻炒,炒至山药呈黄色时,有香气逸出,迅速出锅。筛去麦

麸至规定的容器内,将炮制好的药物盛放在洁净的容器内,放凉后收藏。

麸炒山药形如山药片,表面黄白色或微黄色,偶见焦斑,略有焦香气。

麸炒山药性微温,长于补脾健胃,固精止带。用于脾虚食少,泄泻便溏,白带过多。

【贮藏】

置通风干燥处,防蛀。

知识拓展

1.《中国药典》(2015年版)规定:山药水分不得过16.0%,总灰分不得过2.0%,水溶性浸出物不得少于4.0%。麸炒山药水分不得过12.0%,总灰分不得过4.0%,水溶性浸出物不得少于4.0%。

2.对山药生品、炒品、土炒品和麸炒品中薯蓣甘元含量测定发现,土炒品和清炒品比生品的薯蓣皂苷元含量将近3倍,麸炒品比生品约高出2倍。实验表明,山药土炒、清炒或麸炒后能促进薯蓣皂苷元的溶出,有利于药效作用的发挥。

5)清场

实训结束后:

①先将炮制好的药物置洁净的聚乙烯包装袋内,密封后贮藏。

②清洁炉具和其他实训器具。

③将实训室打扫干净。

④关闭水、电、气、门、窗。

任务 5.4　砂炒法

5.4.1　基础知识

1)概念

将净选或切制后的药物与砂拌炒的方法,称为砂炒法(或砂烫法)。

2)适用范围

砂炒所用的砂有普通砂和油砂两种。因河沙质地坚硬,传热快,温度高,与药物接触面大,能使药物受热均匀,不与药物发生作用,仅作为中间导热体,故多用来炮制质地坚硬的动物骨甲类、有绒毛的植物类药物以及某些毒性药材。常用砂炒的药物有龟甲、鳖甲、穿山甲、狗脊、骨碎补、马钱子等。

如需醋淬时，筛去辅料后，趁热投入醋液中淬酥。

砂的用量：除另有规定，一般河沙以能够掩埋药物为度。

3）炮制目的

（1）增强疗效，便于调剂和制剂

由于砂炒的温度较高，因此，质地坚硬的药物经砂炒后质变酥脆，易于粉碎，便于煎出有效成分，如穿山甲、龟甲等。

（2）降低毒性

砂炒温度较高，使某些药物的毒性成分结构改变或破坏，如马钱子等。

（3）便于去毛

有些药物表面长有绒毛，属非药用部位，经砂炒后，容易除去，可以提高药物的纯度，如狗脊、骨碎补等。

（4）矫臭矫味

某些有腥臭气味的药物，经砂炒后可矫正其不良气味，如龟甲、鸡内金等。

4）操作方法

（1）制砂方法

①普通砂　一般选用颗粒均匀的洁净河沙，筛去粗砂粒及杂质，再置炒锅内用武火加热翻炒，以除净其中所夹杂的有机物及水分等。取出放凉，备用。

②油砂　取筛去粗砂粒及和细砂的中间河沙，用清水洗净泥土，干燥后置炒锅内加热，加入1%~2%的食用植物油拌炒至油尽烟散，砂的色泽均匀加深时取出放凉，备用。

（2）砂炒操作方法

①准备：

a.检查炒锅、铲子和盛药器具等是否齐全和洁净，必要时进行清洁。

b.除去饮片中的杂质、非药用部位，大小分档。

c.取适量制好的河沙。

②预热　将适量河沙置于锅内，武火加热翻炒至灵活、滑利状态。

③投药　投入净药材。

④翻炒　武火加热，快速翻炒，亮锅底，动作要娴熟，使药物受热均匀。

⑤出锅　烫至当饮片质地酥脆或鼓起，外表呈黄色或色泽加深时，出锅。筛去砂置规定的容器内，砂炒品置洁净的容器内，摊开放凉。如需醋淬时，筛去砂后，趁热投入醋液中淬酥，取出，干燥。

⑥成品规格　动物骨甲类药物，砂烫后呈黄色或鼓起，质地酥脆，腥气减弱，醋淬品略有醋气；植物类药物，砂烫后颜色加深，鼓起，绒毛微焦。药屑、杂质含量不得过3.0%，生品、煳品不过2.0%，醋淬品含水分不得过10%（即符合《中药饮片质量标准通则》要求）。

⑦收藏　将炮制品装入无毒聚乙烯塑料袋中，密封袋口。

⑧清场　按要求清洁相关器具、工作台面及灶具，并归位。

5）注意事项

①砂炒前将药物大小分档，以保证成品质量。

②砂炒温度要适中。温度过高时可添加冷砂或减小火力等方法调节。砂量也应适宜，量过大易产生积热使砂温过高；反之，砂量过少，药物受热不均匀，易烫焦，也会影响炮制品质量。

③砂炒时一般都用武火，温度较高，因此操作时翻动要勤，成品出锅要快，并立即将砂筛去。有需醋浸淬的药物，砂炒后应趁热浸淬，干燥。

④用过的河沙可反复使用，但需将残留在其中的杂质除去。炒过毒性药物的砂不可再炒其他药物。

⑤若反复使用油砂时，每次用前均需添加适量油拌炒后再用。

5.4.2 技能实训

1）目的

熟悉并掌握药物砂炒的操作方法和注意事项；能准确把握药物炒制的火力；会判断各种药物炮制的成品性状；掌握辅料的用量和处理方法。

2）仪器及材料

①实训设备　炒锅、电磁炉、铲子、刷子、药盘、电子秤、药筛等。

②实训药材和辅料　鳖甲、龟甲、穿山甲、鸡内金、马钱子、骨碎补、狗脊、河沙。

3）准备工作

检查实训工具是否齐全，排风扇工作是否正常。将要炮制的药物筛去碎屑、杂质，药物按大小、粗细分档备用。检查炒锅、铲子和盛药器具等是否齐全和洁净，必要时进行清洁。

4）实训内容

鳖　甲

鳖甲炮制品首见于汉代的《金匮要略》。处方用名有鳖甲、炙鳖甲、酥鳖甲、醋鳖甲等。《中国药典》（2015 年版）载有鳖甲和醋鳖甲两种炮制品。

【来源】

本品为鳖科动物鳖 *Trionyx sinensis* Wiegamann 的背甲。全年均可捕捉，以秋、冬二季为多，捕捉后杀死，置沸水中烫至背甲上的硬皮能剥落时，取出，剥取背甲，除去残肉，晒干。

【生药饮片制备】

取原药材，置蒸锅内，沸水蒸 45 min，取出，放入热水中，立即用硬刷除去皮肉，洗净，干燥。

【操作方法】

将砂置炒制器具内，用武火加热，炒至滑利、灵活状态，投入大小一致的净龟甲，翻埋烫炒至质酥、表面呈淡黄色时取出，筛去砂，趁热投入醋液中稍浸，捞出，干燥。用时捣碎。每 100 kg 净龟甲，用醋 20 kg。

【成品性状】

鳖甲　呈椭圆形或卵圆形，背面隆起，长 10～15 cm，宽 9～14 cm。外表面黑褐色或墨绿色,略有光泽,具细网状皱纹及灰黄色或灰白色斑点,中间有一条纵棱,两侧各有左右对称的横凹纹8条,外皮脱落后,可见锯齿状嵌接缝。内表面类白色,中部有突起的脊椎骨,颈骨向内卷曲,两侧各有肋骨8条,伸出边缘。质坚硬。气微腥,味淡。

醋鳖甲 为不规则的碎片,表面棕黄色或深黄色。质酥脆。易折断。略有醋气。

【炮制作用】

鳖甲 味咸,性微寒。归肝、肾经。具有滋阴潜阳、软坚散结、退热除蒸的作用。生品养阴清热、潜阳熄风之力较强。多用于热病伤阴,或内伤虚热、虚风内动等。

醋鳖甲 砂炒醋淬后质变酥脆,易于粉碎及煎出有效成分,并能矫正不良气味。醋制还能增强药物入肝消积、软坚散结的作用。常用于经闭,症瘕积聚。

【贮藏】

置干燥处,防蛀。

知识拓展

1.《中国药典》(2015年版)规定:鳖甲水分不得过12.0%,醇溶性浸出物不得少于5.0%。

2.实验表明,鳖甲炮制前后蛋白质含量基本接近,但炮制后煎出率显著提高,煎煮3 h后,蛋白质的煎出量是生品的11.6倍,钙的煎出量较生品高10倍以上。另外,鳖甲炮制后锌、铁、硒含量显著增加。

龟 甲

龟甲炮制首见于唐代《千金翼方》。处方用名有龟甲、龟板、炙龟甲、制龟甲、酥龟甲、醋龟甲等。《中国药典》(2015年版)载有龟甲和醋龟甲两种炮制品。

【来源】

本品为龟科动物乌龟 *Chinemys reevesii*（Gray）的背面及腹甲。全年均可捕捉,以秋、冬二季为多,捕捉后杀死,或用沸水烫死,剩取背甲和腹甲,除去残肉,晒干。

【生药饮片制备】

取原药材,置蒸锅内,沸水蒸45 min,取出,放入热水中,立即用硬刷除净皮肉,洗净,晒干。

【操作方法】

将砂置炒制器具内,用武火加热,炒至滑利、灵活状态,投入大小一致的净龟甲,翻埋烫炒至质酥、表面呈淡黄色时取出,筛去砂,趁热投入醋液中稍浸,捞出,干燥。用时捣碎。每100 kg净龟甲,用醋20 kg。

【成品性状】

龟甲 背甲及腹甲由甲桥相连,背甲稍长于腹甲,与腹甲常分离。背甲呈长椭圆形拱状,外表面棕褐色或黑褐色。腹甲呈板片状,近长方椭圆形,外表面淡黄棕色至棕黑色,内表面黄白色至灰白色,有的略带血迹或残肉,除净后可见骨板9块,呈锯齿状嵌接;前端钝圆或平截,后端具三角形缺刻,两侧残存呈翼状向斜上方弯曲的甲桥。质坚硬。气微腥,味微咸。

醋龟甲　呈不规则的块状。背甲盾片略呈拱状隆起,腹甲盾片呈平板状,大小不一。表面黄色或棕褐色,有的可见深棕褐色斑点,有不规则纹理。内表面棕黄色或棕褐色,边缘有的呈锯齿状。断面不平整,有的有蜂窝状小孔。质松脆。气微腥,味微咸,微有醋香气。

【炮制作用】

龟甲　味咸、甘,性微寒。归肝、肾、心经。具有滋阴潜阳、益肾强骨、养血补心、固经止崩的作用。生品滋阴潜阳之力较强,可用于阴虚阳亢,头晕目眩,虚风内动等。

醋龟甲　砂炒醋淬后质变酥脆,易于粉碎,利于煎出有效成分,同时能矫正不良气味。醋龟甲以补肾健骨、滋阴止血力强。多用于阴虚潮热,骨蒸盗汗,老热咯血。筋骨痿软,痔疮肿痛。

【贮藏】

置干燥处,防蛀。

知识拓展

1.《中国药典》(2015年版)规定:龟甲水溶性浸出物不得少于4.0%;醋龟水溶性浸出物不得少于8.0%。

2.有实验研究表明,醋龟甲(龟下甲)较生品煎出率可提高4倍。龟上甲砂炒品、砂炒醋淬品的煎出量高于生品,总氨基酸含量、总含氮量均是砂炒醋淬品最高,生品最低,说明龟甲砂炒醋淬后有利于成分的溶出。

穿山甲

穿山甲炮制首见于唐代《千金翼方》。处方用名有穿山甲、山甲、炮山甲、炮甲珠、山甲珠、醋山甲、醋甲片等。《中国药典》(2015年版)载有穿山甲、炮山甲和醋山甲3种炮制品。

【来源】

本品为鲮鲤科植物穿山甲 *Manis pentadactyla* Linnaeus 的鳞甲。收集鳞甲,洗净,晒干。

【生药饮片制备】

取原药材,除去杂质,洗净,干燥。

【操作方法】

取砂置炒制器具内,用武火加热,炒至滑利、灵活状态,投入大小一致的净穿山甲。翻埋烫炒至鼓起发泡,边缘向内卷曲,表面呈(金)黄色时取出,筛去沙,放凉。用时捣碎。

【成品性状】

穿山甲　呈扇面形、三角形、菱形或盾形的扁平片状或半折合状,中间较厚,边缘较薄,大小不一,长宽各为0.7~5 cm。外表面黑褐色或黄褐色,有光泽,宽端有数十条排列整齐的纵纹及数条横线纹;窄端光滑。内表面色较浅,中部有一条明显突起的弓形横向棱线,其下方有数条与棱线相平行的细纹。角质,半透明,坚韧而有弹性,不易折断。气微腥,味淡。

炮山甲 全体膨胀呈卷曲状,黄色,质酥脆,易碎。

【炮制作用】

穿山甲 味咸,性微寒。归肝、胃经。具有活血消癥、通经下乳、消肿排脓、搜风通络的作用。用于经闭癥瘕,乳汁不通,痈肿疮毒,风湿痹痛,中风瘫痪,麻木拘挛。生品质地坚硬。并有腥臭气,临床多用其制品。

炮山甲 砂炒或砂炒醋淬后质地酥脆,易于粉碎及煎出的有效成分,并矫正其不良气味。炮山甲长于消肿排脓,搜风通络。多用于痈疽肿毒,风湿痹痛。

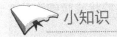

【其他炮制方法、成品性状、炮制作用】

醋山甲 按炮山甲的炮制方法,烫炒至鼓起发泡、边缘向内卷曲、表面呈金黄色时取出,筛去砂趁热投入醋液中稍浸,捞出,干燥。用时捣碎。每100 kg 净穿山甲,用醋30 kg。

醋山甲形同炮山甲。金黄色。有醋香气。

醋山甲通经下乳力强,多用于月经闭不通,乳汁不下。

【贮藏】

置干燥处。

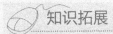

1.《中国药典》(2015 年版)规定:穿山甲、炮穿山甲、醋山甲杂质不得过4%,总灰分不得过3.0%。

2.穿山甲砂烫时,温度高低对其质量影响很大。有试验认为,穿山甲砂烫温度以230~250 ℃为宜,在此温度的范围内炮制的穿山甲外观形状比较好,水煎出率及蛋白质含量均高于生品,但醋山甲中的蛋白质含量稍低于炮山甲。

鸡内金

鸡内金炮制首见于宋代《太平圣惠方》。处方用名有鸡内金、内金、炒鸡内金、焦鸡内金、醋鸡内金等。《中国药典》(2015 年版)载有鸡内金、炒鸡内金和醋鸡内金 3 种炮制品。

【来源】

本品为雉科动物家鸡 *Gallus gallus domesticus* Brisson 的干燥沙囊内壁。杀鸡后,取出鸡腌,立即剥下内壁,洗净,干燥。

【生药饮片制备】

取原药材,洗净,干燥。

【操作方法】

将砂置炒制器具内,用中火加热,炒至滑利、灵活状态,投入大小一致的净鸡内金,翻埋烫炒至发泡鼓起,取出,筛去砂至规定的容器内,将炮制好的药物盛放在洁净的容器内,放凉后收藏。或采用炒黄法将药物炒至鼓起取出放凉。

【成品性状】

鸡内金　为不规则卷片,厚约 2 mm。表面黄色、黄绿色或黄褐色,薄而半透明,具明显的条状皱纹。质脆,易碎,断面角质样,有光泽。气微腥,味微苦。

炒鸡内金　发泡卷曲,表面暗黄褐色或焦黄色,用放大镜观察,显颗粒状或微细泡状。轻折即断,断面有光泽。

【炮制作用】

鸡内金　味甘,性平。归脾、胃、小肠、膀胱经。具有健胃消食、涩精止遗、通淋化石的作用。用于食积不消,呕吐泻痢,小儿疳积,遗尿,遗精,石淋涩痛,胆胀胁痛。生品长于攻积,化石通淋。多用于泌尿系统结石和胆道结石的治疗。

炒鸡内金　砂炒后质地酥脆,并矫正不良气味利于服用,增强健脾消食的作用。用于消化不良,食积不消及小儿疳积等。

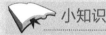 小知识

【其他炮制方法、成品性状、炮制作用】

醋鸡内金　取净鸡内金适当压碎,置预热好的炒制器具内,炒至鼓起,均匀喷淋醋液,炒至近干,取出,干燥。每 100 kg 净鸡内金,用醋 15 kg。

醋鸡内金鼓起,表面黄褐色,略有醋气。

醋鸡内金有疏肝助脾作用。多用于脾胃虚弱,脘腹胀满等。

焦鸡内金　将净鸡内金,置预热好的炒制器具内,中火加热,炒至鼓起,呈焦黄色时,取出放凉。

焦鸡内金鼓起,焦黄色,质松脆,易碎,有焦香气。

焦鸡内金长于消食止泻。多用于伤食腹泻等。

【贮藏】

置干燥处,防蛀。

知识拓展

1.《中国药典》(2015年版)规定:鸡内金水分不得过15.0%,总灰分不得过2.0%,醇溶性浸出物不得少于7.5%。

2.用鸡内金生品及不同炮制品的混悬剂给小鼠灌胃,60 min后,小鼠胃中游离酸、总酸、胃蛋白酶显著增高,其中砂烫品、烘制品优于其他炮制品。

3.实验表明,口服制鸡内金后,胃液的分泌量、酸度及消化能力均有提高,表现在胃运动期延长及蠕动波增强,使胃排空率大大加快,可有效地用于各种消化不良症的治疗。

马钱子

马钱子炮制首见于《本草纲目》。处方用名有马钱子、制马钱子等。《中国药典》(2015年版)载有生马钱子、制马钱子和马钱子粉3种炮制品。

【来源】

本品为马钱科植物马钱 *Strychnos nux-vomica* L.的干燥成熟种子。冬季采收成熟果实,取出种子,晒干。

【生药饮片制备】

取原药材,除去杂质。

【操作方法】

将砂置炒制器具内,用武火加热,炒制滑利、灵活状态,投入大小一致的净马钱子,翻埋烫炒至鼓起、外皮呈棕褐色或深棕色、内面红褐色,并鼓起小泡时取出,筛去砂至规定的容器内,将炮制好的药物盛放在洁净的容器内,放凉后收藏。捣碎或供制马钱子粉用。

【成品性状】

马钱子　呈纽扣状圆板形,常一面隆起,一面稍凹下,直径1.5~3 cm,厚0.3~0.6 cm。表面密被灰棕或灰绿色绢状茸毛,自中间向四周呈辐射状排列,有丝样光泽。边缘稍隆起,较厚,有突起的珠孔,底面中心有突起的圆点状种脐。质坚硬,平行剖面可见淡黄白色胚乳,角质状,子叶心形,叶脉5~7条。气微,味极苦。

制马钱子　形如马钱子,两面均膨胀鼓起,边缘较厚。表面棕褐色或深棕色,质坚脆,平行剖面可见棕褐色或深棕色的胚乳。微有香气,味极苦。

【炮制作用】

生马钱子　味苦,性温;有大毒。归肝、脾经。具有通络止痛、散结消肿的作用。用于跌打损伤,骨折肿痛,风湿顽痹,麻木瘫痪,痈疽疮毒,咽喉肿痛。因生马钱子毒性剧烈,质地坚实,仅供外用。常用于局部肿痛或痈疽初起。

制马钱子　经砂炒或油炸后,降低毒性,质地变脆,易于粉碎,可供内服,一般入丸散用。用于风湿顽痹,麻木瘫痪,跌打损伤;小儿麻痹后遗症,类风湿性关节炎等。

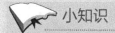 小知识

【其他炮制方法、成品性状、炮制作用】

马钱子粉 取制马钱子,粉碎成细分粉,按照《中国药典》(2015年版)马钱子[含量测定]项下的方法测定士的宁含量后,加入适量淀粉,使含量符合规定,混匀,即得。

马钱子粉为黄褐色粉末。气微香,味极苦。

炮制作用同制马钱子。

【贮藏】

置干燥处。马钱子粉还要密闭保存,并按医疗用毒性药品管理。

知识拓展

1.《中国药典》(2015年版)规定:马钱子水分不得过13.0%;总灰分不得过2.0%;按干燥品计算,含士的宁($C_{21}H_{22}N_2O_2$)应为1.20%~2.20%,马钱子碱($C_{23}H_{26}N_2O_4$)不得少于0.80%。制马钱子水分不得过12.0%,总灰分、含量测定同生品。马钱子粉水分不得过14.0%;按干燥品计算,含士的宁($C_{21}H_{22}N_2O_2$)应为0.78%~0.82%,马钱子碱($C_{23}H_{26}N_2O_4$)不得少于0.50%。

2.本品因有大毒,孕妇禁用;不宜多服久服及生用;运动员慎用;有毒成分能经皮肤吸收,外用不宜大面积涂敷。

3.马钱子炮制后,总生物碱、士的宁和马钱子碱的含量均有下降,同时异士的宁和异马钱子碱等开环化合物的含量明显增加。这是因士的宁和马钱子碱在加热过程中醚键断裂开环,转变成它们的异型结构和氮氧化合物。被转化的这些生物碱毒性变小,且保留或增强了某些生物活性。

4.马钱子砂炒时,温度在230~240 ℃,加热3~4 min,士的宁转化了10%~15%,马钱子碱转化了30%~35%。此时,士的宁和马钱子碱的异型结构和氮氧化合物含量最高。如果低于该炮制温度和小于该炮制时间,士的宁则不易转化成异型结构和氮氧化合物;如果高于该炮制温度和延长炮制时间,士的宁和马钱子碱,连同生物碱的异型结构和氮氧化合物等马钱子中的大部分成分将一同被破坏。

狗 脊

狗脊炮制首见于南北朝《雷公炮炙论》。处方用名有狗脊、金毛狗脊、炒狗脊、制狗脊、炙狗脊、烫狗脊等。《中国药典》(2015年版)载有狗脊和烫狗脊两种炮制品。

【来源】

本品为蚌壳蕨科植物金毛狗脊 *Cibotium birometz*(L.)J.Sm.的干燥根茎。秋、冬二季采挖,

除去泥沙,干燥;或去硬根、叶柄及金黄色绒毛,切厚片,干燥,为"生狗脊片";蒸后晒至六七成干,切厚片,干燥,为"熟狗脊片"。

【生药饮片制备】

取原材料,除去杂质;未切片者,洗净,润透,切厚片,干燥。

【操作方法】

将砂置炒制器具内,用武火加热,炒至滑利、灵活状态,投入净狗脊片,翻埋烫炒至鼓起、绒毛呈焦褐色时取出,筛去砂至规定的容器内,将炮制好的药物盛放在洁净的容器内,放凉后收藏,并除去残存绒毛。

【成品性状】

狗脊　呈不规则长条形或圆形,长5~20 cm,直径2~10 cm,厚1.5~5 mm;切面浅棕色,较平滑,近边缘1~4 mm处有1条棕黄色隆起的木质部环纹或条纹,边缘不整齐,偶有金黄色绒毛残留;质脆,易折断,有粉性。

烫狗脊　形如狗脊片,表面略鼓起。棕褐色。气微,味淡、微涩。

【炮制作用】

狗脊　味苦、甘,性温。归肝、肾经。具有祛风湿、补肝肾、强腰膝的作用。用于风湿痹痛,腰膝酸软,下肢无力。生品以祛风湿、利关节为主。

烫狗脊　砂炒后可使质地酥脆,便于除去绒毛,易于粉碎和煎出有效成分。以补肝肾、强筋骨为主。多用于肝肾不足或冲任虚寒的腰痛腿软,遗精,遗尿,妇女带下等。

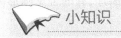 小知识

【其他炮制方法、成品性状、炮制作用】

蒸狗脊(熟狗脊)　取净狗脊片,置蒸制容器内,用武火加热,蒸4~6 h,停火,闷6~8 h,取出,干燥。

熟狗脊片呈黑棕色,质坚硬。

酒狗脊　取净狗脊片,加黄酒拌匀,润透后置蒸制容器内,用武火加热,蒸4~6 h,停火,闷6~8 h,取出,干燥。每100 kg净狗脊片,用黄酒15 kg。

酒狗脊形如狗脊片,暗褐色,质坚硬,角质,微有酒气。

经蒸制或酒蒸后能增强补肝肾、强腰膝的作用。用于身体虚弱,精神疲乏,腰膝酸软,肾亏精冷等。

【贮藏】

置通风干燥处,防潮。

📖 知识拓展

《中国药典》(2015 年版)规定:狗脊水分不得过 13.0%;总灰分不得过 3.0%;醇溶性浸出物不得少于 20.0%。烫狗脊水分、总灰分、醇溶性浸出物同生品,按干燥品计算,含原儿茶酸($C_7H_6O_4$)不得少于 0.020%。

骨碎补

骨碎补炮制首见于南北朝《雷公炮炙论》。历代有姜制、炒制、盐水炒、酒拌蒸等。《中国药典》(2015 年版)载有骨碎补和烫骨碎补两种炮制品。

【来源】

本品为水龙骨科植物槲蕨 *Drynaria fortunei*(Kunze)J.Sm.的干燥根茎。全年均可采挖,除去泥沙,干燥,或再燎去茸毛(鳞片)。

【生药饮片制备】

取原药材,除去杂质,洗净,润透,切厚片,干燥。

【操作方法】

取砂置炒制器具内,用武火加热,炒至滑利、灵活状态,投入净骨碎补片,翻埋烫炒至鼓起,筛去砂至规定的容器内,将炮制好的药物盛放在洁净的容器内,放凉后收藏。并撞去毛。

【成品性状】

骨碎补　呈不规则厚片。表面深棕色至棕褐色,常残留细小棕色的鳞片,有的可见圆形的叶痕。切面红棕色,黄色的维管束点状排列成环。气微,味淡、微涩。

烫骨碎补　形如骨碎补或片,体膨大鼓起,质轻、酥松。

【炮制作用】

骨碎补　味苦,性温。归肝、肾经。具有疗伤止痛、补肾强骨的作用。外用消风祛斑。用于跌扑闪挫,筋骨折伤,肾虚腰痛,筋骨痿软,耳鸣耳聋,牙齿松动;外治斑秃,白癜风。因生品密被鳞叶,不易除净,且质地坚硬而韧,不利于粉碎或煎煮。临床多用其制品。

烫骨碎补　砂炒后质地松脆,易于除去鳞叶,便于调剂制剂,利于煎出有效成分。以疗伤止痛,补肾强骨见长。用于肾虚腰痛,筋骨痿软,耳鸣耳聋,牙齿松动,跌扑闪挫,筋骨折伤;外治斑秃,白癜风。

【贮藏】

置干燥处。

📖 知识拓展

《中国药典》(2015 年版)规定:骨碎补水分不得过 14.0%,总灰分不得过 7.0%;醇溶性浸出物不得少于 16.0%;本品按干燥品计算,含柚皮苷($C_{27}H_{32}O_{14}$)不得少于0.50%。

5)清场

实训结束后：

①先将炮制好的药物置洁净的聚乙烯包装袋内,密封后贮藏。

②清洁炉具和其他实训器具。

③将实训室打扫干净。

④关闭水、电、气、门、窗。

任务 5.5 滑石粉炒法

5.5.1 基础知识

1)概念

将净制或切制后的药物与滑石粉共同拌炒的方法,称为滑石粉炒法。

2)适用范围

滑石粉炒法所用的滑石粉,味甘性寒,具有清热利尿的作用。因其滑利细腻,与药物接触面积大,传热较缓慢,使药物受热均匀,故适用于韧性较大的动物类药物。常用滑石粉炒制的药物有水蛭、刺猬皮、鱼鳔胶、狗鞭等。

滑石粉的用量:一般每100 kg 药材,用滑石粉40~50 kg。

3)炮制目的

药物经滑石粉炒后使药物质地酥脆,便于制剂、调剂,并矫正不良气味,降低药物毒性等作用。

4)操作方法

(1)准备

①检查炒锅、铲子和盛药器具等是否齐全和洁净,必要时进行清洁。

②除去饮片中的杂质、非药用部位,大小分档,称重。

③称取滑石粉,一般每100 kg 药物,用滑石粉40~50 kg。

(2)预热

将适量滑石粉置于炒锅内,中火加热翻炒至灵活、滑利状态。

(3)投药

投入净药材。

(4)翻炒

中火加热,快速翻炒,亮锅底,动作要娴熟,使药物受热均匀。

（5）出锅

炒至药物表面呈黄色或色泽加深，膨胀微鼓起时，迅速出锅。筛去滑石粉置规定的容器内，炒制品置洁净的容器内，摊开放凉。

（6）成品规格

成品呈黄色或色泽加深，表面附有少量滑石粉，微鼓起或膨胀，质酥脆。药屑、杂质含量不得过 3.0%，生品、糊品不过 2.0%（即符合《中药饮片质量标准通则》要求）。

（7）收藏

将炮制品装入无毒聚乙烯塑料袋中，密封袋口。

（8）清场

按要求清洁相关器具、工作台面及灶具，并归位。

5）注意事项

①炒前将药物大小分档，防止药物生熟不均或焦化。

②滑石粉炒一般用中火，操作时适当调节火力，防止药物生熟不均或焦化。如温度过高时，可酌加冷滑石粉调节。

③滑石粉炒同种药物可反复使用，至颜色加深时需及时更换。

5.5.2　技能实训

1）目的

熟悉并掌握药物滑石粉炒制的操作方法和注意事项；能准确把握药物炒制的火力；会判断各种药物炮制的成品性状；掌握辅料的用量和处理方法。

2）仪器及材料

①实训设备　炒锅、电磁炉、铲子、刷子、药盘、电子秤、药筛等。

②实训药材和辅料　水蛭、刺猬皮、鱼鳔胶、狗鞭、玳瑁、滑石粉。

3）准备工作

检查实训工具是否齐全，排风扇工作是否正常。将要炮制的药物筛去碎屑、杂质，药物按大小、粗细分档备用。检查炒锅、铲子和盛药器具等是否齐全和洁净，必要时进行清洁。

4）实训内容

水　蛭

水蛭炮制首见于汉代《金匮玉函经》。处方用名有水蛭、制水蛭、炒水蛭等。《中国药典》（2015 年版）载有水蛭和烫水蛭两种炮制品。

【来源】

本品为水蛭科动物蚂蟥 *Whitmania pigra* Whitman、水蛭 *Hirudo nipponica* Whitman 或柳叶蚂蟥 *Whitmania acranulata* Whitman 的干燥全体。夏、秋两季捕捉，用沸水烫死，晒干或低温干燥。

【生药饮片制备】

取原药材，洗净，切段，干燥。

【操作方法】

取滑石粉适量,置炒制器具内,用中火加热,炒至灵活状态时,投入净水蛭,翻炒至微鼓起并呈棕黄色至黑褐色时,取出,筛去滑石粉至规定的容器内,将炮制好的药物盛放在洁净的容器内,放凉后收藏。每 100 kg 药材,用滑石粉 40~50 kg。

【成品性状】

水蛭　为不规则小段。扁平,有环节。背部黑褐色或黑棕色,稍隆起,腹面棕黄色,平坦。质脆,易折断,断面胶质状。气微腥。

烫水蛭　呈不规则扁块状或扁圆柱形,略鼓起,表面棕黄色至黑褐色,附有少量白色滑石粉。断面松泡,灰白色至焦黄色。气微腥。

【炮制作用】

水蛭　味咸、苦,性平;有小毒。归肝经。具有破血通经、逐瘀消癥的作用。生品有小毒,质地坚韧,多入煎剂,以破血逐瘀为主。用于癥瘕痞块,血瘀经闭,跌扑损伤。

烫水蛭　水蛭经滑石粉炒后能降低毒性,质地酥脆,利于粉碎,多入丸散剂。用于内伤瘀血,跌扑损伤,心腹疼痛。并矫正不良气味和杀死虫卵,便于服用和贮藏。

【贮藏】

置干燥处,防蛀。

知识拓展

1.《中国药典》(2015 年版)规定:滑石粉烫水蛭水分不得过 14.0%;总灰分不得过 12.0%,酸不溶性灰分不得过 3.0%。

2.水蛭中所含的水蛭素是抗凝血的有效成分,遇热和稀盐酸容易破坏,据报道,温浸或冷提的水蛭生粉提取液的抗凝作用很显著,但煎煮或炮制后的水蛭抗凝血作用剧减,烫制后抗凝血活性降低。水蛭的毒性极低,若利用粉碎机制粉后,再装入胶囊服用,既可保持药效,又便于服用。

刺猬皮

刺猬皮炮制首见于汉代《神农本草经》。处方用名有刺猬皮、猬皮、炒刺猬皮等。《中国药典》(2015 年版)附录Ⅲ收载该品种。

【来源】

本品为刺猬科动物刺猬 *Erinaceus europaeus* L.或短刺猬 *Hemicechianus dauricus* Sundevall 的干燥外皮。捕捉后,将皮剥下,除去肉脂,撒上一层石灰,置于通风处阴干。

【生药饮片制备】

取原药材,用碱水浸泡,将污垢洗刷干净,再用饮用水洗净,润透,剁成小方块,干燥。

【操作方法】

取滑石粉适量,置炒制器具中,用中火加热,炒至灵活状态时,投入净刺猬皮块,翻炒至黄色、鼓起、刺尖秃时,取出,筛去滑石粉,放凉。每100 kg 药物,用滑石粉40 kg。

【成品性状】

刺猬皮　为密生硬刺的不规则小块。外表面灰白色、黄色或灰褐色,皮内面灰白色。边缘有毛,质坚韧。有特殊腥臭气。滑石粉炒刺猬皮质地发泡鼓起,黄色,附有少量滑石粉,皮部边缘向内卷曲,边缘皮毛脱落,呈焦黄色。刺体膨大,刺尖秃。质地酥脆,易折断。微有腥臭味。

滑石粉炒刺猬皮　发泡鼓起,黄色,附有少量滑石粉,皮部边缘内向卷曲,边缘皮毛脱落,呈焦黄色,刺体膨大,刺尖秃,质地酥脆,易折断,微有腥臭味。

【炮制作用】

刺猬皮　味苦,性平。归胃、大肠经。具有止血行瘀、固精缩尿、止痛的作用。因生品质坚韧,有较浓的腥臭味,很少生用。

滑石粉炒刺猬皮　刺猬皮经滑石粉炒后质地酥脆松泡,便于煎煮和粉碎,并可矫正不良气味。

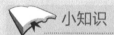

小知识

【其他炮制方法、成品性状、炮制作用】

砂炒刺猬皮　取砂适量,置炒制器具内,用武火加热,炒至滑利、灵活状态时,投入净刺猬皮块,不断翻炒至刺尖卷曲焦黄,质地发泡时,取出,筛去砂,放凉。或用砂炒法炒至上述规格时,趁热投入醋液中稍浸,捞出,干燥。每100 kg 净刺猬皮,用醋10 kg。

砂炒刺猬皮刺尖弯曲焦黄,质地发泡。微有腥臭味儿。

砂炒后质地酥脆松泡,便于煎煮和粉碎,并可矫正不良气味。醋制后增强行瘀止痛作用。用于胃痛吐食,痔瘘下血,遗精,遗尿等。

【贮藏】

置干燥处,防蛀。

知识拓展

刺猬皮含蛋白质、钙盐等成分,炒制后因高温的作用,能使钙盐生成氧化钙,收涩之性大增。内服后,在胃酸的作用下,形成可溶性钙盐,易于吸收,从而增加人体内钙的含量,促进血凝,增强收敛止血的作用。

狗鞭(肾)

狗鞭(肾)炮制首见于宋代《太平圣惠方》。处方用名有狗肾、狗鞭、制狗肾等。《中国药典》(2015 年版)附录Ⅲ收载该品种。

【来源】

本品为犬科动物黄狗 *Canis familiaris* L.的阴茎和睾丸。捕获后,割取生殖器(阴茎及睾丸),置阴凉处风干。

【生药饮片制备】

取原药材,用碱水洗净,再用饮用水洗涤,润软,切成小段或片,干燥。

【操作方法】

取滑石粉适量,置炒制器具中,用中火加热,炒至灵活状态时,投入净狗鞭(肾)段或片,不断翻炒至松泡、呈黄褐色时,取出,筛去滑石粉至规定的容器内,将炮制好的药物盛放在洁净的容器内,放凉后收藏。每100 kg 药物,用滑石粉 40 kg。

【成品性状】

狗鞭(肾)　呈圆柱状小段或圆形厚片状。黄棕色。有少许毛黏附,质地坚韧。有腥臭味。

烫狗鞭(肾)　黄褐色,表面附有少量滑石粉。质地松泡。腥臭味减弱。

【炮制作用】

狗鞭(肾)　味咸、性温。归肾经。具益肾壮阳的作用。因质坚实、气腥臭,一般不生用。

烫狗鞭(肾)　狗鞭(肾)经滑石粉炒后,质地松泡酥脆,便于粉碎和煎煮,同时矫正其不良气味。用于肾虚阳衰所致的阴痿、阴冷,以及畏寒肢冷,腰酸尿频等。

【贮藏】

置干燥处,防走油,防蛀。

鱼鳔胶

鱼鳔胶炮制首见于宋代的《圣济总录》。处方用名有鱼鳔、鱼胶、炒鱼鳔胶、鱼鳔珠。《中国药典》(2015 年版)未收载该品种。

【来源】

本品为石首鱼科动物大黄鱼 *Pseudosciaena crocea*(Richardson)、小黄鱼 *Pseudosciaena polyactis* Bleeker 或鲟科动物中华鲟 *Acipenser sinensis* Gray、鳇鱼 *Huso dauricus* Georgi 等的鱼鳔。取得鱼鳔后,剖开,压扁或制成一定形状,干燥。

【生药饮片制备】

取鱼鳔胶,除去杂质,微火烘软,切成小方块或丝。

【操作方法】

取滑石粉适量,置炒制器具内,用中火加热,炒至灵活状态时,投入净鱼鳔胶,翻炒至发泡鼓起、颜色加深时,取出,筛去滑石粉至规定的容器内,将炮制好的药物盛放在洁净的容器内,放凉后收藏。每100 kg 药材,用滑石粉 40 kg。

【成品性状】

鱼鳔胶　呈小方块状或不规则条状。黄白色或淡黄色。半透明角质样,质坚韧。气微腥,味淡。

烫鱼鳔胶　表面鼓胀发泡,黄色,表面附有少量滑石粉。质地酥脆。气微香。

【炮制作用】

鱼鳔胶　味甘、咸,性平,归肾经。具有补肾益精、滋养筋脉、止血、散瘀消肿的作用。因其质坚韧,有腥臭味,很少生用。

烫鱼鳔胶　鱼鳔胶经滑石粉炒后,降低其滋腻之性,矫正其不良气味,并有利于粉碎。用于肾虚滑精,吐血,血崩,产后痉风,破伤风,创伤出血,痔疮等。

【贮藏】

密闭,防潮、防蛀。

玳　瑁

玳瑁炮制首见于宋代的《太平圣惠方》。历代尚有水磨浓汁等。《中国药典》(2015 年版)附录Ⅲ收载该品种。

【来源】

本品为海龟科动物玳瑁 *Eretmochelys imbricata*(Linnaeus)的干燥背甲。多于春末夏初捕捉,用沸水烫后,剥下甲片;或将玳瑁倒悬,用沸醋浇泼,使甲片脱落;洗净,干燥。

【生药饮片制备】

取原药材,洗净,温水浸软或蒸软,切细丝,干燥或研成细粉。

【操作方法】

取滑石粉适量,置炒制器具中,用中火加热,炒至灵活状态时,投入净玳瑁丝,不断翻炒至表面呈微黄色、膨胀鼓起,取出,筛去滑石粉至规定的容器内,将炮制好的药物盛放在洁净的容器内,放凉后收藏。每 100 kg 药材,用滑石粉 40 kg。

【成品性状】

玳瑁　为不规则细丝。外表面淡黄棕色,光滑。内表面有白色沟纹。切面角质,对光照视可见紧密透明小点。质坚韧,不易折断。气微腥。

玳瑁粉　为灰黄色粉末,气微腥。

滑石粉炒玳瑁　深黄色,表面附有少量滑石粉。鼓起,质酥脆。

【炮制作用】

玳瑁　味甘,性寒。归心、肝经。具有镇心平肝、清热解毒的作用。临床多生用,用于热病神昏,谵语惊狂,惊风抽搐,痈肿疮毒等。

滑石粉炒玳瑁　玳瑁经滑石粉炒后使质地酥脆,利于粉碎,同时矫正其不良气味,利于服用。

【贮藏】

置干燥处,防蛀。

> **知识拓展**
>
> 玳瑁作饰品的原料取自其背部的鳞甲,是有机物。成年玳瑁的甲壳是鲜艳的黄褐色。此类饰品易蛀,清代晚期以前制作的玳瑁器至今已很难见到。汉代的著名诗篇《孔雀东南飞》中就有"足下蹑丝履,头上玳瑁光"的诗句。

5)清场

实训结束后：

①先将炮制好的药物置洁净的聚乙烯包装袋内,密封后贮藏。

②清洁炉具和其他实训器具。

③将实训室打扫干净。

④关闭水、电、气、门、窗。

任务 5.6 蛤粉炒法

5.6.1 基础知识

1)概念

将净制或切制后的药物与蛤粉共同拌炒的方法,称为蛤粉炒法。

2)适用范围

蛤粉炒法所用蛤粉味咸性寒,具有清热化痰、软坚散结的作用。其颗粒细小,炒时一般用中火,传热作用较砂为慢,故能使药物缓慢受热,适于炒制胶类药物。常用蛤粉炒制的药物有阿胶、鹿角胶等。

蛤粉的用量:一般每 100 kg 药物,用蛤粉 30~50 kg。

3)炮制目的

蛤粉炒后能使药物质地酥脆,便于制剂、调剂,增强其疗效,降低胶类药物的滋腻之性,并能矫正不良气味。

4)操作方法

(1)准备

①检查炒锅、铲子和盛药器具等是否齐全和洁净,必要时进行清洁。

②将胶类药材烘软,并切成 6~10 mm 的立方块,称重。

③将蛤粉研细过筛,称取适量,一般每 100 kg 药物,用蛤粉 30~50 kg。

(2)预热

将适量滑石粉置于炒锅内,中火加热翻炒至灵活、滑利状态。

(3)投药

投入净药材。

(4)翻炒

中火加热,快速翻炒,亮锅底,动作要娴熟,使药物受热均匀。

(5)出锅

炒至药物膨胀鼓起,内部膨松时,迅速出锅。筛去蛤粉置规定的容器内,炒制品置洁净的容器内,摊开放凉。

（6）成品规格

成品呈外表灰白色或灰褐色,附有少量蛤粉,质酥松泡易碎,内无胶块。药屑、杂质含量不得过 3.0%,生品、糊品不过 2.0%（即符合《中药饮片质量标准通则》要求）。

（7）收藏

将炮制品装入无毒聚乙烯塑料袋中,密封袋口。

（8）清场

按要求清洁相关器具、工作台面及灶具,并归位。

5）注意事项

①温度不宜偏高,火力不宜过大,以防药物黏结、焦糊或"烫僵"。

②胶丁下锅翻炒要速度快而均匀,否则会引起互相粘连,造成不圆整而影响外观。

③蛤粉烫炒同种药物可反复使用两次以上,至色变灰暗或颜色加深后需及时更换。

④贵重、细料药物如阿胶之类,在大批炒制前最好先采取试投的方法,以便掌握火力,保证炒制品质量。

5.6.2　技能实训

1）目的

熟悉并掌握药物蛤粉炒制的操作方法和注意事项;能准确把握药物炒制的火力;会判断各种药物炮制的成品性状;掌握辅料的用量和处理方法。

2）仪器及材料

①实训设备　炒锅、电磁炉、铲子、刷子、药盘、电子秤、药筛等。

②实训药材和辅料　阿胶、鹿角胶、蛤粉。

3）准备工作

检查实训工具是否齐全,排风扇工作是否正常。将要炮制的药物筛去碎屑、杂质,药物按大小、粗细分档备用。检查炒锅、铲子和盛药器具等是否齐全和洁净,必要时进行清洁。

4）实训内容

阿　胶

阿胶炮制首见于汉代的《金匮玉函经》。处方用名有阿胶、阿胶珠、炒阿胶等。《中国药典》（2015 年版）载有阿胶和阿胶珠两种炮制品。

【来源】

本品为马科动物驴 *Equus asinus* L.的干燥皮或鲜皮经煎煮、浓缩制成的固体胶。

【生药饮片制备】

取原药材,除去杂质,捣成碎块。

【操作方法】

阿胶珠　取阿胶,烘软,切成 1 cm 左右的丁;将蛤粉置炒锅内,用中火加热,待蛤粉炒至灵活状态,投入大小分档后的阿胶丁,不断翻炒至鼓起呈圆球形,内无溏心时取出,筛去蛤粉至规定的容器内,将炮制好的阿胶珠盛放在洁净的容器内,放凉后收藏。

【成品性状】

阿胶　本品呈方形块或丁状。棕色至黑褐色,有光泽。质硬而脆,断面光亮,碎片对光照视呈棕色半透明状。气微,味微甘。

阿胶珠　呈类球形,表面棕黄色或灰白色,附有白色粉末。体轻,质酥,易碎。断面中空或多孔状,淡黄色至棕色。气微,味微甜。

蒲黄炒阿胶　外表呈棕褐色,其余同蛤粉炒阿胶。

【炮制作用】

阿胶　味甘,性平。归肺、肝、肾经。具有补血滋阴、润燥、止血的作用。生品阿胶滋阴补血力胜。多用于血虚萎黄,眩晕心悸,心烦不眠,虚风内动等。多入汤剂烊化服用。

蛤粉炒阿胶　炒制后降低了滋腻之性,质变酥脆,利于调剂和制剂,同时矫正不良气味。以益肺润燥力胜。多用于阴虚咳嗽,久咳少痰或痰中带血。

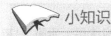 小知识

【其他炮制方法、成品性状、炮制作用】

蒲黄炒阿胶　将适量蒲黄置炒锅内,中火加热,稍有变色,投入大小分档后的阿胶丁,不断翻炒至鼓起呈圆球形,内无溏心时取出,筛去蒲黄粉至规定的容器内,将炮制好的阿胶盛放在洁净的容器内,放凉后收藏。

蒲黄炒阿胶外表呈棕褐色,其余同蛤粉炒阿胶。

蒲黄炒阿胶以止血安络力强。多用于阴虚咯血,崩漏,便血。

【贮藏】

密闭。

知识拓展

1.《中国药典》(2015年版)规定:阿胶水分不得过15%;水不溶物不得过2.0%;铅不得过5 mg/kg,镉不得过0.3 mg/kg,砷不得过2 mg/kg,汞不得过0.2 mg/kg,铜不得过20 mg/kg;按干燥品计算,含L-羟脯氨酸不得少于8.0%,甘氨酸不得少于18.0%,丙氨酸不得少于7.0%,L-脯氨酸不得少于10.0%。阿胶珠水分不得过10%,总灰分不得过4.0%,含量测定同阿胶。

2.用氨基酸自动分析仪测定阿胶丁和阿胶珠中的氨基酸。结果发现,两者均含相同种类的氨基酸,但阿胶丁氨基酸总含量为63.55%,阿胶珠氨基酸总量为73.13%,阿胶珠氨基酸含量高于阿胶丁。这可能与蛤粉烫时温度高达140 ℃,加热时间短,肽键易断裂,使氨基酸含量增高,以及阿胶珠水分含量低有关。

鹿角胶

鹿角胶炮制首见于梁代《本草经集注》。历代有炙、螺粉炒、捣碎、切块、蛤粉炒等。处方用名有鹿角胶、鹿角胶珠。《中国药典》(2015年版)载有鹿角胶1种炮制品。

【来源】

本品为鹿科动物马鹿 *Cervus elaphus* Linnaeus 或梅花鹿 *Cervus nippon* Temminck 已骨化的角或锯茸后翌年春季脱落的角基,分别习称"马鹿角""梅花鹿角""鹿角脱盘"。经水煎煮、浓缩制成的固体胶。

【生药饮片制备】

取原药材,除去杂质,捣成碎块,或烘软,切成小方块(丁)。

【操作方法】

鹿角胶珠 取蛤粉适量,置炒制器具内,中火加热,炒至灵活状态下,投入鹿角胶丁,翻炒至鼓起成圆球形、内无溏心时,取出,筛去蛤粉至规定的容器内,将炮制好的阿胶珠盛放在洁净的容器内,放凉后收藏。

【成品性状】

鹿角胶 呈扁方形块。黄棕色或红棕色,半透明,有的上部有黄白色泡沫层。质脆,易碎,断面光亮。气微,味微甜。

鹿角胶珠 类圆形,表面黄白色至淡黄色,较光滑,附有少量蛤粉;质松泡易碎,味微甜。

【炮制作用】

鹿角胶 味甘、咸,性温。归肾、肝经。具有温补肝肾、益精养血的作用。用于肝肾不足所致的腰膝酸冷,阳痿滑精,虚劳羸瘦,崩漏下血,便血尿血,阴疽肿痛。

鹿角胶珠 蛤粉炒后,降低其滋腻性,质变酥脆,并矫正其不良气味,便于粉碎和服用,可入丸、散剂。

【贮藏】

密闭。

> **知识拓展**
>
> 《中国药典》(2015年版)规定:鹿角胶珠水分不得过15.0%;总灰分不得过3.0%;重金属不得过30 mg/kg,其中砷盐不得过2 mg/kg;水中不溶物不得过2.0%;按干燥品计算,含总氮(N)不得少于10.0%。

5)清场

实训结束后:

①先将炮制好的药物置洁净的聚乙烯包装袋内,密封后贮藏。

②清洁炉具和其他实训器具。

③将实训室打扫干净。
④关闭水、电、气、门、窗。

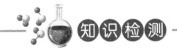知识检测

一、单项选择题

1.蛤粉炒法适用的药物是(　　)。

　　A.胶类药材　　　B.动物类药材　　　C.树脂类药材　　　D.矿物类药材　　　E.贝壳类药材

2.下列药物加辅料炒主要是为降低毒性的是(　　)。

　　A.土炒白术　　　B.米炒斑蝥　　　C.砂炒骨碎补　　　D.蛤粉炒阿胶　　　E.麸炒苍术

3.马钱子砂炒的原理是使哪类成分发生变化从而降低毒性?(　　)

　　A.挥发油　　　B.苷类　　　C.生物碱　　　D.鞣质　　　E.蒽醌类

4.下列药物中常用米炒法炮制的有(　　)。

　　A.党参　　　B.九香虫　　　C.蕲蛇　　　D.白术　　　E.栀子

5.临床用于温经止血,应选用(　　)。

　　A.蒲黄炭　　　B.荆芥炭　　　C.地榆炭　　　D.干姜炭　　　E.山楂炭

6.下列药物中哪一味药既可用麸炒又可用土炒法炮制?(　　)

　　A.苍术　　　B.白术　　　C.枳壳　　　D.僵蚕　　　E.枳实

7.砂炒时,辅料砂主要是起(　　)。

　　A.协同作用　　　　　　　　B.中和作用

　　C.中间传热体作用　　　　　D.吸附油性作用

8.苍术炮制后,燥性降低的原因是(　　)含量降低。

　　A.挥发油　　　B.生物碱　　　C.皂苷　　　D.苍术酮

二、多项选择题

1.炒中需要用中火的有(　　)。

　　A.炒王不留行　B.麸炒苍术　　C.砂炒马钱子　　D.炒焦山楂　　E.炒苍耳子

2.白术炮制时可采用的炮制方法有(　　)。

　　A.土炒　　　B.砂炒　　　C.麸炒　　　D.米炒　　　E.蛤粉炒

3.可用砂炒法炮制的药物有(　　)。

　　A.蜈蚣　　　B.穿山甲　　　C.刺猬皮　　　D.鳖甲　　　E.狗脊

4.下列所述哪些是马钱子炮制的原理?(　　)

　　A.使士的宁加热升华　　　　　　B.使马钱子碱分解

　　C.使士的宁加热转化为异型结构　D.生物碱含量下降

　　E.使马钱子碱加热转化为异型结构

5.下列药物可用麦麸炒的有(　　)。

　　A.远志　　　B.枳壳　　　C.苍术　　　D.山药　　　E.白术

6.阿胶的炮制方法有(　　)。

　　A.切片　　　B.切丁　　　C.蛤粉炒　　　D.滑石粉炒　　　E.蒲黄炒

7.下列哪些是阿胶珠炮制时应注意的问题？（　　　）
　　A.爆花率　　　　　B.火力　　　　　　C.翻炒速度　　　　D.颜色变化　　　　E.辅料用量

8.下列辅料需要炒制灵活状态投药的是（　　　）。
　　A.大米　　　　　B.麦麸　　　　　　C.砂　　　　　　　D.滑石粉　　　　　E.蛤粉

9.下列辅料需要炒至冒烟状态投药的是（　　　）。
　　A.大米　　　　　B.麦麸　　　　　　C.砂　　　　　　　D.滑石粉　　　　　E.土

10.哪项是阿胶珠的成品性状？（　　　）
　　A.圆球形　　　B.质松脆　　　C.外表灰白色　　　D.外表焦褐色　　　E.内部蜂窝状

11.米炒斑蝥能降低毒性的原理是（　　　）。
　　A.士的宁含量降低　　　　　　B.斑蝥素部分升华
　　C.异士的宁含量增加　　　　　D.斑蝥素部分被米吸附
　　E.总生物碱含量降低

三、填空题

1.麸炒药物时，炒制器具最佳预热程度应为_____，用_____火加热。麸炒苍术的成品性状为_____，炮制作用为_____。

2.土炒山药的炮制作用是_____。

3.米炒法中，米炒党参目的是_____，米炒斑蝥目的是_____。

4.白术的不同炮制品中，麸炒白术目的是_____，土炒白术目的是_____。

5.马钱子砂烫降低毒性的原理是_____。

6.穿山甲砂烫的炮制程度是_____。

7.阿胶珠炮制可用辅料_____和_____进行炮制。

四、判断题

1.麸炒苍术可通过降低其挥发油类成分含量而达到降低副作用的目的。　　　　（　　）

2.马钱子炮制减毒的原理是毒性成分加热升华。　　　　（　　）

3.加固体辅料炒法，炮制同种药物时辅料可一直循环使用。　　　　（　　）

五、简答题

1.试述麸炒法的操作方法和注意事项。

2.试述砂烫马钱子的炮制方法、炮制作用及炮制原理。

3.试述麸炒斑蝥的炮制方法、注意事项及炮制原理。

4.试述阿胶珠的炮制方法及炮制作用。

技　能　检　测

要求：学生按指定任务进行实际操作，教师分别予以评分。

1.麸炒苍术如何炮制？

2.土炒山药如何炮制？

3.砂烫骨碎补如何炮制？

项目 6 炙 法

炙法,即加液体辅料拌炒的一种炒制方法,有相当部分药材在炮制中需要加入不同的液体辅料。常用的辅料有酒、醋、食盐水、姜汁、蜂蜜等。这些辅料可对主药起到一定的协调作用,或增强疗效,或降低毒性,或缓和药性等。

📖【知识目标】

掌握液体辅料的种类和作用;掌握酒炙法、醋炙法、盐炙法、姜炙法、蜜炙法的工艺流程和注意事项;熟悉大黄、白芍、当归、延胡索、芫花、柴胡、乳香、黄柏、杜仲、车前子、补骨脂、厚朴、甘草、麻黄、百部、百合、淫羊藿等药物的炮制作用和成品性状;熟悉大黄、延胡索、甘草、麻黄的炮制原理;了解药物的现代研究进展。

📖【技能目标】

能根据临床需要和制剂要求选择合适的辅料和炒制方法;能熟练操作不同药材的炮制;会判断成品的性状是否合格;会分析和解决期间出现的问题。

【基础知识】>>>

1)概念

将净选或切制后的药物,加入定量的液体辅料拌炒,使辅料逐渐渗入药物组织内部的方法,称为炙法,即加液体辅料炒法。

2)目的

药物炙后在性味、功效、作用趋向、归经和理化性质方面均可发生某些变化,起到降低毒性、抑制偏性、增强疗效、矫臭矫味等作用,从而最大限度地发挥疗效。

3)特点

与加固体辅料炒法的区别如下:

	加液体辅料炒法	加固体辅料炒法
辅料	液体辅料	固体辅料
温度	低	高

续表

	加液体辅料炒法	加固体辅料炒法
时间	长	短
火力	文火(个别药物用中火)	中火或武火
辅料去向	辅料渗入药材组织内部	炒后筛去
辅料作用	协同增强疗效	中间传热体
操作方法	先加辅料后炒药或先炒药后加辅料	多为先预热辅料后投药

4)常用液体辅料及对药物的影响

(1)酒

①来源和理化性质 用于制药的有黄酒和白酒两大类。黄酒为米、麦、黍等用曲酿制而成,含乙醇15%~20%,尚含糖类、酯类、氨基酸、矿物质等。一般为棕黄色透明液体,气味醇香特异。白酒为米、麦、黍、薯类、高粱等用曲酿制并经蒸馏而成。含乙醇50%~60%,尚含有机酸类、酯类、醛类等成分。一般为无色澄明液体,气味醇香特异,且有较强的刺激性。

②性味功效 酒性大热,味甘、辛。能活血通络,祛风散寒,行药势,矫味矫臭。

③对药物的影响

a.如生物碱及盐类、苷类、鞣质、有机酸、挥发油、树脂、糖类及部分色素(叶绿素、叶黄素)等皆易溶于酒中。

b.还能提高某些无机成分的溶解度,如酒可以和植物体内的一些无机成分($MgCl_2$,$CaCl_2$等)形成结晶状的分子化合物,称结晶醇($MgCl_2 \cdot 6CH_3OH$,$CaCl_2 \cdot 4C_2H_5OH$),结晶醇易溶于水,故可提高其溶解度。

c.动物的腥膻气味为三甲胺、氨基戊醛类等成分,酒制时此类成分可随酒挥发而除去。酒中含有酯类等醇香物质,可以矫味矫臭。

浸药多用白酒,炙药用黄酒(中药炮制里只有蟾酥用白酒,其他都用黄酒)。

(2)醋

①来源和理化性质 醋是以米、麦、高粱以及酒精等酿制而成。陈旧者良,用陈醋的效果是最好的。主要成分为醋酸,占4%~6%,尚有维生素、灰分、琥珀酸、草酸、山梨糖等。

②性味功效 醋性味酸苦,温。具有引药入肝、理气、止血、行水、消肿、解毒、散瘀止痛、矫味矫臭等作用。

③对药物的影响

a.醋具酸性,能与药物中所含的游离生物碱等成分结合成盐,从而增加其溶解度而易煎出有效成分,提高疗效。如醋制延胡索(醋酸与延胡索乙素和去氢延胡索甲素结合生成醋酸盐,易溶于水)。

b.醋能使大戟、芫花等药物毒性降低而有解毒作用。

c.醋能和具腥膻气味的三甲胺类成分结合成盐而无臭气,故可除去药物的腥臭气味。

d.此外醋还具有杀菌防腐作用。

醋多用作炙、蒸、煮等辅料,常用醋制的药物有延胡索、甘遂、商陆、大戟、芫花、莪术、香附、柴胡等。

（3）蜂蜜

①来源和理化性质　主要成分为果糖、葡萄糖，两者约占蜂蜜的70%，尚含少量蔗糖、麦芽糖、矿物质、蜡质、含氧化合物、酶类、氨基酸、维生素等物质。

②性味功效　蜂蜜生则性凉，故能清热；熟则性温，故能补中；以其甘而平和，故能解毒；柔而濡泽，故能润燥；缓可去急，故能止痛；气味香甜，故能矫味矫臭。

中药炮制常用的是炼蜜，即将生蜜加适量水煮沸，滤过，去沫及杂质，稍浓缩而成。

③对药物的影响

a.用炼蜜炮制药物，能与药物起协同作用，增强药物疗效。蜜炙止咳药、蜜炙补气药。

b.解毒或消除副作用。百部生品有小毒，对胃有一定刺激性。蜜炙可缓和对胃刺激性，并增强润肺止咳作用。

c.缓和药物性能。蜜炙麻黄，缓其发汗之力，并可增强止咳平喘之功。

d.矫味矫臭。马兜铃味苦劣，对胃有一定刺激性。蜜炙可矫味，并增强止咳作用。常用蜂蜜炮制的药物有甘草、麻黄、紫菀、百部、马兜铃、白前、枇杷叶、款冬花、百合、桂枝等。

（4）食盐水

①来源和理化性质　为食盐的结晶体加适量水溶化，经过滤而得的澄明液体。主含氯化钠，尚含少量的氯化镁、硫酸镁、硫酸钙等。

②性味功效　食盐性味咸，寒。能强筋骨，软坚散结，清热，凉血，解毒，防腐，并能矫味。

③对药物的影响　药物经食盐水制后，能改变药物的性能，增强药物的作用。如黄柏知母，盐炙增强滋阴降火的作用，盐炙小茴香，增强疗疝止痛的作用。

注：加水量是食盐的4~5倍。

（5）生姜汁

①来源和理化性质　取姜科植物鲜姜的根茎，经捣碎取汁；或用干姜，加适量水共煎去渣而得的黄白色液体。姜汁有香气，其主要成分为挥发油、姜辣素（姜烯酮、姜酮、姜萜酮混合物），另外尚含有多种氨基酸，淀粉及树脂状物。

②性味功效　生姜性味辛，温。升腾发散而走表，能发表，散寒，温中，止呕，开痰，解毒。

③对药物的影响

a.药物经姜汁制后能抑制其寒性。如姜制栀子，酒大黄。

b.增强疗效。姜制厚朴可增强其宽中和胃，姜制竹茹、半夏，能增强其化痰止呕。

c.降低毒性。姜制半夏、南星。半夏、南星畏生姜。

常以姜汁制的药物有厚朴、竹茹、草果、半夏、黄连等。

（6）甘草汁

①来源和理化性质　取甘草饮片水煎去渣而得的黄棕色至深棕色的液体（煎法制得）。甘草主要成分为甘草甜素及甘草苷、还原糖、淀粉及胶类物质等。

②性味功效　甘草性味甘，平。具补脾益气，清热解毒，祛痰止咳，缓急止痛作用。

③对药物的影响

a.药物经甘草汁制后能缓和药性，降低毒性。早在《神农本草经》中就有甘草"解毒"的记载。实验证明，甘草对药物中毒、食物中毒、体内代谢物中毒及细菌毒素都有一定的解毒作用。如能解苦楝皮、丁公藤、山豆根的毒，对抗癌药喜树碱、农吉利有解毒增效作用，能解毒蕈中毒，还能降低链霉素、呋喃坦啶的毒副作用。

b.甘草苷系表面活性剂，能增加其他不溶于水物质的溶解度。

综上,中医处方中常用甘草为药引,调和诸药,在炮制和煎煮过程中也起到增容的作用(中医处方用药有君臣佐使之分。甘草一般为使药,使者负责两国之间友好往来,协调各国关系,使药也就是协调各药的关系,即调和诸药)。

常以甘草汁制的药物有远志、半夏、吴茱萸等。

（7）黑豆汁

①来源和理化性质　为大豆的黑色种子,加适量水煮熬去渣而得的黑色混浊液体。黑豆含蛋白质、脂肪、维生素、色素、淀粉等物质。

②性味功效　黑豆性味甘,平。能活血,利水,祛风,解毒,滋补肝肾。

③对药物的影响　药物经黑豆汁制后能增强药物的疗效,降低药物毒性或副作用等。在以前一些有毒的药物常用黑豆汁制,现在用黑豆汁做辅料已经很少了,只有一味药还常用,就是何首乌,既增强了补肝肾、益精血、乌须发、强筋骨的作用,同时消除了生首乌滑肠致泻的副作用。

（8）米泔水(即淘米水)

①来源和理化性质　为淘米时第二次滤出之灰白色混浊液体(第一边杂质多,较脏),又称米二泔,其中含少量淀粉和维生素等。因易酸败发酵,应临用时收集。

②性味功效　米泔水性味甘,凉,无毒。能益气,除烦,止渴,解毒。

③对药物的影响　米泔水是悬浊液,对油脂有吸附作用,常用来浸泡含油质较多的药物,以除去部分油质,降低药物辛辣之性,增强补脾和中的作用。常以米泔水制苍术,可以较多地吸附苍术中的油分,降低燥性,增强健脾和胃之功。

目前,因米泔水不易收集,大生产也有用 2 kg 米粉加水 100 kg,充分搅拌代替米泔水用。

（9）胆汁

①来源和理化性质　系牛、猪、羊的新鲜胆汁,为绿褐色、微透明的液体,略有黏性,有特异腥臭气,主要成分为胆酸钠、胆色素、黏蛋白、脂类及无机盐类等。

②性味功效　胆汁性味苦,大寒。能清肝明目,利胆通肠,解毒消肿,润燥。

③对药物的影响　与药物共制后,能降低药物的毒性或燥性,增强疗效。主要用于制备胆南星,辛燥之性降低,由燥湿化痰转为以清热化痰为主。胆汁制黄连增加黄连的苦寒之性,更好地发挥清热泻火的功效。

（10）麻油

①来源和理化性质　为胡麻科植物脂麻的干燥成熟种子经冷压或热压所得的油脂,主要成分为亚油酸甘油酯、芝麻素等。

②性味功效　麻油性味甘,微寒。能清热,润燥,生肌。

③对药物的影响　因沸点较高,常用以炮制质地坚硬或有毒药物,质地坚硬者,可使之酥脆,有毒药物可使其降低毒性。如油炸马钱子,可使其毒性成分士的宁和马钱子碱含量降低而降低毒性。

凡混入杂质或酸败者不可用。常以麻油制的药物有马钱子、地龙、豹骨等。

其他的液体辅料还有吴茱萸汁、萝卜汁、羊脂油、鳖血、石灰水等。根据临床需要而选用。

5）分类

根据炙法常用辅料,可分为酒炙、醋炙、盐炙、姜炙、蜜炙和油炙法。

任务 6.1　酒炙法

6.1.1　基础知识

1) 概念

将净选或切制后的药物,加入一定量酒拌炒的方法,称为酒炙法。

2) 适用范围

酒性味甘、辛、大热,气味芳香,能升能散。具有行药势、活血通络、祛风散寒、矫味的作用。故酒炙多适用于活血散瘀、祛风通络及性味苦寒的药物。常以酒炒的药物有大黄、白芍、当归、牛膝、乌梢蛇等。

一般每 100 kg 净药物,用黄酒 10~20 kg。

3) 炮制目的

(1) 增强疗效

活血化瘀药如川芎、延胡索酒炙后能增强活血作用;柴胡醋炙可增强疏肝解郁作用等。

(2) 缓和药性

大黄、黄柏酒炙可缓和苦寒之性。

(3) 引药上行

大黄、黄柏酒炙后还可引药上行,清上焦之热。

(4) 矫臭矫味

某些气味腥臭的药物如乌梢蛇、五灵脂酒炙可去腥等。

4) 操作方法

酒炙法从操作上有先拌酒后炒药和先炒药后加酒两种。一般采用先拌酒后炒药的方法,仅一些特殊药物如五灵脂质地疏松的药材需要先炒药后加酒。下面重点介绍先拌酒后炒药的操作方法。

先拌酒后炒药的操作步骤如下:

(1) 准备

①检查炒锅、铲子和盛药器具等是否齐全和洁净,必要时进行清洁。

②除去饮片中的杂质、非药用部位,大小分档,称重。

③称取适量黄酒,一般每 100 kg 净药物,用黄酒 10~20 kg。

④将黄酒和药物拌匀闷润至液体被吸尽。

(2) 预热

用文火加热,将炒锅预热至所需程度。

(3) 投药

投入闷润好的净药物。

（4）翻炒

文火加热，快速翻炒，亮锅底，动作要娴熟，使药物受热均匀。

（5）出锅

当药物炒至近干，颜色加深时，出锅，摊开放凉。

（6）成品规格

成品颜色加深，偶有焦斑。有酒香气。药屑、杂质含量不得过1.0%，生品、糊品不过2.0%（即符合《中药饮片质量标准通则》要求）。

（7）收藏

将制品装入无毒聚乙烯塑料袋中，密封袋口。

（8）清场

按要求清洁相关器具、工作台面及灶具，并归位。

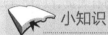小知识

先炒药物后加酒　取净药物，置炒制容器内，用文火加热，炒至一定程度时，均匀喷洒一定量的酒，再用文火炒制规定程度，取出，摊晾。此法适用于少数质地疏松需酒炙的药物。一般每100 kg净药物，用黄酒10～20 kg。

5）注意事项

①闷润过程中容器要加盖。

②酒量太少不易与药物拌匀时可先将酒用水稀释。

③一般用文火加热，炒至近干，颜色加深。

④一般药物应采用先拌酒后炒干的方法，个别质地疏松的药物可先炒药后加酒。

6.1.2　技能实训

1）目的

熟悉并掌握药物麸炒的操作方法和注意事项；能准确把握药物炒制的火力；会判断各种药物炮制的成品性状；掌握辅料的用量和处理方法。

2）仪器及材料

①实训设备　炒锅、电磁炉、铲子、刷子、盛药器具、电子秤、药筛、瓷盆、瓷盘、量筒、台秤等。

②实训药物和辅料　大黄、白芍、当归、黄连、川芎、丹参、牛膝、续断、乌梢蛇、蟾酥、黄酒。

3）准备工作

检查实训工具是否齐全，排风扇工作是否正常。将要炮制的药物筛去碎屑、杂质，药物按大小、粗细分档备用。检查炒锅、铲子和盛药器具等是否齐全和洁净，必要时进行清洁。

4) 实训内容

大 黄

大黄炮制首见于汉代《金匮玉函经》。处方用名有大黄、生大黄、川军、酒军、酒大黄、醋大黄、熟军、熟大黄、大黄炭。《中国药典》(2015年版)载有大黄、酒大黄、熟大黄、大黄炭4种炮制品。

【来源】

本品为蓼科植物掌叶大黄 *Rheum palmatum* L.、唐古特大黄 *Rheum tanguticum* Maxim.ex Balf.或药用大黄 *Rheum officinale* Baill.的干燥根和根茎。秋末茎叶枯萎或次春发芽前采挖,除去细根,刮去外皮,切瓣或段,绳穿成串干燥或直接干燥。

【生药饮片制备】

取原药材,除去杂质,洗净,润透,切厚片或块,晾干。

【操作方法】

取净大黄片,用黄酒拌匀,在密闭的容器中闷润,待酒被吸尽后,置预热后的炒制器具内,文火炒至近干、色泽加深,并逸出大黄的特异气味时,取出放凉。筛去碎屑。每100 kg净大黄片,用黄酒10 kg。

【成品性状】

大黄 为不规则厚片或块,周边黄棕色至红棕色,有的可见类白色网状纹理及星点(异型维管束)散在,残留的外皮棕褐色,质坚实,有的中心稍松软。切面淡红棕色或黄棕色,显颗粒性;根茎髓部宽广,有星点环列或散在;根木部发达,具放射状纹理,形成层环明显,无星点。气清香,味苦而微涩,嚼之黏牙,有沙粒感。

酒大黄 形如大黄,表面深棕色或棕褐色,略有焦斑,断面呈浅棕色,质坚实。略有酒气。

【炮制作用】

大黄 味苦,性寒。归脾、胃、大肠、肝、心包经。具有泻下攻积、清热泻火、凉血解毒、逐瘀通经、利湿退黄的作用。生品苦寒沉降,气味重浊,泻下作用峻烈。用于实热积滞便秘,血热吐衄,目赤咽肿,痈肿疔疮,肠痈腹痛,瘀血经闭,产后瘀阻,跌打损伤,湿热痢疾,黄疸尿赤,淋证,水肿;外治烧烫伤。

酒大黄 酒炒后苦寒泻下作用稍缓,并借酒的升提之性,引药上行,善清上焦血分热毒。用于目赤咽肿,齿龈肿痛。

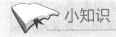 小知识

【其他炮制方法、成品性状、炮制作用】

熟大黄 ①取净大黄块,置木甑、笼屉或其他器具内,隔水蒸至大黄内外均呈黑色为度,取出干燥。

②取净大黄块,用黄酒拌匀,闷1~2 h至酒被吸尽,装入炖药罐或适宜的蒸制容器内,隔水加热24~32 h至大黄内外均呈黑色时,取出干燥。每100 kg净大黄块,用黄酒30 kg。

熟大黄形如大黄,表面黑褐色,质坚实。有特异的芳香气,味微苦。

熟大黄酒蒸后泻下缓和,有泻火解毒的作用,并能减轻腹痛的副作用,增强活血祛瘀之功。用于火毒疮疡,瘀血内停。

大黄炭　取净大黄片,置预热后的炒制器具内,武火加热,炒制外表呈焦黑色、内部焦褐色,取出放凉。筛去碎屑。

大黄炭形如大黄,表面焦黑色,断面焦褐色,质轻而脆,有焦香气,味苦涩。

大黄炭泻下作用极微,并有凉血化瘀止血作用。用于血热有瘀出血症。

醋大黄　取净大黄片,用醋拌匀闷润,待醋被吸尽后,置炒制器具内,文火加热,炒干,取出放凉。筛去碎屑。每100 kg净大黄片,用醋15 kg。

醋大黄形如大黄,表面深棕色或棕褐色,断面浅棕色。略有醋香气。

醋大黄泻下作用减弱,以消积化瘀为主,多用于食积痞满,产后瘀滞、癥瘕癖积。

清宁片　取净大黄片或块,置煮制器具内加水超过药面,武火加热,煮烂,加入规定量的黄酒(100∶30)搅拌,再煮成泥状,取出晒干,粉碎后过100目筛。取其细粉,再与黄酒、炼蜜混合拌匀成块状,置笼屉内蒸透,取出揉匀,搓成直径约14 mm的圆条,于50~55 ℃下进行低温干燥,烘至七八成干时,装入容器内,闷约10 d至内外湿度一致,手摸有挺劲,取出,切厚片,晾干。筛去碎屑。每100 kg净大黄片或块,用黄酒75 kg,炼蜜40 kg。

清宁片为圆形厚片,表面乌黑色。有香气,味微苦甘。

清宁片泻下作用缓和,具缓泻而不伤气,逐瘀而不败正之功。用于饮食停滞,口干舌燥,大便秘结的年老、体弱、久病患者。可单用。

【贮藏】

置通风干燥处,防蛀。

知识拓展

1.《中国药典》(2015年版)规定:大黄总灰分不得过10.0%,水溶性浸出物不得少于25.0%,按干燥品计算,含芦荟大黄素($C_{15}H_{10}O_5$)、大黄酸($C_{15}H_8O_6$)、大黄素($C_{15}H_{10}O_5$)、大黄酚($C_{10}H_{10}O_4$)和大黄素甲醚($C_{16}H_{12}O_5$)的总量不得少于1.5%。

2.结合型蒽醌为大黄的主要泻下成分,酒炙大黄泻下效力比生品降低30%,熟大黄(酒炖)、清宁片泻下效力比生品降低95%;大黄炒炭几乎无泻下作用。

3.炮制能降低大黄的毒副作用,在临床上,生大黄的主要副作用是引起恶心、呕吐、腹痛等胃肠道反应,而熟大黄在应用中,则无上述消化道的不良反应,说明生大黄经炮制后可消除这一副作用。

白　芍

白芍炮制首见于汉代《伤寒论》。处方用名有白芍、炒白芍、酒白芍、醋白芍、土炒白芍。《中国药典》(2015年版)载有白芍、炒白芍和酒白芍3种炮制品。

【来源】

本品为毛茛科植物芍药 *Paeonia lactiflora* Pall.的干燥根。夏、秋二季采挖,洗净,除去头尾和细根,置沸水中煮后除去外皮或去皮后再煮,晒干。

【生药饮片制备】

取原药材,除去杂质,大小条分开,洗净,润透,切薄片,干燥。

【操作方法】

取净白芍片,加入定量黄酒拌匀,在密闭的容器中闷润,待酒被吸尽后,置预热后的炒制器具内,文火加热,炒至微黄色,取出放凉。筛去碎屑。每 100 kg 净白芍片,用黄酒 10 kg。

【成品性状】

白芍　呈类圆形的薄片。表面淡棕红色或类白色,平滑。切面类白色或微带棕红色,形成层环明显,可见稍隆起的筋脉纹呈放射状排列。气微,味微苦、酸。

酒白芍　形如白芍片,表面微黄色或淡棕黄色,有的可见焦斑。微有酒香气。

【炮制作用】

白芍　味苦、酸,性微寒。归肝、脾经。具有养血调经、敛阴止汗、柔肝止痛、平抑肝阳的作用。生品长于养血敛阴、平抑肝阳。用于血虚萎黄,头痛眩晕,月经不调,烦躁易怒,自汗,盗汗等。

酒白芍　白芍酒炙后能降低酸寒之性,善于和中缓急。多用于胁肋疼痛,腹痛,尤其是产后腹痛。

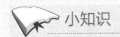 小知识

【其他炮制方法、成品性状、炮制作用】

炒白芍　取净白芍片,置预热后的炒制器具内,用文火加热,炒至表面微黄色,取出放凉。筛去碎屑。

炒白芍形如白芍片,表面微黄色或淡棕黄色,有的可见焦斑。气微香。

白芍炒后药性缓和,以养血敛阴为主。用于肝旺脾虚的肠鸣腹痛、泄泻或泻痢日久。

醋白芍　取净白芍片,加入定量醋拌匀闷润,待醋被吸尽后,置预热后的炒制器具内,文火加热,炒干,取出放凉。筛去碎屑。每 100 kg 净白芍片,用醋 15 kg。

醋白芍表面微黄色,微有醋香。

白芍醋炙后入肝收敛,有敛血、止血、疏肝解郁的作用。用于肝郁乳汁不通,尿血等。

土炒白芍　取定量土粉,置炒制器具内,用中火加热,炒至土呈灵活状态时,投入白芍片,炒干,炒至表面挂土色微显焦黄色时,取出,筛去土粉,摊开放凉。每 100 kg 净白芍片,用灶心土粉 20 kg。

土炒白芍形如白芍片,表面土黄色,微有土香气。

土炒白芍借土气入脾,增强柔肝和脾、止泻的作用。适用于肝旺脾虚泄泻,腹痛腹泻。

【贮藏】

置干燥处,防蛀。

> **知识拓展**
>
> 1.《中国药典》(2015年版)规定：白芍、酒白芍的水分不得过14.0%,炒白芍的水分不得过10.0%;白芍、炒白芍、酒白芍的总灰分不得过4.0%;白芍、炒白芍的浸出物不得少于22.0%,白芍、炒白芍的浸出物不得少于22.0%,酒白芍的浸出物不得少于20.5%。按干燥品计算,白芍、炒白芍、酒白芍含芍药苷($C_{23}H_{28}O_{11}$)均不得少于1.20%。
>
> 2.白芍切片时,水洗后闷润至软切片,芍药苷含量最高,与生品无明显差异,水浸泡软后或水蒸气软化及水处理后的白芍,芍药苷含量最低。故白芍加工以水洗闷润切片或直接刮去外皮,而不用煮烫刮皮为佳。

丹 参

丹参始载于《神农本草经》。历代有炒制、炙制、焙制、酒炒、酒蒸等方法。处方用名有丹参、酒丹参。《中国药典》(2015年版)载丹参和酒丹参2种炮制品。

【来源】

本品为唇形科植物丹参 *Salvia miltiorrhiza* Bge.的干燥根和根茎。春、秋二季采挖,除去泥沙,干燥。

【生药饮片制备】

取原药材,除去杂质和残茎,洗净,润透,切厚片,干燥。

【操作方法】

取净丹参片,加入定量黄酒拌匀,在密闭的容器中闷润待酒被吸尽后,置预热后的炒制器具内,文火加热,炒至近干,取出放凉。筛去碎屑。每100 kg净丹参片,用黄酒10 kg。

【成品性状】

丹参　呈类圆形或椭圆形的厚片。外表皮棕红色或暗棕红色,粗糙,具纵皱纹。切面有裂隙或略平整而致密,有的呈角质样,皮部棕红色,木部灰黄色或紫褐色,有黄白色放射状纹理。气微,味微苦涩。

酒丹参　形如丹参片,表面红褐色,略具酒香气。

【炮制作用】

丹参　苦,微寒。归心、肝经。具有活血祛瘀、通经止痛、清心除烦、凉血消痈的作用。丹参多生用,生丹参其性偏寒凉,长于祛瘀止痛,清心除烦。用于胸痹心痛,脘腹胁痛,癥瘕积聚,热痹疼痛,心烦不眠,月经不调,痛经经闭,疮疡肿痛。

酒丹参　酒丹参可缓和寒凉之性,增强活血祛瘀,调经作用。多用于胸痹心痛,脘腹胁痛,癥瘕积聚,月经不调,痛经经闭等。

【贮藏】

置阴凉干燥处,防蛀。

《中国药典》(2015 年版)规定:丹参水分不得过 13.0%,总灰分不得过 10.0%,酸不溶性灰分不得过 3.0%,水溶性浸出物不得少于 35.0%,醇溶性浸出物不得少于 11.0%;按干燥品计算,含丹酚酸 B($C_{36}H_{30}O_{16}$)不得少于 3.0%。酒丹参水分不得过 10.0%,其他同丹参。

川 芎

川芎始载于《神农本草经》。古代有醋炒、焙制、煅制、酒炒、清蒸、盐水煮、盐酒炙等方法。处方用名有川芎、酒川芎。《中国药典》(2015 年版)载川芎 1 种炮制品。

【来源】

本品为伞形科植物川芎 *Ligusticum chuaxiong* Hort.的干燥根茎。夏季当茎上的节盘显著突出,并略带紫色时采挖。除去泥沙,晒后烘干,再去须根。

【生药饮片制备】

取原药材,除去杂质,分开大小,洗净,润透,切厚片,干燥。

【操作方法】

取净川芎片,加入定量黄酒拌匀,在密闭的容器中闷润待酒被吸尽后,置预热后的炒制器具内,文火加热,炒至近干,呈深黄色或黄棕色,取出放凉。筛去碎屑。每 100 kg 净川芎片,用黄酒 10 kg。

【成品性状】

川芎 为不规则厚片,外表皮黄褐色,有皱缩纹。切面黄白色或灰黄色,具有明显波状环纹或多角形纹理,散生黄棕色油点。质坚实。气浓香,味苦、辛,微甜。

酒川芎 形如川芎片。色泽加深,偶有焦斑,质坚脆,略有酒气。

【炮制作用】

川芎 辛,温。归肝、胆、心包经。具有活血行气、祛风止痛的作用。生品气厚味薄,辛香走窜力强,用于胸痹心痛,胸胁刺痛,跌扑肿痛,月经不调,经闭痛经,癥瘕腹痛,头痛,风湿痹痛等。

酒川芎 借酒力引药上行,增强活血,行气,止痛作用。多用于胸痹心痛,胸胁刺痛,跌扑肿痛,月经不调,经闭痛经等。

【贮藏】

置阴凉干燥处,防蛀。

《中国药典》(2015 年版)规定:川芎水分不得过 12.0%,总灰分不得过 6.0%,酸不溶性灰分不得过 2.0%,醇溶性浸出物不得少于 12.0%;按干燥品计算,含阿魏酸($C_{10}H_{10}O_4$)不得少于 0.10%。

当　归

当归炮制首见于南齐《刘涓子鬼遗方》。处方用名有当归、全当归、酒当归、土炒当归、当归炭。《中国药典》(2015 年版)载有当归和酒当归 2 种炮制品。

【来源】

本品为伞形科植物当归 *Angelica sinensis*（Oliv.）Diels 的干燥根。秋末采挖,除去须根及泥沙,待水分蒸发后,捆成小把,上棚,用烟火慢慢熏干。

【生药饮片制备】

取原药材,除去杂质,洗净,润透,切薄片,晒干或低温干燥。

【操作方法】

取净当归片,加入定量黄酒拌匀,在密闭的容器中闷润待酒被吸尽后,置预热后的炒制器具内,文火加热,炒至深黄色或浅黄棕色,取出放凉。筛去碎屑。每 100 kg 净当归片,用黄酒 10 kg。

【成品性状】

当归　呈类圆形、椭圆形或不规则薄片。外表皮黄棕色至棕褐色。切面黄白色或淡棕黄色,平坦,有裂隙,中间有浅棕色的形成层环,并有多数棕色的油点,香气浓郁,味甘、辛、微苦。

酒当归　形如当归片。切面深黄色或浅棕黄色,略有焦斑。香气浓郁,并略有酒香气。

【炮制作用】

当归　味甘、辛,性温。归肝、心、脾经。具有补血活血、调经止痛、润肠通便的作用。用于血虚萎黄,眩晕心悸,月经不调,经闭痛经,虚寒腹痛,风湿痹痛,跌扑损伤,痈疽疮疡,肠燥便秘。

酒当归　活血通经为主。用于经闭痛经,风湿痹痛,跌扑损伤。

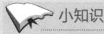 小知识

【其他炮制方法、成品性状、炮制作用】

土炒当归　将土粉置炒制器具内,炒至灵活状态,投入净当归片,炒至当归片表面均匀挂上土粉时,取出,筛去土粉,摊开放凉。每 100 kg 净当归片,用灶心土粉 30 kg。

土炒当归形如当归片,表面土黄色,挂有土粉,具土香气。

当归土炒后,即能补血,又不滑肠,多用于血虚便溏,腹中时痛。

当归炭　取净当归片,置炒制器具内,用中火加热,炒至微黑色。取出,放凉。筛去碎屑。

当归炭形如当归片,表面黑褐色,断面灰棕色,质枯脆,气味减弱,并带涩味。

当归炒炭后以止血和血为主。用于崩漏,月经过多及血虚出血等。

【贮藏】

置阴凉干燥处,防潮、防蛀。

知识拓展

1.《中国药典》(2015 年版)规定:当归水分不得过 15.0%,总灰分不得过 7.0%,酸不溶性灰分不得过 2.0%,醇溶性浸出物不得少于 45.0%;酒当归水分不得过 10.0%,醇溶性浸出物不得少于 50.0%,总灰分和酸不溶性灰分同当归。

2.当归头、身、尾、中的挥发油、糖、灰分等均无明显差异,而三者的微量元素含量及阿魏酸含量有差别。其中,归头中的钙、铜、锌最高,为归身、归尾的 1.5~6.8 倍;归尾中的钾、铁含量高,为归头、归身的 1.5~2.0 倍;阿魏酸含量以归尾最高,归身次之,归头最低。

牛　膝

牛膝炮制首见于晋代《肘后本草》。处方用名有牛膝、怀牛膝、酒牛膝、盐牛膝。《中国药典》(2015 年版)载有牛膝和酒牛膝 2 种炮制品。

【来源】

本品为苋科植物牛膝 *Achyranthes bidentata* Bl.的干燥根。冬季茎叶枯萎时采挖,除去须根和泥沙,捆成小把,晒至干皱后,将顶端切齐,晒干。

【生药饮片制备】

取原药材,除去杂质,洗净,润透,除去残留芦头,切段,干燥。

【操作方法】

取净牛膝段,加入定量黄酒拌匀,在密闭的容器中闷润,待酒被吸尽后,置预热后的炒制器具内,文火加热,炒干,取出放凉。筛去碎屑。每 100 kg 净牛膝段,用黄酒 10 kg。

【成品性状】

牛膝　呈圆柱形的段。外表皮灰黄色或淡棕色,有微细的纵皱纹及横长皮孔。质硬脆,易折断,受潮变软。切面平坦,淡棕色或棕色,略呈角质样而油润,中心维管束木部较大,黄白色,其外围散有多数黄白色点状维管束,断续排列成 2~4 轮。气微,味微甜而稍苦涩。

酒牛膝　形如牛膝段,表面色略深,偶见焦斑。微有酒香气。

【炮制作用】

牛膝　苦、甘、酸,平。归肝、肾经。具有逐瘀通经、补肝肾、强筋骨、利尿通淋、引血下行的作用。生品长于活血祛瘀、引血下行。用于瘀血阻滞的月经不调,痛经,闭经,癥瘕,产后瘀阻腹痛等。

酒牛膝　酒炙后,增强活血化瘀、痛经止痛的作用。多用于风湿痹痛,肢体活动不利。

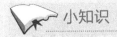 小知识

【其他炮制方法、成品性状、炮制作用】

盐牛膝　取净牛膝段,加入定量食盐水拌匀,闷润,待盐水被吸尽后,置炒制器具内,用文火加热,炒干,取出放凉。筛去碎屑。每 100 kg 净牛膝段,用食盐 20 kg。

盐牛膝形如酒牛膝,微有咸味。

盐牛膝能引药入肾,增强补肝肾、强筋骨、利尿通淋的作用。用于肾虚腰痛,月水不利,湿热痹痛等。

【贮藏】

置阴凉干燥处,防潮。

知识拓展

《中国药典》(2015 年版)规定:牛膝、酒牛膝水分不得过 15.0%,总灰分不得过 9.0%;按干燥品计算,含 β-蜕皮甾酮($C_{27}H_{44}O_7$)计不得少于 0.030%。牛膝醇溶性浸出物不得少于 5.0%,酒牛膝醇溶性浸出物不得少于 4.0%。

续 断

续断炮制首见于南北朝《雷公炮炙论》。处方用名有续断、川段、酒续断、盐续断。《中国药典》(2015 年版)载有续断片、酒续断和盐续断 3 种炮制品。

【来源】

本品为川续断植物川续断 *Dipsacus asperoides* C.Y.Cheng et T.M.Ai 的干燥根。秋季采挖,除去根和须根,用微火烘至半干,堆置"发汗"至内部变绿色时,再烘干。

【生药饮片制备】

取原药材,除去杂质洗净,润透,切厚片,干燥。

【操作方法】

取净续断片,加入定量黄酒拌匀,在密闭的容器中闷润,待酒被吸尽后,置预热后的炒制器具内,文火加热,炒至微带黑色时,取出放凉。筛去碎屑。每 100 kg 净续断片,用黄酒 10 kg。

【成品性状】

续断片 呈类圆形或椭圆形的厚片。外表皮灰褐色至黄褐色,有纵皱。切面皮部墨绿色或棕褐色,木部灰黄色或黄褐色,可见放射状排列的导管束纹,形成层部位多有深色环。气微,味苦、微甜而涩。

酒续断 形如续断片,表面浅黑色或灰褐色,略有酒香气。

【炮制作用】

续断 味苦、辛,性微温。归肝、肾经。具有补肝肾、强筋骨、续折伤、止崩漏的作用。用于肝肾不足,腰膝酸软,风湿痹痛,跌扑损伤,筋伤骨折,崩漏,胎漏。

酒续断 酒炙后能增强通血脉、续筋骨、止崩漏的作用。多用于风湿痹痛,跌扑损伤,筋伤骨折。

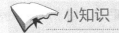 小知识

【其他炮制方法、成品性状、炮制作用】

盐续断　取净续断片,加入定量食盐水拌匀,闷润,待盐水被吸尽后,置炒制器具内,用文火加热,炒干,取出放凉。筛去碎屑。每100 kg净续断片,用食盐20 kg。

盐续断形如续断片,表面黑褐色,味微咸。

盐续断能引药下行,增强补肝肾、强腰膝作用。多用于肝肾不足,腰膝酸软等。

【贮藏】

置干燥处,防蛀。

知识拓展

《中国药典》(2015年版)规定:续断片、酒续断、盐续断水分不得过10.0%;总灰分不得过12.0%,酸不溶性灰分不得过3.0%;水溶性浸出物槐花不得少于45.0%;按干燥品计算,含川续断皂苷Ⅵ($C_{47}H_{76}O_{18}$)不得少于1.5%。

乌梢蛇

乌梢蛇炮制首见于唐代《外台秘要》。处方用名有乌梢蛇、乌蛇、乌梢蛇肉、制乌梢蛇。《中国药典》(2015年版)载有乌梢蛇、乌梢蛇肉和酒乌梢蛇3种炮制品。

【来源】

本品为游蛇科动物乌梢蛇 *Zaocys dhumnades* (Cantor)的干燥体。多于夏、秋二季捕捉,剖开腹部或先剥皮留头尾,除去内脏,盘成圆盘状,干燥。

【生药饮片制备】

取原药材,除去头、鳞片及灰屑,切寸段,筛去碎屑。

【操作方法】

取净乌梢蛇段,加入定量黄酒拌匀,在密闭的容器中闷润,待酒被吸尽后,置预热后的炒制器具内,文火加热,炒至微黄色,取出放凉。筛去碎屑。每100 kg净乌梢蛇段,用黄酒20 kg。

【成品性状】

乌梢蛇　为长约30 mm的段状。表面乌黑色或黑褐色,无光泽,切面黄白色或灰棕色。质坚硬,气腥,味淡。

酒乌梢蛇　为段状。棕褐色或黑色,略有酒气。

【炮制作用】

乌梢蛇　味甘,性平;归肝经。具有祛风、通络、止痉的作用。用于风湿顽痹,麻木拘挛,中风口眼歪斜,半身不遂,抽搐痉挛,破伤风,麻风,疥癣。生品以祛风止痒、解痉为主。用于瘾疹

瘙痒,小儿惊痫,破伤风等。

酒乌梢蛇 酒炙后增强祛风通络作用,并能矫臭、防腐,利于服用和贮存。用于风湿顽痹,麻木拘挛,中风口眼歪斜,半身不遂,抽搐痉挛,破伤风,麻风等。

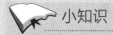

小知识

【其他炮制方法、成品性状、炮制作用】

乌梢蛇肉 取净乌梢蛇,用定量黄酒浸润,闷透,趁湿除去皮骨,切段,干燥,筛去碎屑。每100 kg净乌梢蛇,用黄酒20 kg。

乌梢蛇肉无皮骨,肉厚柔软,黄白色或灰黑色。质韧,气微腥,略有酒气。

【贮藏】

置干燥处,防霉、防蛀。

知识拓展

乌梢蛇酒炙后可提高其脂类成分的溶出率,并提高其抗惊厥作用。同时,可防止乌梢蛇霉变、变质和虫蛀。

蟾 酥

《药性本草》载有蟾酥眉脂,蟾酥之名见于《本草衍义》,其炮制首见于宋代《太平圣惠方》。历代尚有铁上焙焦法和酒炖法等。《中国药典》(2015年版)载有蟾酥粉1种炮制品。处方用名有蟾酥、酒蟾酥。

【来源】

本品为蟾蜍科动物中华大蟾蜍 *Bufo bufo gargarizans* Cantor 或黑眶蟾蜍 *Bufo melanostictus* Schneider 的干燥分泌物。多于夏、秋二季捕捉蟾蜍,洗净,挤取耳后腺及皮肤腺的白色浆液,加工,干燥。

【操作方法】

蟾酥粉 取蟾酥块捣碎,加入定量白酒浸渍,时常搅动至呈稠膏状,干燥,粉碎。每10 kg净蟾酥,用白酒20 kg。

【成品性状】

蟾酥粉为棕褐色粉末。气微腥,具有强烈刺激性,嗅之作嚏,味初甜甘而后有持久的麻辣感。

【炮制作用】

蟾酥粉 味辛,性温;有毒。归心经。具有解毒、止痛、开窍醒神的作用。用于痈疽疔疮,咽喉肿痛,中暑神昏,痧胀腹痛吐泻。蟾酥有毒,作用峻烈,多制成丸散剂内服或外用。酒制后能降低毒性,便于粉碎,减少粉尘刺激,增强辛散开窍、消肿止痛作用。用于痈疽疔疮,咽喉肿痛等。

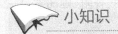

【其他炮制方法、成品性状、炮制作用】

蟾酥粉　或取蟾酥块,蒸软,切薄片,烤脆后,研为细粉。

乳蟾酥　取蟾酥块捣碎,加入定量鲜牛奶浸渍,时常搅动至呈稠膏状,干燥,粉碎。每10 kg净蟾酥,用鲜牛奶20 kg。

乳蟾酥灰棕色粉末,气味及刺激性较蟾酥粉弱。

乳蟾酥用鲜牛奶制后,能降低毒性,便于粉碎,减少粉尘刺激。

【贮藏】

置干燥处,防潮。

知识拓展

蟾酥粉末对人体裸露部分和黏膜有很强的刺激性,在使用、研制蟾酥粉时,要采取适当的防护措施,防止粉末飞扬和吸入体内而中毒。

5)清场

实训结束后:

①先将炮制好的药物置洁净的聚乙烯包装袋内,密封后贮藏。

②清洁炉具和其他实训器具。

③将实训室打扫干净。

④关闭水、电、气、门、窗。

任务 6.2　醋炙法

6.2.1　基础知识

1)概念

药物加定量的米醋拌炒至规定程度的方法,称为醋炙法。

2)适用范围

醋的特点性温,味酸苦。主入肝经血分,具有消积聚、散瘀止痛、收敛、解毒的作用,并能矫臭矫味。常作为炮制疏肝解郁、散瘀止痛、攻下逐水药物的辅料。如柴胡、香附、延胡索、乳香、没药、芫花等。

一般每 100 kg 净药物,用米醋 20 kg。

3)炮制目的

(1)引药归肝经,增强疗效

柴胡酒炙可引药如肝经,增强疏肝解郁作用;乳香、没药醋炙可增强散瘀止痛之功。

(2)降低毒性

甘遂、芫花等醋炙可降低毒性。

(3)矫臭矫味

五灵脂、乳香、没药醋炙可矫正不良气味,便于服用。

4)操作方法

醋炙法从操作上有先拌醋后炒药和先炒药后加醋两种。一般采用先拌醋后炒药的方法,仅一些特殊药物如五灵脂、乳香、没药需要先炒药后加醋。下面重点介绍先拌醋后炒药的操作方法。

先拌醋后炒药的操作步骤如下:

(1)准备

①检查炒锅、铲子和盛药器具等是否齐全和洁净,必要时进行清洁。

②除去饮片中的杂质、非药用部位,大小分档,称重。

③称取适量食醋,一般每 100 kg 净药物,用食醋 20 kg。

④将食醋和药物拌匀闷润至液体被吸尽。

(2)预热

用文火加热,将炒锅预热至所需程度。

(3)投药

投入闷润好的净药物。

(4)翻炒

文火加热,快速翻炒,亮锅底,动作要娴熟,使药物受热均匀。

(5)出锅

当药物炒至近干,颜色加深时,出锅。摊开放凉。

(6)成品规格

成品颜色加深,偶有焦斑。有醋香气。药屑、杂质含量不得过 1.0%,生品、糊品不过2.0%(即符合《中药饮片质量标准通则》要求)。

(7)收藏

将制品装入无毒聚乙烯塑料袋中,密封袋口。

(8)清场

按要求清洁相关器具、工作台面及灶具,并归位。

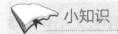 小知识

先炒药物后加醋　取净药物,置炒制容器内,用文火加热,炒至一定程度时,均匀喷洒一定量的醋,再用文火炒至规定程度,取出,摊晾。一般每100 kg净药物,用食醋10～20 kg。

5)注意事项

①醋炙前药材应大小分档。

②若醋的用量较少,不易与药材拌匀时,可加适量水稀释后,再与药材拌匀。

③应文火炒制,勤加翻动,使受热均匀,炒至规定的程度。

④大多数植物类药材,应用先拌醋后炒药的方法;树脂类、动物类便类药材必须用先炒药后喷醋的方法,且出锅要快,防溶化黏锅,摊晾时宜勤翻动,以免相互黏结成团块。

6.2.2 技能实训

1)目的

熟悉并掌握药物醋炙法的操作方法和注意事项;能准确把握药物炒制的火力;会判断各种药物炮制的成品性状;掌握辅料的用量和处理方法。

2)仪器及材料

①实训设备　炒锅、电磁炉、铲子、刷子、药盘、电子秤、药筛等。

②实训药物和辅料　柴胡、香附、延胡索、莪术、三棱、甘遂、芫花、商陆、乳香、没药、五灵脂、食醋。

3)准备工作

检查实训工具是否齐全,排风扇工作是否正常。将要炮制的药物筛去碎屑、杂质,药物按大小、粗细分档备用。检查炒锅、铲子和盛药器具等是否齐全和洁净,必要时进行清洁。

4)实训内容

柴　胡

柴胡炮制首见于南北朝《雷公炮炙论》。处方用名有柴胡、醋柴胡、鳖血柴胡、酒柴胡。《中国药典》(2015年版)载有北(南)柴胡和醋北(南)柴胡2种炮制品。

【来源】

本品为伞形科植物柴胡 *Bupleurum chinense* DC.或狭叶柴胡 *Bupleurum scorzonerifolium* Willd.的干燥根。按性状不同,分别习称"北柴胡"及"南柴胡"。春、秋二季采挖,除去茎叶及泥沙,干燥。

【生药饮片制备】

取原药材,除去杂质及残茎、洗净,润透,切厚片,干燥,筛去碎屑。

【操作方法】

取柴胡片,加入定量醋拌匀,闷润至醋被吸尽后,置预热后的炒制器具内,文火,炒干,取出放凉。筛去碎屑。每100 kg净柴胡片,用米醋20 kg。

【成品性状】

北柴胡　为不规则厚片。外表皮黑褐色或浅棕色,具纵皱纹和支根痕。切面淡黄白色,纤维性。质硬。气微香,味微苦。

南柴胡　靠跟头处多具密环纹,周边红棕色或黑棕色,质稍软,易折断,断面略平坦,不显纤维性。具败油气。

醋柴胡　形如北柴胡片,表面淡棕黄色,微有醋香气,味微苦。

【炮制作用】

柴胡　味苦,性微寒。归肝、胆经。具有和解表里、疏肝、升阳的作用。生品升散作用较强。多用于解表退热。

醋柴胡　醋制后能缓和其升散之性,增强疏肝止痛的作用。多用于肝郁气滞的胁肋胀痛,腹痛,月经不调等。

【贮藏】

置通风干燥处,防蛀。

🔖 **知识拓展**

1.《中国药典》(2015年版)规定:北柴胡、醋北柴胡水分不得过10.0%,总灰分不得过8.0%,酸不溶性灰分不得过3.0%;按干燥品计算,含柴胡皂苷a($C_{42}H_{68}O_{13}$)和柴胡皂苷d($C_{42}H_{68}O_{13}$)的总量不得少于0.30%;北柴胡醇溶性浸出物不得少于11.0%,醋北柴胡醇溶性浸出物不得少于12.0%。

2.柴胡生品、醋制品的化学成分及药理实验表明,生品挥发油含量高,解表退热作用强;醋制后挥发油含量下降,不具解热作用,但柴胡皂苷含量高,疏肝止痛的作用强。因此,临床上解表退热多用于生柴胡,疏肝止痛多用于醋柴胡。

香　附

香附炮制首见于唐代《仙授理伤续断秘方》。处方用名有香附、醋香附、酒香附。《中国药典》(2015年版)载有香附和醋香附2种炮制品。

【来源】

本品为莎草科植物莎草 *Cyperus rotundus* L.的干燥根茎。秋季采挖,燎去毛须,置沸水中略煮或蒸透后晒干,或燎后直接晒干。

【生药饮片制备】

取原药材,除去毛须及杂质,碾成绿豆大颗粒;或润透后切薄片,干燥。

【操作方法】

取净香附颗粒或片,加入定量醋拌匀,闷润至醋被吸尽后,置预热后的炒制器具内,文火加热,炒干,取出放凉。筛去碎屑。每100 kg净香附,用米醋20 kg。

【成品性状】

香附　为不规则厚片或颗粒状。外表皮棕褐色或黑褐色,有时可见环节。切面色白或黄棕色,质硬,内皮层环纹明显。气香,味微苦。

醋香附　形如香附片(粒),表面黑褐色。微有醋香气,味微苦。

【炮制作用】

香附　味辛、微苦、微甘,性平。归肝、脾、三焦经。具有疏肝解郁、理气宽中、调经止痛的作用。生品以理气解郁为主。用于肝郁气滞,胸胁胀痛,疝气疼痛,乳房胀痛,脾胃气滞,脘腹痞闷,胀满疼痛,月经不调,经闭痛经。

醋香附　醋制后专入肝经,增强疏肝止痛作用,并能消积化滞。用于寒凝气滞之胃脘疼痛,伤食腹痛等。

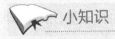 小知识

【其他炮制方法、成品性状、炮制作用】

醋香附(醋煮法)　取净香附,加入定量的醋,再加与醋等量的水,共煮至醋液被基本吸尽,再蒸5 h,闷润片刻,取出微凉,切薄片,干燥后筛去碎屑;或取出干燥后,碾成绿豆大颗粒。每100 kg净香附,用米醋20 kg。

成品性状、炮制作用同醋炙香附。

四制香附　取净香附颗粒或片,加入定量的生姜汁、醋、黄酒、食盐水拌匀,闷润,待汁液被吸尽后,用文火炒干,取出放凉。筛去碎屑。每100 kg净香附颗粒或片,用生姜5 kg(取汁),米醋,黄酒各10 kg,食盐2 kg(饮用水溶化)。

四制香附表面深棕褐色,内部呈黄褐色,具有清香气。

四制香附以行气解郁、调经散结为主。多用于治疗胁痛,痛经,月经不调等。

酒香附　取净香附颗粒或片,加入定量的黄酒拌匀,密闭闷润,待酒被吸尽后,置炒制器具内,用文火炒干,取出放凉。筛去碎屑。每100 kg净香附颗粒或片,用黄酒20 kg。

酒香附形如醋香附,表面红紫色,略具酒气。

酒炙后能通经脉、散结滞。多用于寒疝腹痛,瘰疬流注肿块等。

香附炭　取净香附,大小分档,置炒制器具内,用中火加热,炒至表面焦黑色、内部焦褐色。有火星时及时喷淋适量饮用水,熄灭火星,取出放凉。筛去碎屑。

香附炭形如香附,表面焦黑色,内部焦褐色。质脆,易碎,气焦香,味苦涩。

香附炭味苦、涩,性温。多用于治妇女崩漏不止等。

【贮藏】

置阴凉干燥处,防蛀。

知识拓展

《中国药典》(2015年版)规定:香附水分不得过13.0%,总灰分不得过4.0%,醇溶性浸出物不得少于11.5%,含挥发油不得少于1.0%(mL/g)。醋香附水分、总灰分同香附;醇溶性浸出物不得少于13.0%;含挥发油不得少于0.8%(mL/g)。

延胡索

延胡索炮制首见于南北朝《雷公炮炙论》。处方用名有延胡索、元胡、醋元胡、醋延胡索、酒延胡索。《中国药典》(2015年版)载有延胡索和醋延胡索2种炮制品。

【来源】

本品为罂粟科植物延胡索 *Corydalis yanhusuo* W.T.Wang 的干燥块茎。夏初茎叶枯萎时采挖,除去须根,洗净,置沸水中煮至恰无白心时,取出,晒干。

【生药饮片制备】

取原药材,除去杂质,大小分开,洗净,稍浸,润透,切厚片,干燥;或洗净,干燥,用时捣碎。

【操作方法】

取净延胡索或延胡索片,加入定量醋拌匀,闷润至醋被吸尽后,置预热后的炒制器具内,文火加热,炒干,取出放凉。筛去碎屑。每100 kg净延胡索,用米醋20 kg。

【成品性状】

延胡索   呈不规则的圆形厚片。外表皮黄色或黄褐色,有不规则细皱纹。切面黄色,角质样,具蜡样光泽。气微,味苦。

醋延胡索   形如延胡索或片,表面和切面黄褐色,质较硬。微具醋香气。

【炮制作用】

延胡索   味辛、苦,性温。归肝、脾经。具有活血、利气、止痛的作用。生品中所含的止痛成分难以煎出,效果欠佳,故临床多用于醋制品。

醋延胡索   醋炙后能提高有效成分的煎出率,增强行气止痛的作用。广泛用于身体各部位的多种疼痛证候,如胸胁、脘腹疼痛,经闭痛经,产后瘀阻腹痛,跌扑肿痛等。

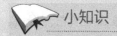 小知识

【其他炮制方法、成品性状、炮制作用】

醋延胡索(醋煮法)   取净延胡索,加入定量醋和适量饮用水(以与药面平为宜),置煮制器具内,用文火加热,煮至透心、醋液被吸尽时,取出,晾至6成干,切厚片,晒干后筛去碎屑;或干燥后捣碎。每100 kg净延胡索,用米醋20 kg。

酒延胡索   取延胡索片,加入定量的黄酒拌匀,密闭闷润至酒被吸尽后,置炒制器具内,用文火加热,炒干,取出放凉。筛去碎屑。每100 kg净延胡索片,用黄酒15 kg。

酒延胡索形如醋延胡索,略具酒气。

酒延胡索以活血、祛瘀、止痛为主。用于心血瘀滞所致的胸痛、胸闷、心悸,跌扑肿痛,瘀血疼痛。

【贮藏】

置干燥处,防蛀。

知识拓展

1.《中国药典》(2015年版)规定:延胡索、醋延胡索中水分不得过15.0%,总灰分不得过4.0%;醇溶性浸出物不得少于13.0%;按干燥品计算,含延胡索乙素($C_{21}H_{25}O_4$)不得少于0.040%。

2.黄红英等探讨了延胡索不同配伍中总生物碱的含量变化,为有效指导临床用药和中药新产品的研发提供依据。其结果是:延胡索、延胡索与白芷、延胡索与当归不同配伍中,总生物碱的含量分别是1.81 mg/g,2.36 mg/g,1.99 mg/g。延胡索与白芷配伍中总生物碱含量最高,其次是延胡索与当归配伍中总生物碱的含量,延胡索中总生物碱的含量在三者中最少。其结论是:延胡索与白芷、延胡索与当归配伍中总生物碱的含量比延胡索高,为延胡索与这些药物配伍的合理性研究提供了初步的依据。

芫 花

芫花炮制首见于汉代《金匮玉函经》。历代有炒芫花、芫花炭、醋芫花等。处方用名有芫花、炙芫花、醋芫花。《中国药典》(2015年版)载有芫花和醋芫花2种炮制品。

【来源】

本品为瑞香科植物芫花 *Daphne genkwa* Sieb.et Zucc.的干燥花蕾。春季花未开放时采收,除去杂质,干燥。

【生药饮片制备】

取原药材,除去杂质及枝梗、叶,筛去灰屑。

【操作方法】

取净芫花,加入定量醋拌匀,闷润至醋被吸尽后,置预热后的炒制器具内,文火加热,炒至微干,取出干燥,筛去碎屑。每100 kg净芫花,用米醋30 kg。

【成品性状】

芫花 呈棒槌状,多弯曲,长1~1.7 cm,直径约1.5 mm;花被筒表面淡紫色或灰绿色,密被短柔毛,先端4裂,裂片淡紫色或黄棕色。质软。气微,味甘、微辛。

醋芫花 形如芫花,表面微黄色。微有醋香气。

【炮制作用】

芫花　味苦、辛,性温;有毒。归肺、脾、肾经。具有泻水逐饮、外用杀虫疗疮的作用。生芫花有毒,峻泻逐水力较猛,较少内服,多外敷于头癣,秃疮等。

醋芫花　醋炙后降低毒性,缓和泻下作用和腹痛症状。多用于水肿胀满,胸腹积水,痰饮积聚,气逆喘咳,二便不利等。

【贮藏】

置通风干燥处,防霉、防蛀。

知识拓展

《中国药典》(2015年版)规定:芫花醇溶性浸出物不得少于20%;含芫花素($C_{16}H_{12}O_5$)不得少于0.20%。

甘　遂

甘遂炮制首见于南北朝《雷公炮炙论》。处方用名有甘遂、炙甘遂、醋甘遂。《中国药典》(2015年版)载有生甘遂和醋甘遂2种炮制品。

【来源】

本品为大戟科植物甘遂 *Euphorbia kansui* T.N.Liou *ex* T.P.Wang 的干燥块根。春季开花前或秋末茎叶枯萎后采挖,撞去外皮,晒干。

【生药饮片制备】

取原药材,除去杂质,洗净,干燥。

【操作方法】

取净甘遂,加入定量醋搅拌,闷润至醋被吸尽后,置预热后的炒制器具内,文火加热炒至微干,取出放凉。用时捣碎。每100 kg净甘遂,用米醋30 kg。

【成品性状】

生甘遂　呈椭圆形、长圆柱形或连珠形,长1~5 cm,直径0.5~2.5 cm。表面类白色或黄白色,凹陷处有棕色外皮残留。质脆,易折断,断面粉性,白色,木部微显放射状纹理;长圆柱状者纤维性较强。气微,味微甘而辣。

醋甘遂　形如甘遂,表面黄色至棕黄色,有的可见焦斑。微有醋香气,味微酸而辣。

【炮制作用】

生甘遂　微苦,性寒;有毒。归肺、肾、大肠经。具有泻水逐饮、消肿散结的作用。生甘遂药力峻烈,临床多入丸、散剂用。主要用于痈疽疮毒,胸腹积水,二便不通。

醋甘遂　醋炙后降低毒性,缓和泻下作用。用于腹水胀满,痰饮积聚,气逆喘咳,风痰癫痫等。

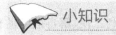 小知识

【其他炮制方法、成品性状、炮制作用】

煮甘遂 取净甘遂与豆腐同放铜锅内,加水煮透,取出,除去豆腐,晒至八成干,切碎晒干(每甘遂 50 kg,用豆腐 25 kg)。

煨甘遂 取净甘遂置锅内,加入麦麸同炒至焦黄色,取出,筛去麸皮(每甘遂 50 kg,用麦麸 15~20 kg)。

土制甘遂 先将细土炒热,加入甘遂用微火炒至膨胀发黄时,筛去黄土即得。

【贮藏】

置通风干燥处,防蛀。

知识拓展

《中国药典》(2015 年版)规定:生甘遂、醋甘遂水分不得过 12.0%,总灰分不得过 3.0%;醇溶性浸出物不得少于 15.0%。按干燥品计算,含大戟二烯醇($C_{30}H_{50}O$)不得少于 0.12%。

商 陆

商陆炮制首见于南北朝《雷公炮炙论》。处方用名有商陆、醋商陆。《中国药典》(2015 年版)载有生商陆和醋商陆 2 种炮制品。

【来源】

本品为商陆科植物商陆 *Phytolacca acinosa* Roxb.或垂序商陆 *Phytolacca americana* L.的干燥根。秋季至次春采挖,除去须根及泥沙,切成块或片,晒干或阴干。

【生药饮片制备】

取原药材,除去杂质,洗净,润透,切厚片或块,干燥。

【操作方法】

取净商陆片,加入定量醋拌匀,闷润至醋被吸尽,置预热后的炒制器具内,文火加热,炒干,取出放凉。筛去碎屑。每 100 kg 净商陆片,用米醋 30 kg。

【成品性状】

生商陆 为横切或纵切的不规则块片,厚薄不等。外皮灰黄色或灰棕色。横切片弯曲不平,边缘皱缩,直径 2~8 cm;切面浅黄棕色或黄白色,木部隆起,形成数个突起的同心性环轮。纵切片弯曲或卷曲,长 5~8 cm,宽 1~2 cm,木部呈平行条状突起。质硬。气微,味稍甜,久嚼麻舌。

醋商陆 形如商陆片(块)。表面黄棕色,微有醋香气,味稍甜,久嚼麻舌。

【炮制作用】

生商陆　味苦,性寒;有毒。归肺、脾、肾、大肠经,具有逐水消肿、通利二便、解毒散结的作用。生品有毒,长于消肿解毒以外治痈疽肿毒。

醋商陆　醋炙后降低毒性,缓和峻泻作用,以逐水消肿为主。多用于水肿胀满。

【贮藏】

置干燥处,防霉、防蛀。

知识拓展

《中国药典》(2015 年版)规定:醋商陆水分不得过 13.0%;酸不溶性灰分不得过 2.0%;水溶性浸出物不得少于 15.0%;含商陆皂苷甲($C_{42}H_{66}O_{16}$)不得少于 0.20%。

乳　香

乳香炮制首见于唐代《经效产宝》。古代有研制、炒制、米制、姜制、醋制、酒制、竹叶制、去油制、煮制、煅制、焙制。《中国药典》(2015 年版)载有醋乳香 1 种炮制品。

【来源】

本品为橄榄科植物乳香树 *Boswelia carterii* Birdw. 及同属植物 *Boswelia bhaurdajiana* Birdw. 树皮渗出的树脂。春、夏两季均可采收。采收时将树干的皮部由下向上顺序切伤,使树脂从伤口上渗出,数天后凝成块状即可采收。

【生药饮片制备】

取原药材,除去杂质,将大块者砸碎。

【操作方法】

取大小一致的净乳香,置预热后的炒制器具内,文火加热,炒至冒烟,表面微熔,喷淋定量的醋,边喷边炒至表面呈油量光泽时,取出,摊开放凉。每 100 kg 净乳香,用米醋 5 kg。

【成品性状】

乳香　本品呈长卵形滴乳状、类圆形颗粒或黏合成大小不等的不规则块状物。大者长达 2 cm(乳香珠)或 5 cm(原乳香)。表面黄白色,半透明,被有黄白色粉末,久存则颜色加深。质脆,遇热软化。破碎面有玻璃样或蜡样光泽。具特异香气,味微苦。

醋乳香　表面深黄色,显油量光泽,略有醋气。

【炮制作用】

乳香　辛、苦,温。归心、肝、脾经。具有活血定痛、消肿生肌的作用。用于胸痹心痛,胃脘疼痛,痛经经闭,产后瘀阻,癥瘕腹痛,风湿痹痛,筋脉拘挛,跌打损伤,痈肿疮疡。生品气味辛烈,对胃有较强的刺激性,容易引起呕吐,但生品活血消肿、止痛力强。多用于瘀血肿痛或外用。

醋乳香　醋炙后能增强其活血止痛、收敛生肌的作用,且除去部分挥发油,缓和刺激性,矫正其不良气味,利于服用,便于粉碎。用于心腹疼痛,痈疽肿痛。

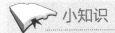 小知识

【其他炮制方法，成品性状，炮制作用】

炒乳香　取大小一致的净乳香，置预热后的炒制器具内，用文火加热，炒至冒烟，表面熔化显油亮光泽时，取出，摊开放凉。

炒乳香表面油黄色，微透明，质坚硬，具特异香气。

炒乳香的作用与醋乳香基本相同，但偏于活血。用于治疗产后瘀滞不净，攻刺心腹作痛等。

【贮藏】

置阴凉干燥处。

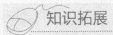 知识拓展

1.《中国药典》(2015年版)规定：杂质：乳香珠不得过2%，原乳香不得过10%；索马里乳香含挥发油不得少于6.0%(mL/g)，埃塞俄比亚乳香含挥发油不得少于2.0%(mL/g)。

2.目前，对乳香镇痛作用的主要成分是乳香树脂还是乳香挥发油以及乳香是否炮制后入药，尚无统一认识。但有实验表明，乳香挥发油既是活血止痛的有效成分，又是毒性成分，容易引起恶心、呕吐等刺激性反应，因此控制乳香饮片中挥发油含量十分重要。以120 ℃烘乳香代替炒乳香，既可达到除去大部分挥发油的炮制目的，符合用药要求，又减少了有效成分树脂的损失。

莪　术

莪术始载于南北朝《雷公炮炙论》。历代有酒莪术、煨莪术、麻油煎制莪术、蒸莪术等。处方用名有莪术、醋莪术。《中国药典》(2015年版)载有莪术和醋莪术2种炮制品。

【来源】

本品为姜科植物蓬莪术 Curcuma phaeocaulis Val.、广西莪术 Curcuma kwangsiensis S.G.Lee. et C.F.Liang 或温郁金 Curcuma wenyujin Y.H.Chen et C.Ling 的干燥根茎。后者习称"温莪术"。冬季茎叶枯萎后采挖，洗净，蒸或煮至透心，晒干或低温干燥后除去须根及杂质。

【生药饮片制备】

取原药材，除去杂质，略泡，洗净，蒸软，切厚片，干燥。

【操作方法】

取净莪术片，加入定量醋拌匀，闷润至醋被吸尽后，置预热后的炒制器具内，文火炒干，取出放凉。筛去碎屑。每100 kg净莪术，用米醋20 kg。

【成品性状】

莪术　呈类圆形或椭圆形的厚片。外表皮灰黄色或灰棕色，有时可见环节或须根痕。切

面黄绿色、黄棕色或棕褐色,内皮层环纹明显,散在"筋脉"小点。气微香,味微苦而辛。

醋莪术　形如莪术片,色泽加深,微有醋香气。

【炮制作用】

莪术　味辛、苦,性温。归肝、脾经。具有行气破血、消积止痛的作用。生品行气消积、破血祛瘀力强,为血中气药。多用于食积胃痛,瘀积腹痛。

醋莪术　入肝经血分,增强破血消癥作用。多用于瘀滞经闭,胁下癥块等。

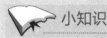小知识

【其他炮制方法、成品性状、炮制作用】

醋莪术(醋煮法)　取净莪术,置适宜的器具内,加醋及适量水浸没药面,文火煮至醋汁被吸尽,内无白心时,取出,稍凉,切厚片,干燥,筛去碎屑。

本品形如莪术片,色泽加深,角质样,微有醋香气。

炮制作用同醋炙莪术。

【贮藏】

置干燥处,防蛀。

知识拓展

1.《中国药典》(2015年版)规定:莪术、醋莪术水分不得过14.0%,总灰分不得过7.0%,含挥发油不得少于1.0%(mL/g),酸不溶性灰分不得过2.0%,醇溶性浸出物不得少于7.0%,含挥发油不得少于1.0%(mL/g)。

2.莪术不同炮制品均具一定的抗血小板聚集、抗凝血及调节血液流变性作用,其中以醋炙品作用较为明显。莪术不同饮片对二甲苯所致的耳郭肿胀及醋酸所致的毛细血管通透性增加都有明显的抑制作用,其中以醋煮莪术作用较强。莪术不同炮制品对醋酸所致的扭体也有明显的抑制作用,热板法显示各样品均能明显提高小鼠的痛阈值,其中以醋煮莪术作用较为明显。

三　棱

三棱炮制首见于唐代《经效产宝》。处方用名有三棱、醋三棱。《中国药典》(2015年版)载有三棱和醋三棱2种炮制品。

【来源】

本品为黑三棱科植物黑三棱 *Sparganium stoloniferum* Buch.Ham.的干燥块茎。冬季至次年春采挖,洗净,削去外皮,晒干。

【生药饮片制备】

取原药材,除去杂质,浸泡,润透,切薄片,干燥。

【操作方法】

取净三棱片,加入定量醋拌匀,闷润至醋被吸尽,置预热后的炒制器具内,文火加热,炒干,取出放凉。筛去碎屑。每 100 kg 净三棱片,用米醋 15 kg。

【成品性状】

三棱　呈类圆形的薄片。外表皮灰棕色。切面灰白色或黄白色,粗糙,有多数明显的细筋脉点。气微,味淡,嚼之微有麻辣感。

醋三棱　形如三棱片,切面黄色至黄棕色,偶见焦黄斑,微有醋香气。

【炮制作用】

三棱　辛、苦,平。归肝、脾经。具有破血行气、消积止痛的作用。生品破血行气、消积作用较强。用于血瘀经闭,产后瘀滞腹痛,癥瘕结聚,食积痰滞,脘腹胀痛等。

醋三棱　醋炙后主入血分,增强其破瘀散结、止痛的作用。用于瘀滞经闭腹痛,癥瘕结聚,心腹疼痛,胁下胀痛等。

【贮藏】

置通风干燥处,防蛀。

知识拓展

《中国药典》(2015 年版)规定:三棱水分不得过 15.0%,总灰分不得过 6.0%,醇溶性浸出物不得少于 7.5%。醋三棱水分不得过 13.0%,总灰分不得过 5.0%,醇溶性浸出物不得少于 7.5%。

五灵脂

五灵脂炮制首见于宋代《太平圣惠方》。处方用名有五灵脂、醋五灵脂、酒五灵脂。《中国药典》(2015 年版)附录Ⅲ收载该药。

【来源】

本品为鼯鼠科动物复齿鼯鼠 *Trogopterus xanthipes* Milne-Edwards 的干燥粪便。全年可收采。除去杂质,干燥。

【生药饮片制备】

取原药材,除去杂质及碎屑;灵脂块,捣碎。

【操作方法】

将大小一致的净五灵脂置预热后的炒制器具内,文火加热,炒至有腥臭气逸出,表面颜色加深时,趁热均匀喷淋定量醋,炒至微干、有光泽时,取出放凉。每 100 kg 净五灵脂,用米醋 10 kg。

【成品性状】

五灵脂　为长椭圆形颗粒或不规则块状,大小不一。表面棕黑色、红棕色或灰棕色,凹凸不平,微有油润性光泽。易折断,断面黄棕色或棕褐色,不平坦,纤维性。质疏松或有黏性。气腥臭。

醋五灵脂　外表黑褐色,质干硬,略有焦斑,微具醋气。

【炮制作用】

五灵脂　味咸、甘,性温。归肝经。具有活血止痛、化瘀止血的功能。生品因具腥气味,不利内服。多用于虫蛇咬伤。

醋五灵脂　醋炙后能引药入肝,增强散瘀止痛的作用,并可矫臭矫味,便于内服。用于胃脘疼痛,产后恶露不快,吐血,妇女月经过多。

【贮藏】

置通风干燥处。

知识拓展

采用电感耦合等离子体发射光谱法,研究五灵脂生品及其炮制品中15种微量元素的含量。结果表明,五灵脂生品及炮制品中钙、镁、铁含量丰富,钙和镁的含量以五灵脂生品为高,铁的含量以炮制品为高。五灵脂生品有害成分铝和尿素的含量比炮制品高,并且铝和尿素在其炮制品水煎液中的含量显著减少,说明五灵脂经炮制后可降低铝和尿素的含量而减少毒性。

5)清场

实训结束后:

①先将炮制好的药物置洁净的聚乙烯包装袋内,密封后贮藏。
②清洁炉具和其他实训器具。
③将实训室打扫干净。
④关闭水、电、气、门、窗。

任务 6.3　盐炙法

6.3.1　基础知识

1)概念

将净选或切制后的药物,加入一定量食盐水溶液拌炒的方法,称为盐炙法。

2)适用范围

盐水性味咸寒。具有清热凉血、软坚散结、润燥的作用。食盐能引药入肾,引火归元。故盐水炒多用于补肾固精,疗疝,利尿和泻相火的药物。常用盐水炒制的药物有车前子、杜仲、补骨脂、黄柏、知母等。

食盐的用量:一般每100 kg 药物,用食盐2 kg。

3)炮制目的

(1)引药入肾经,增强滋阴降火作用

黄柏、知母盐炙后可引药入肾经,增强滋阴降火作用。

(2)增强补肝肾作用

杜仲、巴戟天等补肾药盐炙后增强补肝肾作用。

(3)缓和药物辛燥之性

补骨脂、益智仁等药物辛温而燥,容易伤阴,盐炙后可缓和燥性,并能增强补肾之功。

4)操作方法

盐炙法从操作上有先拌盐水后炒药和先炒药后加盐水两种。一般采用先拌盐水后炒药的方法,仅一些特殊药物如车前子、知母等一些黏液质较多的药材需要先炒药后加盐水。下面重点介绍先拌盐水后炒药的操作方法。

先拌盐水后炒药的操作步骤如下:

(1)准备

①检查炒锅、铲子和盛药器具等是否齐全和洁净,必要时进行清洁。

②除去饮片中的杂质、非药用部位,大小分档,称重。

③称取适量食盐,一般每100 kg 净药物,用食醋2 kg。加食盐量的4~5倍的水溶解食盐,制成盐水。

④将盐水和药物拌匀闷润至液体被吸尽。

(2)预热

用文火加热,将炒锅预热至所需程度。

(3)投药

投入闷润好的净药物。

(4)翻炒

文火加热,快速翻炒,亮锅底,动作要娴熟,使药物受热均匀。

(5)出锅

当药物炒至近干时,出锅。摊开放凉。

(6)成品规格

成品颜色加深,偶有焦斑。药屑、杂质含量不得过1.0%,生品、糊品不过2.0%(即符合《中药饮片质量标准通则》要求)。

(7)收藏

将制品装入无毒聚乙烯塑料袋中,密封袋口。

(8)清场

按要求清洁相关器具、工作台面及灶具,并归位。

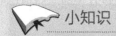 **小知识**

先炒药物后加盐水　取净药物,置炒制容器内,用文火加热,炒至一定程度时,均匀喷洒一定量的盐水,再用文火炒制规定程度,取出,摊晾。一般每100 kg净药物,用食醋2 kg。

5) 注意事项

①大多数植物类药材适用于先拌盐水后炒的方法。

②加水溶化食盐时,一定要控制水量。水的用量应视药物的吸水情况而定,一般以食盐的4~5倍量为宜。若加水过多,则盐水不能被药吸尽,或者过湿不易炒干;水量过少,又不易与药物拌匀。

③含黏液质多的车前子、知母等药物,不宜先用盐水拌匀。因这类药物遇水容易发黏,盐水不易渗入,炒时又容易黏锅,所以需先将药物加热炒去部分水分,并使药物质地变疏松,再喷洒盐水,以利于盐水渗入。

④盐炙法火力宜小。采用第二种方法时更应控制火力。若火力过大,加入盐水后,水分迅速蒸发,食盐即黏附在锅上,达不到盐炙的目的。

6.3.2　技能实训

1) 目的

熟悉并掌握药物盐炙法的操作方法和注意事项;能准确把握药物炒制的火力;会判断各种药物炮制的成品性状;掌握辅料的用量和处理方法。

2) 仪器及材料

①实训设备　炒锅、电磁炉、铲子、刷子、盛药器具、电子秤,药筛、瓷盆、瓷盘、量筒、台秤等。

②实训药物和辅料　泽泻、巴戟天、杜仲、知母、黄柏、车前子、补骨脂、食盐。

3) 准备工作

检查实训工具是否齐全,排风扇工作是否正常。将要炮制的药物筛去碎屑、杂质,药物按大小、粗细分档备用。检查炒锅、铲子和盛药器具等是否齐全和洁净,必要时进行清洁。

4) 实训内容

黄　柏

黄柏炮制首见于南北朝《雷公炮炙论》。处方用名有黄柏、川黄柏、盐黄柏、酒黄柏、黄柏炭。《中国药典》(2015年版)载有黄柏、盐黄柏和黄柏炭3种炮制品。

【来源】

本品为芸香科植物黄皮树 *Phellodendron chinense* Schneid.的干燥树皮。习称"川黄柏"。剥取树皮后,除去粗皮,晒干。

【生药饮片制备】

取原药材,除去杂质,喷淋清水,润透,切丝,干燥。

【操作方法】

取净黄柏丝,用盐水拌匀,闷润至盐水被吸尽后,置预热后的炒制器具内,文火炒干,取出放凉。筛去碎屑。每100 kg净黄柏丝,用食盐2 kg。

【成品性状】

黄柏 呈丝条状。外表面黄褐色或黄棕色。内表面暗黄色或淡棕色,具纵棱纹。切面纤维性,呈裂片状分层,深黄色。味极苦。

盐黄柏 形如黄柏丝,表面深黄色,偶有焦斑。味极苦,微咸。

【炮制作用】

黄柏 味苦,性寒。归肾、膀胱经。具有清热燥湿、泻火除蒸、解毒疗疮的作用。生品性寒苦燥而沉,长于清热,燥湿,解毒。多用于解毒疮疡,湿疹湿疮,湿热泻痢,黄疸尿赤,带下阴痒,热淋涩痛,脚气痿躄疮疡肿毒等。

盐黄柏 盐制后可引药入肾,缓和苦燥之性,增强滋阴降火作用。用于阴虚火旺,盗汗骨蒸,遗精等。

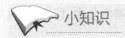

小知识

【其他炮制方法、成品性状、炮制作用】

黄柏炭 取净黄柏丝,置预热后的炒制器具内,武火加热,炒至表面焦黑色、内部深褐色。有火星时及时喷淋适量饮用水,熄灭火星,略炒,取出放凉,筛去碎屑。

黄柏炭形如黄柏丝,表面焦黑色,内部深褐色或棕黑色。体轻,质脆,易折断。味苦涩。

黄柏炭于清湿热之中兼具涩性,长于止血。多用于便血,崩漏下血,尿血。

酒黄柏 取净黄柏丝,加入定量的黄酒拌匀,密闭闷润,待酒被吸尽后,置预热后的炒制器具内,文火炒干,取出放凉。筛去碎屑。每100 kg净黄柏丝,用黄酒10 kg。

酒黄柏形如黄柏,略具酒气,味苦。

酒炙后可缓和苦寒之性,免伤脾阳,并能引药上行,清上焦之热。用于热壅上焦诸证及湿热足痿。

【贮藏】

置通风干燥处,防潮。

知识拓展

1.《中国药典》(2015年版)规定:黄柏、盐黄柏水分不得过12.0%,总灰分不得过8.0%;按干燥品计算,含量盐酸小檗碱($C_{20}H_{17}NO_4 \cdot HCl$)不得少于3.0%,黄柏碱($C_{20}H_{23}NO_4 \cdot HCl$)不得少于0.34%。

2.研究表明,黄柏经浸润切丝和炮制后,小檗碱含量高低顺序是黄柏(只除去粗皮)>黄柏丝>盐黄柏>酒黄柏>黄柏炭,说明小檗碱的损失与水处理时间、炮制温度和加热时间有关。

知 母

知母炮制首见于宋代《太平圣惠方》。处方用名有知母、知母肉、炒知母、盐知母。《中国药典》(2015年版)载有知母和盐知母2种炮制品。

【来源】

本品为百合植物知母 *Anemarrhena asphodeloides* Bge.干燥根茎。春、秋二季采挖,除去须根和泥沙,晒干,习称"毛知母";或除去外皮,晒干。

【生药饮片制备】

取原药材,除去杂质,洗净,润透,切厚片,干燥,去毛屑。

【操作方法】

取净知母片,置预热后的炒制器具内,文火加热,炒至变色,边炒边喷淋盐水,炒至近干,取出放凉。筛去碎屑。每100 kg净知母片,用食盐2 kg。

【成品性状】

知母 呈不规则类圆形的厚片。外表皮黄棕色或棕色,可见少量残存的黄棕色叶基纤维和凹陷或突起的点状根痕。切面黄白色至黄色。气微,味微甜、略苦,嚼之带黏性。

盐知母 形如知母片,色黄或微带焦斑。味微咸。

【炮制作用】

知母 苦、甘,寒。归肺、胃、肾经。具有清热泻火、滋阴润燥的作用。生品苦寒滑利,善于清热泻火、生津润燥。用于高热烦渴,肺热燥咳,内热消渴,肠燥便秘等。

盐知母 盐炙后引药下行,专入肾经,增强滋阴降火的作用,善清虚热。常于肝肾阴亏,虚火上炎,骨蒸潮热,盗汗遗精等。

【贮藏】

置通风干燥处,防潮。

知识拓展

1.《中国药典》(2015年版)规定:知母、盐知母的水分不得过12.0%;总灰分不得过9.0%;酸不溶性灰分不得过2.0%;按干燥品计算,知母含芒果苷($C_{19}H_{18}O_{11}$)不得少于0.50%,含知母皂苷 BⅡ($C_{49}H_{76}O_{19}$)不得少于3.0%。盐知母含芒果苷($C_{19}H_{18}O_{11}$)不得少于0.40%,含知母皂苷 BⅡ($C_{49}H_{76}O_{19}$)不得少于2.0%。

2.对知母不同药用部位和抑菌实验研究结果表明,皂苷含量高低和抑菌强弱顺序为:知母皮>毛知母>光之母。因此,认为知母以不去皮为宜。

车前子

车前子炮制首见于宋代《圣济总录》。处方用名车前子、车前仁、盐车前子、炒车前子。《中国药典》(2015年版)载车前子和盐车前子2种炮制品。

【来源】

本品为车前科植物车前 *Plantago asiatica* L.或平车前 *Plantago depressa* Willd. 的干燥成熟种子。夏、秋二季种子成熟时采收果穗,晒干,搓出种子,除去杂质。

【生药饮片制备】

取原药材,除去杂质,筛去灰屑。

【操作方法】

取净车前子,置预热后的炒制器具内,文火加热,炒至略有爆裂声时,均匀喷淋盐水,炒干,取出放凉。筛去碎屑。每100 kg净车前子,用食盐2 kg。

【成品性状】

车前子 呈椭圆形、不规则长圆形或三角状长圆形,略扁,长约2 mm,宽约1 mm。表面黄棕色至黑褐色,有细皱纹,一面有灰白色凹点状种脐。质硬。气微,味淡。

盐车前子 形如车前子,表面黑褐色。气微香,味微咸。

【炮制作用】

车前子 味甘,性微寒。归肝、肾、肺、小肠经。具有清热利尿通淋、渗湿止泻、明目、祛痰的作用。生品长于利水通淋、清肺化痰、清肝明目。用于热淋涩痛,水肿胀满,暑湿泄泻,痰热咳嗽。

盐车前子 盐制后泻热作用较强,利尿而不伤阴,能益肝明目。常用于目暗昏花,视力减退等。

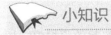 小知识

【其他炮制方法、成品性状、炮制作用】

炒车前子 取净车前子,置预热后的炒制容器内,用文火加热,炒至略有爆裂声,并有香气逸出时,取出放凉。筛去碎屑。

炒车前子形如车前子,表面黑褐色或黄棕色,有香气。

炒后寒性稍减,并能提高煎出效果,作用与生品相似。长于渗湿止泻。多用于湿浊泄泻,小便短少。

【贮藏】

置通风干燥处,防潮。

知识拓展

1.《中国药典》(2015年版)规定:车前子水分不得过12.0%,总灰分不得过6.0%,酸不溶性灰分不得过2.0%;膨胀度应不低于4.0;按干燥品计算,含京尼平苷酸($C_{16}H_{22}O_{10}$)

不得少于0.50%,毛蕊花糖苷($C_{29}H_{36}O_{15}$)不得少于0.40%。盐车前子水分不得过10.0%,总灰分不得过9.0%,酸不溶性灰分不得过3.0%;膨胀度应不低于3.0。按干燥品计算,含京尼平苷酸($C_{16}H_{22}O_{10}$)不得少于0.40%,毛蕊花糖苷($C_{29}H_{36}O_{15}$)不得少于0.30%。

2.耿放等观察车前子与车前草提取物的利尿作用。结果显示,40 g/kg和10 g/kg剂量的车前子和车前草乙醇提取物均能增加大鼠排尿量和尿中 Na^+,K^+,Cl^{-1} 离子含量,相同浓度下车前子作用略强于车前草,但水提物则无利尿作用。说明车前子和车前草具有利尿作用,乙醇提取物为其利尿作用的有效部位,且车前子的利尿作用稍强于车前草。

泽 泻

泽泻炮制首见于南北朝《雷公炮炙论》。历代有炒制、煨制、酒炙、蒸制等。处方用名有泽泻、盐泽泻。《中国药典》(2015年版)载有泽泻和盐泽泻2种炮制品。

【来源】

本品为泽泻植物泽泻 *Alisma orientalis*(Sam.)Juzep.干燥块茎。冬季茎叶开始枯萎时采挖,洗净,干燥,除去须根和粗皮。

【生药饮片制备】

取原药材,除去杂质,稍浸,润透,切厚片,干燥。

【操作方法】

取净泽泻片,用盐水搅匀,闷润至盐水被吸尽,置预热后的炒制器具内,文火炒至微黄色,取出放凉。筛去碎屑。每100 kg泽泻片,用食盐2 kg。

【成品性状】

泽泻　呈圆形或椭圆形厚片。外表皮黄白色或淡黄棕色,可见细小突起的须根痕。切面黄白色,粉性,有多数细孔。气微,味微苦。

盐泽泻　形如泽泻片,表面淡黄棕色或黄褐色,偶见焦斑。味微咸。

【炮制作用】

泽泻　味甘,性寒。归膀胱、肾经。具有利小便、清湿热的作用。生品利水渗湿为主,用于小便不利,水肿,淋浊,湿热黄疸,湿热带下等。

盐泽泻　盐炙后引药下行,并能增强润阴、泄热、利尿的作用。用于脾虚泄泻,痰湿眩晕等。

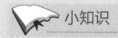

小知识

【其他炮制方法、成品性状、炮制作用】

麸炒泽泻　将麸皮撒入预热后的炒锅中,用中火加热,待冒浓烟时投入净泽泻片,翻炒至药物呈黄色时,取出。筛麸至规定容器,炮制好的药物放到洁净的容器中,放凉收藏。

麸炒泽泻表面黄色,略见焦斑,微有焦香气。

麸炒泽泻麸炒后缓和寒性,以渗湿和脾、降浊升清为主。用于脾虚泄泻,痰湿眩晕等。

【贮藏】

置干燥处,防蛀。

知识拓展

《中国药典》(2015 年版)规定:泽泻水分不得过 12.0%,总灰分不得过 5.0%,醇溶性浸出物不得少于 10.0%;按干燥品计算,含 2,3-乙酰泽泻醇 B($C_{32}H_{50}O_5$)不得少于 0.050%。盐泽泻水分不得过 13.0%,总灰分不得过 6.0%,醇溶性浸出物不得少于 10.0%;按干燥品计算,含 2,3-乙酰泽泻醇 B($C_{32}H_{50}O_5$)不得少于 0.040%。

杜　仲

杜仲炮制首见于梁代《本草经集注》。处方用名有杜仲、川杜仲、炒杜仲、盐杜仲。《中国药典》(2015 年版)载有杜仲和盐杜仲 2 种炮制品。

【来源】

本品为杜仲科植物杜仲 *Eucommza ulmoides* Oliv.的干燥树皮。4— 6 月剥取,刮去粗皮,堆置"发汗"至内皮呈紫褐色,晒干。

【生药饮片制备】

取原药材,刮去残留粗皮,洗净,切块或丝,干燥。

【操作方法】

取净杜仲丝或块,用盐水搅匀,闷润至盐水被吸尽,置预热后的炒制器具内,中火炒至断丝、表面焦黑色时,取出放凉。筛去碎屑。每 1 000 kg 净杜仲块或丝,用食盐 2 kg。

【成品性状】

杜仲　呈小方块或丝状。外表面淡棕色或灰褐色,有明显的皱纹。内表面暗紫色,光滑。断面有细密、银白色、富弹性的橡胶丝相连。气微,味稍苦。

盐杜仲　形如杜仲块或丝,表面黑褐色,内表面褐色,折断时胶丝弹性较差。味微咸。

【炮制作用】

杜仲　味甘,性温。归肝、肾经。具有补肝肾、强筋骨、安胎的作用。生品应用很少,长于益肝补肾。用于肝肾不足,腰膝酸痛,筋骨无力,头晕目眩,妊娠漏血,胎动不安。临床多用制品。

盐杜仲　盐炙后直达下焦,专入肾经,温而不燥,增强其补肝肾的作用。用于肾虚腰痛,阳痿滑精,胎元不固等。

【贮藏】

置通风干燥处。

知识拓展

1.《中国药典》（2015年版）规定：杜仲、盐杜仲醇溶性浸出物分别不得少于11.0%和12.0%；按干燥品计算，含松脂醇二葡萄糖苷（$C_{32}H_{42}O_{16}$）不得少于0.10%。

2.有实验证明，杜仲切制规格总成分煎出率高低为：横丝>纵丝>丁>块>带粗皮块。说明按橡胶丝生长方向垂直切断，最有利于有效成分的溶出，故应切制成0.5 cm的横丝为好。还有实验证实，杜仲不同炮制品水溶性浸出物含量的高低为：盐杜仲>砂烫盐杜仲>生杜仲。说明盐制能破坏杜仲胶、有效成分的煎出。

3.盐炙杜仲能破坏其所含的胶丝，要达到丝易短而不碳化，关键是控制好炮制温度和时间，传统的炒法很难控制，而烘法工艺客观，易于控制。

补骨脂

补骨脂炮制首见于南北朝《雷公炮炙论》。处方用名补骨脂、破故纸、盐骨脂、盐补骨脂。《中国药典》（2015年版）载有补骨脂和盐补骨脂2种炮制品。

【来源】

本品为豆科植物补骨脂 *Psoralea corylifolia* L.的干燥成熟果实。秋季果实成熟时采收果序，晒干，搓出果实，除去杂质。

【生药饮片的制备】

取原药材，除去杂质。

【操作方法】

取净补骨脂，用盐水拌匀，闷润至盐水被吸尽，置预热后的炒制器具内，文火炒至微鼓起、迸裂并有香气逸出时，取出放凉。筛去碎屑。每100 kg净补骨脂，用食盐2 kg。

【成品性状】

补骨脂　呈肾形，略扁，长3~5 mm，宽2~4 mm，厚约1.5 mm。表面黑色、黑褐色或灰褐色，具细微网状皱纹。顶端圆钝，有一小突起，凹侧有果梗痕。质硬。果皮薄，与种子不易分离；种子1枚，子叶2，黄白色，有油性。气香，味辛、微苦。

盐补骨脂　形如补骨脂。表面黑色或黑褐色，微鼓起。气微香，味微咸。

【炮制作用】

补骨脂　味辛、苦，性温。归肾、脾经。具温肾助阳，纳气平喘，温脾止泻；外用消风祛斑的作用。生品辛热而燥，温肾助阳力强，长于温补脾肾、止泻痢。多用于肾阳不足，阳痿遗精，遗尿尿频，腰膝冷痛，肾虚作喘，五更泄泻；外用治白癜风，斑秃。

盐补骨脂　盐炙后能缓和辛蹿温燥之性，避免伤阴，并专入肾经。增强补肾纳气作用。多用于阳痿，肾虚腰痛，滑精，遗尿等。

【贮藏】

置干燥处。

1.《中国药典》(2015年版)规定:补骨脂水分不得过9.0%,总灰分不得过8.0%,酸不溶性灰分不得过2.0%;盐补骨脂水分不得过7.5%,总灰分不得过8.5%。按干燥品计算,补骨脂和盐补骨脂含补骨脂素($C_{11}H_6O_3$)和异补骨脂素($C_{11}H_6O_3$)的总量不得少于0.70%。

2.实验证实,补骨脂盐炙后对其所含成分没有明显影响,仅盐炙品中的补骨脂素和异补骨脂素的含量较生品略有降低,但不明显,而盐炙品的煎出率则明显高于生品。同时,Cu,Zn,Mn等微量元素的溶出增多。另外,盐炙能破坏补骨脂中的部分挥发油,缓和其辛燥之性,避免服药后出现口干、舌燥、咽痛等现象。

巴戟天

巴戟天始载于《神农本草经》,其炮制首见于晋代《肘后备急方》。历代有酒煮、糯米炒、甘草汁煮等。处方用名有巴戟天、巴戟肉、盐巴戟天等。《中国药典》(2015年版)载有巴戟天、巴戟肉、盐巴戟天及制巴戟天4种炮制品。

【来源】

本品为茜草科植物巴戟天 *Morinda officinalis* How 的干燥根。全年均可采挖,洗净,除去须根,晒至六七成干,轻轻捶扁,晒干。

【生药饮片制备】

取原药材,除去杂质,洗净,干燥。

【操作方法】

巴戟肉　取净巴戟天置蒸制容器内蒸透,趁热除去木心,切段,干燥后筛去碎屑。

盐巴戟天　取净巴戟天段,用盐水拌匀,闷润,待盐水被吸尽后,置炒制器具内,文火炒干。或取净巴戟天,用盐水拌匀,蒸透,趁热除去木心,切段,干燥后筛去碎屑。每100 kg 净巴戟天,用食盐2 kg。

【成品性状】

巴戟天　为扁圆柱形,略弯曲,长短不等,直径 0.5~2 cm。表面灰黄色或暗灰色,具纵纹和横裂纹,有的皮部横向断离露出木部;质韧,断面皮部厚,紫色或淡紫色,易与木部剥离;木部坚硬,黄棕色或黄白色,直径1~5 mm。气微,味甘而微涩。

巴戟肉　呈扁圆柱形短段或不规则块。表面灰黄色或暗灰色,具纵纹和横裂纹。切面皮部厚,紫色或淡紫色,中空。气微,味甘而微涩。

盐巴戟天　呈扁圆柱形短段或不规则块。表面灰黄色或暗灰色,具纵纹和横裂纹。切面皮部厚,紫色或淡紫色,中空。气微,味甘、咸而微涩。

【炮制作用】

巴戟天、巴戟肉　味甘、辛,性微温。归肾、肝经。具有补肾阳、强筋骨、祛风湿的作用。生品以补肝肾、祛风湿为主,适用于肾虚而兼风湿之证。多用于风冷腰痛,脚气水肿,筋骨痿软等。

盐巴戟天　盐制后专入肾经,温而不燥,增强补肾助阳作用。多服久服无伤阴之弊。常用于肾中元阳不足,阳痿早泄,腰膝酸软无力,宫冷不孕,月经不调等。

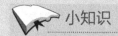

【其他炮制方法、成品性状、炮制作用】

制巴戟天　取净甘草捣碎,加水(水量为甘草量的5倍)煎煮两次,去渣,合并两次煎液。将净巴戟天与甘草煎液拌匀,置锅内,用文火加热煮透,并使甘草液基本吸尽,取出,趁热抽去木心,切段,干燥后筛去碎屑。每100 kg净巴戟天,用甘草6 kg,煎汤约50 kg。

制巴戟天呈扁圆柱形短段或不规则块。表面灰黄色或暗灰色,具纵绞和横裂纹。切面皮部厚,紫色或淡紫色,中空。气微,味甘而微涩。

巴戟天经甘草制后增强补益作用,偏于补肾助阳,益气养血。用于脾肾亏损,胸中气短,身重无力,腰脚疼痛等。

【贮藏】

置通风干燥处,防霉、防蛀。

知识拓展

《中国药典》(2015年版)规定:巴戟天、巴戟肉、盐巴戟天和制巴戟天水分不得过15%;总灰分不得过6.0%;含水溶性浸出物不得少于50.0%;按干燥品计算,含耐斯糖不得少于2.0%。

5)清场

实训结束后:

①先将炮制好的药物置洁净的聚乙烯包装袋内,密封后贮藏。

②清洁炉具和其他实训器具。

③将实训室打扫干净。

④关闭水、电、气、门、窗。

任务 6.4　姜炙法

6.4.1　基础知识

1)概念

将净选或切制后的药物,加入定量姜汁拌炒的方法,称为姜炙法。

2) 适用范围

姜汁味辛温,具有解表散寒、温中止呕、化痰止咳的作用。故姜汁炒多用于祛痰止咳,降逆止呕的药物。常用姜汁炒制的药物有厚朴、竹茹等。

姜的用量:一般每100 kg净药物,用生姜10 kg。

3) 炮制目的

通过姜炙,可以起到制其寒性,增强和胃止呕作用,缓和副作用,增强疗效等作用。

4) 操作方法

(1) 姜汁的制备

采用榨汁法或煮汁法制备。

①榨汁法 将适量净生姜切碎,置适宜器具内捣烂,加适量水,压榨取汁,残渣再加水共捣,压榨取汁,如此反复2~3次,合并姜汁即可使用。或把生姜洗净切碎,置压榨机中压榨取汁,将榨汁中兑适量水稀释。

②煮(煎)汁法 取适量净生姜片,加适量水(水量为药量的5倍)煎煮20~30 min,过滤,残渣再加水(水量为药量的2倍)煎煮15~20 min过滤,合并两次滤液,适当浓缩,取出备用。

除另有规定外,每100 kg药物,用生姜10 kg,制备姜汁10 kg,即姜汁与生姜的比例为1:1。

(2) 姜炙法操作步骤

①准备

a.检查炒锅、铲子和盛药器具等是否齐全和洁净,必要时进行清洁。

b.除去饮片中的杂质、非药用部位,大小分档,称重。

c.称取适量生姜,制备姜汁。

d.将姜汁和药物拌匀闷润至液体被吸尽。

②预热 用文火加热,将炒锅预热至所需程度。

③投药 投入闷润好的净药物。

④翻炒 文火加热,快速翻炒,亮锅底,动作要娴熟,使药物受热均匀。

⑤出锅 当药物炒至近干时,出锅。摊开放凉。

⑥成品规格 成品颜色加深,偶有焦斑。药屑、杂质含量不得过1.0%,生品、糊品不过2.0%(即符合《中药饮片质量标准通则》要求)。

⑦收藏 将制品装入无毒聚乙烯塑料袋中,密封袋口。

⑧清场 按要求清洁相关器具、工作台面及灶具,并归位。

5) 注意事项

①生姜的用量一般为每100 kg药物,用生姜10 kg。若无生姜,可用干姜煎汁,用量为生姜的1/3。

②制备姜汁时,水的用量一般以最后所得姜汁与生姜的比例为1:1较适宜。

③药物与姜汁拌匀后,需充分闷润,待姜汁完全被吸尽后,再用文火炒干。

6.4.2　技能实训

1）目的

熟悉并掌握药物姜炙法的操作方法和注意事项；能准确把握药物炒制的火力；会判断各种药物炮制的成品性状；掌握辅料的用量和处理方法。

2）仪器及材料

①实训设备　炒锅、电磁炉、铲子、刷子、盛药器具、电子秤，药筛、瓷盆、瓷盘、量筒、台秤等。

②实训药物和辅料　厚朴、竹茹、生姜。

3）准备工作

检查实训工具是否齐全，排风扇工作是否正常。将要炮制的药物筛去碎屑、杂质，药物按大小、粗细分档备用。检查炒锅、铲子和盛药器具等是否齐全和洁净，必要时进行清洁。

4）实训内容

厚　朴

厚朴炮制首见于《伤寒论》。处方用名厚朴、姜厚朴、川厚朴。《中国药典》（2015 年版）载厚朴和姜厚朴 2 种炮制品。

【来源】

本品为木兰科植物厚朴 *Magnolia officinalis* Rehd.et Wils.或凹叶厚朴 *Magnolia officinalis* Rehd.et Wils.var.*biloba* Rehd.et Wils.的干燥干皮、根皮及枝皮。4—6 月剥取，根皮及枝皮直接阴干，干皮置沸水微煮后，堆置阴湿处，"发汗"至内表面变紫褐色或棕褐色时，蒸软，取出，卷成筒装，干燥。

【生药饮片制备】

取原药材，刮去粗皮，洗净，润透，切丝，干燥，筛去碎屑。

【操作方法】

取厚朴丝，加姜汁拌匀，闷润至姜汁被吸尽，置预热后的炒制器具内，文火炒干，取出放凉。筛去碎屑。每 100 kg 净厚朴，用生姜 10 kg。

【成品性状】

厚朴　呈弯曲的丝条状或单、双卷筒状。外表面灰褐色，有时可见椭圆形皮孔或纵皱纹。内表面紫棕色或深紫褐色，较平滑，具细密纵纹。划之显油痕。切面颗粒性，有油性，有可见小亮星。气香，味辛辣、微苦。

姜厚朴　形如厚朴丝，表面灰褐色，偶见焦斑。略有姜辣气。

【炮制作用】

厚朴　味苦、辛，性温。归脾、胃、肺、大肠经。具有燥湿消痰、下气除满的作用。用于湿滞伤中，脘痞吐泻，食积气胀，腹胀便秘，痰饮喘咳。生品辛辣峻烈，对咽喉有刺激性，故一般内服不用生品。

姜厚朴　姜制后能消除对咽喉的刺激性，并可增强宽中和胃的作用。

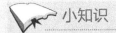 小知识

【其他炮制方法、成品性状、炮制作用】

姜煮厚朴　取生姜切片,加水煮汤,另取刮净粗皮的厚朴,扎成捆,置姜汤中,文火加热,煮至姜液被吸尽,取出,切丝,干燥。筛去碎屑。

成品性状、炮制作用同姜炙厚朴。

【贮藏】

置阴凉干燥处。

知识拓展

1.《中国药典》(2015年版)规定:厚朴、姜厚朴的水分不得过10.0%;总灰分不得过5.0%,酸不溶性灰分不得少于3.0%;按干燥品计算,厚朴含厚朴酚($C_{18}H_{18}O_2$)与和厚朴酚($C_{18}H_{18}O_2$)的总量不得少于2.0%;姜厚朴含厚朴酚($C_{18}H_{18}O_2$)与和厚朴酚($C_{18}H_{18}O_2$)的总量不得少于1.6%。

2.汪洋等采用高效液相法测量不同方法炮制的厚朴中厚朴酚、和厚朴酚含量及其碳含量的变化规律,结果表明不同炮制方法对厚朴酚、和厚朴酚的含量存在着较大的影响,其中生品中厚朴酚、和厚朴酚含量最高,其余依次为水制厚朴、姜炙厚朴、酒炙厚朴、醋炙厚朴、姜浸厚朴。以水制法和生姜炙方法最优,其含量与生品相近。

竹 茹

竹茹炮制首见于宋代《太平圣惠方》,古代有炒令香、姜汁炒、醋浸等方法。处方用名有竹茹、姜竹茹。《中国药典》(2015年版)载有竹茹和姜竹茹2种炮制品。

【来源】

本品为禾本科植物青秆竹 *Bambusa tuldoides* Munro、大头典竹 *Sinocalamus beecheyanus* (Munro) McClure var. *pubescens* P.F.Li 或淡竹叶 *Phyllistabhys nigra* (Lodd.) Munro var. *henonis* (Mitf.) Stapf ex Rendle 的茎秆的干燥中间层。全年均可采制,取新鲜茎,除去外皮,将稍带绿色的中间层刮成丝条,或削成薄片,捆扎成束,阴干。前者称"散竹茹",后者称"齐竹茹"。

【生药饮片制备】

取原药材,除去杂质,切段或揉成小团。

【操作方法】

取竹茹段或团,加姜汁拌匀,稍润,待姜汁被吸尽后,置预热后的炒制容器内,文火加热,如烙饼法将两面烙至微黄色,取出放凉。筛去碎屑。每100 kg净竹茹,用生姜10 kg。

【成品性状】

竹茹　为卷曲成团的不规则丝条或呈长条形薄片状。宽窄厚薄不等,浅绿色、黄绿色或黄

白色。纤维性,体轻松,质柔韧,有弹性。气微,味淡。

姜竹茹　形如竹茹,表面黄色。微有姜香气。

【炮制作用】

竹茹　微甘,性微寒。归肺、胃经。具有清热化痰、除烦、止呕的作用。生品长于清热化痰、除烦。多用于痰热咳嗽,胆火挟痰,惊悸不宁,心烦失眠,中风痰迷,舌强不语。

姜竹茹　姜炙后能增强降逆止呕的作用,多用于恶心呕吐,妊娠恶阻,胎动不安。

【贮藏】

置干燥处,防霉、防蛀。

知识拓展

1.《中国药典》(2015年版)规定:竹茹、姜竹茹的水分不得过7.0%;水溶性浸出物不得少于4.0%。

2.张丽丽等采用紫外-分光光度法以硫酸-苯酚显色后,于491 nm下测定。结果发现,该多糖的平均回收率为102.22%,RSD为2.05%。对炮制前后的竹茹样品进行测定发现其多糖含量有一定的差异。

---

5)清场

实训结束后:

①先将炮制好的药物置洁净的聚乙烯包装袋内,密封后贮藏。

②清洁炉具和其他实训器具。

③将实训室打扫干净。

④关闭水、电、气、门、窗。

任务 6.5　蜜炙法

6.5.1　基础知识

1)概念

将净选或切制后的药物,加入一定量炼蜜拌炒的方法,称为蜜炙法。

2)适用范围

蜂蜜性平味甘。生则性偏凉,能清热、润肠,熟则性温,有补益脾胃、润肺止咳、矫味等作用。炮制上常用炼蜜,主要炮制具有止咳平喘、补脾益气等作用的药物。常用蜂蜜炒制的药物有麻黄、百合、黄芪、甘草、百部、款冬花等。

炼蜜的用量:一般每 100 kg 药物,用炼蜜 25 kg。

3) 炮制目的

(1) 增强润肺止咳作用

如百合、百部、枇杷叶等蜜炙后增强润肺止咳作用。

(2) 增强补脾益气作用

如黄芪、甘草等蜜炙后协同增强补脾作用。

(3) 缓和药性

如麻黄发汗力峻猛,蜜炙后得以缓和,并可增强其平喘作用。

(4) 矫味和消除副作用

如马兜铃味苦劣,对胃有刺激性,蜜炙后可减轻;并能增强止咳作用。

4) 操作方法

蜜炙法从操作上有先拌蜜后炒药和先炒药后加蜜两种。一般采用先拌蜜后炒药的方法,仅一些特殊药物如百合质地致密,蜜不易被吸收时,可采用先炒药后加蜜方法。下面重点介绍先拌蜜后炒药的操作方法。

炼蜜的制备是:将蜂蜜置锅内,加热至徐徐沸腾后,改用文火,保持微沸,并除去泡沫及上浮蜡质,然后用罗筛或纱布滤去死蜂、杂质,再倾入锅内,加热至 116～118 ℃,满锅起鱼眼泡,用手捻之有黏性,两指间尚无长白丝出现时,迅速出锅。炼蜜的含水量控制在 10%～13% 为宜。加热时注意蜂蜜沸腾外溢或焦化,当蜜液微沸时,及时用勺上下搅动,防止外溢。

蜜炙法(先拌蜜后炒药)的操作步骤如下:

(1) 准备

①检查炒锅、铲子和盛药器具等是否齐全和洁净,必要时进行清洁。

②除去饮片中的杂质、非药用部位,大小分档,称重。

③称取适量炼蜜,一般每 100 kg 净药物,用炼蜜 25 kg。并加开水稀释,水量为蜜量的1/3～1/2。

④将蜜和药物拌匀闷润至液体被吸尽。

(2) 预热

用文火加热,将炒锅预热至所需程度。

(3) 投药

投入闷润好的净药物。

(4) 翻炒

文火加热,快速翻炒,亮锅底,动作要娴熟,使药物受热均匀。

(5) 出锅

当药物炒至近干、不黏手时,出锅。摊开放凉。

(6) 成品规格

成品颜色加深,偶有焦斑。药屑、杂质含量不得过 1.0%,生品、糊品不过 2.0%(即符合《中药饮片质量标准通则》要求)。

(7) 收藏

将制品装入无毒聚乙烯塑料袋中,密封袋口。

（8）清场

按要求清洁相关器具、工作台面及灶具，并归位。

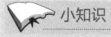 小知识

　　先炒药后加蜜　取净药物，置炒制容器内，用文火加热，炒至颜色加深时，均匀喷洒一定量的炼蜜，迅速翻动，使药物与蜜拌匀，炒至不黏手时，取出摊凉。一般每100 kg净药物，用炼蜜25 kg（炼蜜也需加开水稀释，水量为蜜量的1/3~1/2）。

5）注意事项

①炼蜜时火力不宜过大，以免溢出锅外或焦化。

②蜜炙药物所用的炼蜜不宜过多过老，否则黏性太强，不易与药物拌匀。

③炼蜜用开水稀释时，要严格控制水量（炼蜜量的1/3~1/2），以蜜汁能与药物拌匀而又无剩余的蜜液为宜。若加水量过多，则药物过湿，不易炒干成品容易发霉。

④蜜炙时，火力一定要小，以免焦化，炙的时间可稍长。

⑤蜜炙药物须凉后密闭贮存，且置阴凉处。

6.5.2　技能实训

1）目的

①熟悉并掌握药物蜜炙法的操作方法和注意事项。

②能准确把握药物炒制的火力。

③会判断各种药物炮制的成品性状。

④掌握辅料的用量和处理方法。

2）仪器及材料

①实训设备　炒锅、电磁炉、铲子、刷子、药盘、电子秤、药筛等。

②实训药材和辅料　甘草、黄芪、麻黄、百部、款冬花、枇杷叶、百合、炼蜜。

3）准备工作

检查实训工具是否齐全，排风扇工作是否正常。将要炮制的药物筛去碎屑、杂质，药物按大小、粗细分档备用。检查炒锅、铲子和盛药器具等是否齐全和洁净，必要时进行清洁。

4）实训内容

甘　草

甘草炮制首见于汉代《金匮玉函经》。处方用名有甘草、粉甘草、炙甘草、蜜甘草。《中国药典》（2015年版）载有甘草和炙甘草2种炮制品。

【来源】

本品为豆科植物甘草 *Glycyrrhiza uralensis* Fisch.、胀果甘草 *Glycyrrhiza inflata* Bat.或光果甘

草 *Glycyrrhizaglabra* L.的干燥根及根茎。春、秋二季采挖,除去须根。

【生药饮片制备】

取原药材,除去杂质,洗净,润透,切厚片,干燥。

【操作方法】

取净甘草片,将定量炼蜜加适量开水稀释,淋入甘草片中拌匀,闷润,至蜜汁被吸尽,置预热后的炒制器具内,文火加热,炒至黄色至深黄色、不黏手时,取出放凉。筛去碎屑。每100 kg净甘草片,用炼蜜25 kg。

【成品性状】

甘草　为类圆形或椭圆形的厚片。外皮松紧不一,红棕色或灰棕色,具显著的纵皱纹、沟纹、皮孔及稀疏的细根痕。质坚实,切面略显纤维性,黄白色,粉性,形成层环明显,射线放射状,有的有裂隙。味甜而特殊。

炙甘草　呈类圆形或椭圆形切片。外表皮红棕色或灰棕色,微有光泽。切面黄色至深黄色,形成层环明显,射线放射状。略有黏性。具焦香气,味甜。

【炮制作用】

甘草　味甘,性平。归心、肺、脾、胃经。具有补脾益气、清热解毒、祛痰止咳、缓急止痛、调和诸药的作用。生品长于清热解毒、祛痰止咳。用于咽喉肿痛,肺热咳嗽,痈肿疮毒,药物中毒、食物中毒,脘腹、四肢挛急疼痛,疮毒,缓解药物毒性、烈性等。

炙甘草　甘温之性增强。长于补脾和胃,益气复脉。用于脾胃虚弱,倦乏力,心动悸,脉结代。

【贮藏】

置通风干燥处,防蛀。

🫛 **知识拓展**

1.《中国药典》(2015 年版)规定:甘草水分不得过 12.0%,总灰分不得过 5.0%;含甘草苷($C_{21}H_{22}O_9$)不得少于 0.45%,甘草酸($C_{12}H_{62}O_{16}$)不得少于 1.8%。炙甘草水分不得过 10.0%,总灰分不得过 5.0%;含甘草苷($C_{21}H_{22}O_9$)不得少于 0.50%,甘草酸($C_{12}H_{62}O_{16}$)不得少于 1.0%。

2.苏丙贺对传统蜜炙甘草的方法进行了改进。将甘草片、生蜜、酒、凉开水混合润透后拌炒至七成干,再用一定比例的炼蜜喷洒在甘草片中继续拌炒到握之成团,松之即散不黏手为度。结果发现,新法炮制品表面呈金黄色、干爽、有光泽而不焦,不黏手,内部颜色均匀加深,维管束,有蜜液渗入痕迹,气醇香,味甘甜,贮存时间长,不发霉,增强补脾益气作用。新法炮制甘草外观性状美观,品质稳定,有利贮存。

黄　芪

黄芪炮制首见于汉代《金匮玉函经》。处方用名有黄芪、炙黄芪、蜜黄芪。《中国药典》

（2015年版）载有黄芪和炙黄芪2种炮制品。

【来源】

本品为豆科植物蒙古黄芪 *Astragalus membranaceus*（Fisch.）Bge. var. mongholicus（Bge.）Hsiao 或膜荚黄芪 *Astragalus membranaceus*（Fisch.）Bge. 的干燥根。春、秋二季采挖，除去须根和根头，晒干。

【生药饮片制备】

取原药材，除去杂质，大小分开，洗净，润透，切厚片，干燥。

【操作方法】

取净黄芪片，将定量炼蜜加适量开水稀释，淋入黄芪中拌匀，闷润至蜜汁被吸尽，置预热后的炒制器具内，文火加热，炒至深黄色、不黏手时，取出放凉。筛去碎屑。每100 kg净黄芪片，用炼蜜25 kg。

【成品性状】

黄芪　呈类圆形或椭圆形的厚片，外表皮黄白色至淡棕褐色，可见纵皱纹或纵沟。切面皮部黄白色，木部淡黄色，有放射状纹理及裂隙，有的中心偶有枯朽状，黑褐色或呈空洞。气微，味微甜，嚼之有豆腥味。

炙黄芪　形如黄芪。外表皮淡棕黄色或淡棕褐色，略有光泽，可见纵皱纹或纵沟。具蜜香气，味甜，略带黏性，嚼之微有豆腥味。

【炮制作用】

黄芪　甘，微温。归肺、脾经。具有补气升阳、固表止汗、利水消肿、生津养血、行滞通痹、托毒排脓、敛疮生肌的作用。生品长于益卫固表、托毒生肌、利尿退肿。用于表虚自汗，气虚水肿，痈疽难溃，久溃不敛，内热消渴；半身不遂，痹痛麻木；慢性肾炎蛋白尿，糖尿病等。

炙黄芪　长于益气补中。用于气虚乏力，食少便溏，中气下陷，久泻脱肛，便血崩漏。

【贮藏】

置通风干燥处，防潮、防蛀。

知识拓展

1.《中国药典》（2015年版）规定：黄芪水分不得过10.0%；总灰分不得过5.0%；按干燥品计算，含黄芪甲苷（$C_{41}H_{68}O_{14}$）不得少于0.040%。含毛蕊异黄酮葡萄糖苷（$C_{22}H_{22}O_{10}$）不得少于0.020%。炙黄芪水分不得过10.0%；总灰分不得过4.0%；按干燥品计算，含黄芪甲苷（$C_{41}H_{68}O_{14}$）不得少于0.030%。含毛蕊异黄酮葡萄糖苷（$C_{22}H_{22}O_{10}$）不得少于0.020%。

2.有研究发现，黄芪清炒或蜜炙后，未发现明显的化学成分消失或增加现象，但大部分的小分子有机物含量下降，清炒下降的更多。因此，黄芪中大部分小分子有机物会被炮制时的高温破坏而致含量下降。蜜炙对黄芪中化学成分有保护作用，能够减轻炒制时高温对小分子有机物的破坏程度。

麻 黄

麻黄炮制首见于汗代《金匮玉函经》。处方用名有麻黄、麻黄绒、炙麻黄、炙麻黄绒、蜜麻黄、蜜麻黄绒。《中国药典》(2015年版)载有麻黄和蜜麻黄2种炮制品。

【来源】

本品为麻黄科植物草麻黄 *Ephedra sinica* Stapf、中麻黄 *Ephedra intermedia* Schrenk et C.A. Mey.或木贼麻黄 *Ephedra equisetina* Bge.的干燥根茎。秋末采挖,除去残茎、须根和泥沙,干燥。

【生药饮片制备】

取原药材,除去木质茎、残根及杂质,切段。

【操作方法】

取净麻黄段,将定量炼蜜加适量的开水稀释,淋入麻黄段中拌匀,闷润至蜜汁被吸尽,置预热后的炒制器具内,文火炒至不黏手时,取出放凉。筛去碎屑。每100 kg净麻黄段,用炼蜜20 kg。

【成品性状】

麻黄　呈圆柱形的段。表面淡黄绿色至黄绿色,粗糙,有细纵脊线,节上有细小鳞叶。切面中心显红黄色。气微香,味涩、微苦。

蜜麻黄　形如麻黄段。表面深黄色,微有光泽,略具黏性。有蜜香气,味甜。

【炮制作用】

麻黄　辛、微苦,温。归肺、膀胱经。具有发汗散寒、宣肺平喘、利水消肿的作用。生品发汗解表和利水消肿力强。用于风寒表实证,胸闷喘咳,风水浮肿。

蜜麻黄　蜜炙后性温偏润,辛散发汗作用缓和,以宣肺平喘力胜。多用于表证已解表证,而肺气壅闭,咳嗽气喘较重的患者。

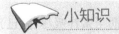 小知识

【其他炮制方法、成品性状、炮制作用】

麻黄绒　取麻黄段,碾绒,筛去粉末。

麻黄绒呈松散的绒团状,黄绿色,体轻。

麻黄绒作用缓和,适用于患有风寒感冒的老人、幼儿及体虚者。

蜜麻黄绒　取净麻黄绒,将定量炼蜜加适量的开水稀释,淋入麻黄绒中拌匀,闷润至蜜汁被吸尽,置炒制的器具内,文火炒至深黄色,不黏手时,取出放凉。筛去碎屑。每100 kg净麻黄绒,用炼蜜25 kg。

蜜麻黄绒为黏结绒团状,深黄色,有焦斑,稍带黏性,味微甜。

蜜麻黄绒作用更缓和,适用于表证已解而喘咳未愈的老人、幼儿及体虚者。用法与蜜炙麻黄相同。

【贮藏】

置通风干燥处。防潮。

📖 知识拓展

1.《中国药典》(2015 年版)规定:麻黄水分不得过 9.0%,总灰分不得过 9.0%,按干燥品计算,含盐酸麻黄碱($C_{10}H_{15}NO \cdot HCl$)和盐酸伪麻黄碱($C_{10}H_{15}NO \cdot HCl$)的总量不得少于 0.80%。蜜麻黄总灰分不得过 8.0%,水分和含盐酸麻黄碱($C_{10}H_{15}NO \cdot HCl$)和盐酸伪麻黄碱($C_{10}H_{15}NO \cdot HCl$)的总量同麻黄。

2.麻黄主要含麻黄碱、伪麻黄碱、挥发油等成分。麻黄碱能使支气管平滑肌松弛,有平喘作用,伪麻黄碱有明显的利尿作用,也略有缓解支气管平滑肌痉挛的作用,挥发油能抑制流感病毒,并能兴奋汗腺,有发汗作用。

3.研究表明,麻黄不同茎中不同部位生物碱含量不同,不同茎中生物碱含量高低顺序为:草质茎>过渡茎>木质茎;不同部位生物碱含量的高低顺序为:髓部>节间>节。

款冬花

款冬花炮制首见于南北朝《雷公炮炙论》。处方用名有款冬花、冬花、炙冬花、炙款冬花、蜜冬花、蜜款冬花。《中国药典》(2015 年版)载有款冬花和蜜款冬花 2 种炮制品。

【来源】

本品为菊科植物款冬 *Tussilago farfara* L.的干燥花蕾。12 月或地冻前当花尚未出土时采挖,除去花梗和泥沙,阴干。

【生药饮片制备】

取原药材,除去杂质及残梗。

【操作方法】

取净款冬花,将定量炼蜜加适量开水稀释后,淋入款冬花内拌匀,闷润至蜜汁吸尽,置已预热好的炒制容器内,用文火加热至微黄色,不黏手时,取出放凉。筛去碎屑。每 100 kg 款冬花,用炼蜜 25 kg。

【成品性状】

款冬花　呈长圆棒状。单生或 2~3 个基部连生,长 1~2.5 cm,直径 0.5~1 cm。上端较粗,下端渐细或带有短梗,外面被有多数鱼鳞状苞片。苞片外表面紫红色或淡红色,内表面密被白色絮状茸毛。体轻,撕开后可见白色茸毛。气香,味微苦而辛。

蜜款冬花　形如款冬花,表面棕黄色或棕褐色,稍带黏性。具蜜香气,味微甜。

【炮制作用】

款冬花　辛、微苦,温。归肺经。具有润肺下气、止咳化痰的作用。生品长于散寒止咳。用于风寒咳嗽,痰饮咳嗽。

蜜款冬花　蜜炙后药性温润,能增强润肺止咳的作用。多用于肺虚久咳或阴虚燥咳。

【贮藏】

置干燥处,防潮、防蛀。

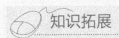知识拓展

《中国药典》(2015 年版)规定:款冬花醇溶性浸出物不得少于 20.0%;蜜款冬花醇溶性浸出物不得少于 22.0%;款冬花、蜜款冬花含款冬酮($C_{23}H_{34}O_5$)不得少于 0.070%。

百　部

百部炮制首见于南北朝《雷公炮炙论》。处方用名有百部、炙百部、蜜百部等。《中国药典》(2015 年版)载有百部和蜜百部 2 种炮制品。

【来源】

本品为百部科植物直立百部 *Stemona sessilifolia* (Miq.) Miq.、蔓生百部 *Stemona japonica* (Bl.) Miq.或对叶百部 *Stemona tuberosa* Lour.的干燥块根。春、秋二季采挖,除去须根,洗净,置沸水中略烫或蒸至无白心,取出,晒干。

【生药饮片制备】

取原药材,除去杂质,洗净,润透,切厚片,干燥。

【操作方法】

取净百部,将定量炼蜜加适量开水稀释后,淋入百部内拌匀,闷润至蜜汁吸尽,置已预热好的炒制容器内,用文火加热至不黏手时,取出放凉。筛去碎屑。每 100 kg 款冬花,用炼蜜12.5 kg。

【成品性状】

百部　呈不规则厚片或不规则条形斜片;表面灰白色、棕黄色,有深纵皱纹;切面灰白色、淡黄棕色或黄白色,角质样;皮部较厚,中柱扁缩。质韧软。气微、味甘、苦。

蜜百部　形同百部片,表面棕黄色或褐棕色,略带焦斑,稍有黏性。味甜。

【炮制作用】

百部　甘、苦,微温。归肺经。具有润肺下气止咳、杀虫灭虱的作用。生品长于散寒止咳。用于新久咳嗽,肺痨咳嗽,顿咳;外用于头虱,体虱,蛲虫病,阴痒。

蜜百部　蜜炙后药性温润,能增强润肺止咳的作用。用于阴虚劳嗽。

【贮藏】

置通风干燥处,防潮。

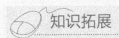知识拓展

《中国药典》(2015 年版)规定:百部水溶性浸出物不得少于 50.0%。

枇杷叶

枇杷叶炮制品首见于晋朝《肘后备急方》。处方用名有枇杷叶、炙枇杷叶、蜜枇杷叶。《中

国药典》(2015年版)载有枇杷叶和蜜枇杷叶2种炮制品。

【来源】

本品为蔷薇科植物枇杷 *Eriobotrya japonica* (Thunb.) Lindl. 的干燥叶。全年均可采收,晒至七八成干时,扎成小把,再晒干。

【生药饮片制备】

取原药材,除去绒毛,用水喷润,切丝,干燥。

【操作方法】

取净制枇杷叶丝,将定量炼蜜加适量开水稀释,淋入枇杷叶丝内拌匀,闷润至蜜汁被吸尽,置预热后的炒制器具内,文火炒至不黏手为度,取出放凉。筛去碎屑。每100 kg净枇杷叶丝,用炼蜜20 kg。

【成品性状】

枇杷叶　呈丝条状。表面灰绿色、黄棕色或红棕色,较光滑。下表面可见绒毛,主脉突出。革质而脆。气微,味微苦。

蜜枇杷叶　形如枇杷叶丝,表面黄棕色或红棕色,微显光泽,略带黏性。具蜜香气,味微甜。

【炮制作用】

枇杷叶　苦,微寒。归肺、胃经。具有清肺止咳、降逆止呕的作用。生品长于清肺止咳、顺逆止呕。多用于肺热咳嗽,气逆喘急,胃热呕逆,烦热口渴等。

蜜枇杷叶　蜜炙后能增强润肺止咳的作用,多用于肺燥咳嗽。

【贮藏】

置干燥处。

🐭 **知识拓展**

1.《中国药典》(2015年版)规定:枇杷叶、蜜枇杷叶水分不得过10.0%;总灰分不得过7.0%;按干燥品计算,含齐墩果酸和熊果酸的总量不得少于0.70%。枇杷叶醇溶性浸出物不得少于18.0%。

2.枇杷叶绒毛中所含的化学成分与枇杷叶基本相同,且绒毛中不含有导致咳嗽或产生其他副作用的特异化学成分。在煎熬过程中,绒毛并不易脱落,因此,枇杷叶在入汤剂或作为膏剂原料时可以不刷毛,只需加强过滤即可。若作原药粉末如丸散应用时,则仍需刷净绒毛,以免直接刺激咽喉而引起咳嗽。

百　合

百合炮制首见于汉代《金匮要略》。处方用名有百合、炙百合、蜜百合、蒸百合。《中国药典》(2015年版)载有百合和蜜百合2种炮制品。

【来源】

本品为百合科植物卷丹 *Lilium lancifolium* Thunb、百合 *Lilium brownii* F.E.Brown var.*uiridu-*

lum Baker 或细叶百合 *Lilium pumilum* DC.的干燥肉质磷叶。秋季采挖,洗净,剥取鳞叶,置沸水中略烫,干燥。

【生药饮片制备】

取原药材,除去杂质。

【操作方法】

取净百合,置预热后的炒制器具内,文火加热,炒至颜色加深时,加入适量开水稀释过的炼蜜,迅速翻炒均匀,并继续用文火炒至微黄色、不黏手时,取出放凉。筛去碎屑。每 100 kg 净百合,用炼蜜 5 kg。

【成品性状】

百合　呈长椭圆形,长 2~5 cm,宽 1~2 cm,中部厚 1.3~4 mm。表面类白色、淡棕黄色或微带紫色,有数条纵直平行的白色维管束。顶端稍尖,基部较宽,边缘薄,微波状,略向内弯曲。质硬而脆,断面较平坦,角质样。气微,味微苦。

蜜百合　表面黄色,有焦斑,稍带黏性,味甜。

【炮制作用】

百合　甘,寒。归心、肺经。具有养阴润肺、清心安神的功能。生品以清心安神力胜。用于热病后余热未清,虚烦惊悸,失眠多梦,精神恍惚等。

蜜百合　蜜炙后增强其润肺止咳作用。多用于肺虚久咳,肺痨咯血,肺阴亏损,虚火上炎等。

【贮藏】

置通风干燥处。

5)清场

实训结束后:

①先将炮制好的药物置洁净的聚乙烯包装袋内,密封后贮藏。

②清洁炉具和其他实训器具。

③将实训室打扫干净。

④关闭水、电、气、门、窗。

任务 6.6　油炙法

6.6.1　基础知识

1)概念

将净选或切制后的药物,与一定量的食用油脂共同加热处理的方法,称为油质法,又称酥炙法。

2)适用范围

油炙所用辅料主要有植物油和动物油两类。常用的有麻油(芝麻油)、羊脂油。麻油性味甘、微寒。具有清热、润燥、生肌的作用。因沸点高,常作为中间传热体,达到使药材酥脆的目的。常用以炮制质地坚硬或有毒的药物。常用油炙的药物有三七、马钱子等药物。羊脂油味甘性温,能温散寒邪,补肾壮阳。常用于炮制补肾壮阳的药物,如淫羊藿、蛤蚧等。

3)炮制目的

通过油炙,可起到增强疗效(淫羊藿),便于粉碎,利于制剂和服用(三七、蛤蚧)等作用。

4)操作方法

油炙通常有 3 种操作方法,即油炒法、油炸法和油酥法。

(1)油炒法

先将羊脂切碎,置锅内加热,炼油去渣,然后取药物与羊脂油拌匀,用文火炒至油被吸尽,药物表面呈油亮时取出,摊开放凉。

(2)油炸法

取植物油,倒入锅内加热,至沸腾时,倾入药物,用文火炸至一定程度,取出,沥去油,粉碎。

(3)油酥法

动物类药物切成块或锯成短节,放炉火上烤热,用酥油涂布,加热烘烤,待酥油渗入药内后,再涂再烤,反复操作,直至药物质地酥脆,放凉,或粉碎。

5)注意事项

①油炸药物因温度较高,一定要控制好温度和时间,否则易将药物炸焦,致使药效降低或者丧失药效。

②油炒、油脂涂酥,均应控制好火力和温度,以免药物炒焦或烤焦,使有效成分被破坏而降低疗效;油脂涂酥药物时,需反复操作直至酥脆为度。

6.6.2 技能实训

1)目的

熟悉并掌握药物油炙法的操作方法和注意事项;能准确把握药物炒制的火力;会判断各种药物炮制的成品性状;掌握辅料的用量和处理方法。

2)仪器及材料

①实训设备 炒锅、电磁炉、铲子、刷子、药盘、电子秤、药筛等。

②实训药材和辅料 阿胶、鹿角胶、蛤粉。

3)准备工作

检查实训工具是否齐全,排风扇工作是否正常。将要炮制的药物筛去碎屑、杂质,药物按大小、粗细分档备用。检查炒锅、铲子和盛药器具等是否齐全和洁净,必要时进行清洁。

4）实训内容

淫羊藿

淫羊藿炮制首见于南北朝《雷公炮炙论》。处方用名有淫羊藿、羊藿、仙灵脾、炙淫羊藿、炙羊藿。《中国药典》（2015 年版）载有淫羊藿和炙淫羊藿 2 种炮制品。

【来源】

本品为小檗科植物淫羊藿 *Epimedium brevicornum* Maxim、箭叶淫羊藿 *Epimedium sagittatum*（Sieb.et Zucc.）Maxim.、柔毛淫羊藿 *Epimedium pubescens* Maxim.或朝鲜淫羊藿 *Epimedium koreanum* Nakai 的干燥地上部分。夏、秋季茎叶茂盛时采割，除去粗梗及杂质，晒干或阴干。

【生药饮片制备】

取原药材，除去杂质，喷淋清水，稍润，切丝，干燥。

【操作方法】

取羊脂油至锅内加热溶化，加入淫羊藿丝，用文火炒至表面微黄色，油脂被吸尽，微显光泽时，取出放凉。筛去碎屑。每 100 kg 净淫羊藿丝，用羊脂油（炼油）20 kg。

【成品性状】

淫羊藿　呈丝片状。上表面绿色、黄绿色或浅黄色，下表面灰绿色，网脉明显，中脉及细脉凸出，边缘具黄色刺毛状细锯齿。近革质。气微，味微苦。

炙淫羊藿　形如淫羊藿丝。表面浅黄色显油亮光泽。微有羊脂油气。

【炮制作用】

淫羊藿　辛、甘，温。归肝、肾经。具有补肾阳、强筋骨、祛风湿的作用。用于肾阳虚衰，阳痿遗精，筋骨痿软，风湿痹痛，麻木拘挛。生品长于祛风湿、强筋骨。用于风湿痹痛，麻木拘挛，中风偏瘫，小儿麻痹。

炙淫羊藿　羊脂油炙后能增强其温肾助阳作用。多用于肾阳不足之阳痿，不孕，早泄等。

【贮藏】

置通风干燥处。

知识拓展

《中国药典》（2015 年版）规定：淫羊藿水分不得过 12.0%；总灰分不得过 8.0%；醇溶性浸出物不得少于 15.0%；含淫羊藿苷不得少于 0.40%。炙淫羊藿水分不得过 8.0%；按干燥品计算，含淫羊藿苷（$C_{33}H_{40}O_{15}$）和宝藿苷I（$C_{27}H_{30}O_{10}$）的总量不得少于0.60%。

蛤 蚧

蛤蚧炮制首见于南北朝《雷公炮炙论》。处方用名为蛤蚧、酥蛤蚧、酒蛤蚧。《中国药典》（2015 年版）载有蛤蚧和酒蛤蚧 2 种炮制品。

【来源】

本品为壁虎科动物蛤蚧 *Gekko gecko* Linnaeus 的干燥体。全年均可捕捉,除去内脏,拭净,用竹片撑开,使全体扁平顺直,低温干燥。

【生药饮片制备】

取原药材,除去鳞片及头足,切成小块。

【操作方法】

酥蛤蚧　取净蛤蚧,涂以酥油,放无烟炉火上烤至稍黄质脆,除去头足及鳞片,切成小块。

【成品性状】

蛤蚧　为不规则的片状小块,表面灰黑色或银灰色,有棕黄色的斑点及鳞甲脱落的痕迹。切面黄白色或灰黄色。脊背骨及肋骨突起清晰。气腥,味微咸。

酥蛤蚧　色稍黄,质较脆,具香酥气味。

【炮制作用】

蛤蚧　咸,平。归肺、肾经。具有补肺益肾、纳气定喘、助阳益精的作用。用于肺肾不足,虚喘气促,劳嗽咯血,阳痿,遗精。

酥蛤蚧　酥后易粉碎,减少腥气。

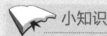 小知识

【其他炮制方法、成品性状、炮制作用】

酒蛤蚧　取净蛤蚧块,用定量的黄酒拌匀,闷润。待酒被吸尽后,置炒制容器内,用文火加热炒干,取出放凉。每 100 kg 净蛤蚧,用黄酒 20 kg。

酒蛤蚧形如蛤蚧块,微有酒香气,味微咸。

酒蛤蚧质酥易碎,矫味,便于服用,补肾壮阳作用增强。

【贮藏】

置通风干燥处。

三　七

三七炮制首见于明代《万氏女科》。处方用名有三七、田七、三七粉、熟三七。《中国药典》(2015 年版)载有三七粉 1 种炮制品。

【来源】

本品为五加科植物三七 *Panax notoginseng* (Burk) F.H.Chen 的干燥根及根茎。秋季花开前采挖,洗净,分开主根、支根及根茎,干燥。支根习称"筋条",根茎习称"剪口"。

【生药饮片制备】

取原药材,洗净,干燥。

【操作方法】

熟三七　取净三七,打碎,分开大小块,用食油炸至表面棕黄色,取出,沥去油,放凉,碾细粉。

【成品性状】

三七 呈类圆锥形或圆柱形,表面灰褐色或灰黄色,有断续的纵皱纹及支根痕,顶端有茎痕,周围有瘤状突起。体重,质坚实。断面灰绿色、黄绿色或灰白色,木部微呈放射状排列。味苦回甜。

熟三七 为类圆形薄片,表面棕黄色,角质样,有光泽,质坚硬,易折断。味苦回甜。

熟三七粉 为浅黄色细粉,略有油气,味微苦。

【炮制作用】

三七 甘、微苦,温。归肝、胃经。具有散瘀止血、消肿定痛的作用。用于咯血,吐血,衄血,便血,崩漏,外伤出血,胸腹刺痛,跌扑肿痛。生品善于散瘀止血,有止血而不留瘀,化瘀而不伤正的特点。

熟三七 止血化瘀作用较弱,偏于滋补。可用于身体虚弱,气血不足的患者。

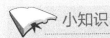 小知识

【其他炮制方法、成品性状、炮制作用】

熟三七(蒸法) 或取三七,洗净,蒸透,取出,及时切片,干燥。

本品成品性状、炮制作用同油炸的熟三七。

三七粉 取三七,洗净,干燥,碾细粉。

三七粉为灰白色粉末,味微苦回甜。

与三七相同,多吞服或外敷用于创伤出血。

【贮藏】

置阴凉干燥处,防蛀。

5)清场

实训结束后:

①先将炮制好的药物置洁净的聚乙烯包装袋内,密封后贮藏。

②清洁炉具和其他实训器具。

③将实训室打扫干净。

④关闭水、电、气、门、窗。

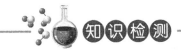 知识检测

一、单项选择题

1.酒制药物时,矫臭去腥的药物为( )。

　A.大黄　　　B.黄连　　　C.当归　　　D.乌梢蛇

2.酒制药物时,除哪种药物外,一般都为黄酒?(　　)

　　A.乌梢蛇　　　B.大黄　　　　C.蟾酥　　　D.白芍

3.酒制药物时,增强活血通络作用的药物为(　　)。

　　A.黄柏　　　　B.川芎　　　　C.紫河车　　D.蕲蛇

4.具缓泻而不伤气,逐瘀而不败正之功,用于年老、体弱及久病患者的大黄炮制品种为(　　)。

　　A.酒大黄　　　B.熟大黄　　　C.大黄炭　　　D.清宁片(由酒和蜜制成)

5.当归的炮制品种中既能补血又不致滑肠的是(　　)。

　　A.当归头　　　B.当归尾　　　C.酒当归　　　D.土炒当归

6.下列哪味药醋制后可增强其镇痛作用?(　　)

　　A.五灵脂　　　B.延胡索　　　C.商陆　　　D.甘遂

7.醋炙法中一般每100 kg净药物醋的用量为(　　)。

　　A.10 kg　　　B.20 kg　　　C.30 kg　　　D.40 kg

8.下列哪种药盐制时需先炒药后加盐水?(　　)

　　A.荔枝核　　　B.车前子　　　C.小茴香　　　D.黄柏

9.盐炙法能增强补肾作用的药物是(　　)。

　　A.小茴香　　　B.杜仲　　　　C.黄柏　　　D.知母

10.可缓和苦燥之性,增强其滋阴降火,退虚热作用的黄柏炮制品种为(　　)。

　　A.盐黄柏　　　B.酒黄柏　　　C.黄柏炭　　　D.醋黄柏

11.通过醋炙,有助于引药入肝的药材是(　　)。

　　A.枳壳　　　　B.柴胡　　　　C.黄芩　　　D.白术

12.蜜炙的目的是增强补脾益气作用的药材为(　　)。

　　A.甘草　　　　B.马兜铃　　　C.百部　　　D.款冬花

13.适于表证已解而咳嗽未愈的老人、幼儿及体虚患者为(　　)。

　　A.麻黄　　　　B.蜜麻黄　　　C.麻黄绒　　　D.蜜麻黄绒

14.不是油炙法的药物为(　　)。

　　A.淫羊藿　　　B.三七　　　　C.蛤蚧　　　D.马兜铃

15.炙法一般用文火,下列(　　)在炙法中用中火。

　　A.大黄　　　　B.柴胡　　　　C.杜仲　　　D.百合

二、多项选择题

1.下列药材中宜选用先炒药后加辅料的方法的是哪几种?(　　)

　　A.乳香　　　　B.车前子　　　C.五灵脂　　　D.百合　　　　E.黄芩

2.下列药物通过醋炙降低毒性的有(　　)。

　　A.甘遂　　　　B.芫花　　　　C.大蓟　　　　D.大戟　　　　E.柴胡

3.炙法不同于加辅料炒法之处是(　　)。

　　A.用液体辅料　　　　　　B.要求辅料渗入药物内部

　　C.温度较低　　　　　　　D.炮制时间较长

　　E.增强药物的疗效

4.蜜炙法适用的药物有(　　)。

A.补脾益气药　　　　　　B.疏肝解郁药

C.止咳平喘药　　　　　　D.固精缩尿药

E.活血化瘀药

5.下列关于酒炙大黄正确的说法有(　　)。

A.缓和苦寒之性　　　　　B.引药上行

C.增强活血化瘀作用　　　D.增强消积止痛作用

E.能引药入肝

6.盐炙增强清虚热的药物是(　　)。

A.杜仲　　　B.黄柏　　　C.益智仁　　　D.知母　　　E.补骨脂

三、填空题

1.姜炙法的辅料为_____,盐炙法的辅料为_____。

2.生甘草,味甘,性平,功效长于_____;蜜炙甘草性温,功效长于_____。

3.生柴胡长于_____,醋柴胡长于_____。

4.芫花醋炙的作用是_____。

5.酒炙当归的炮制作用是_____。

6.百合生品性寒,长于_____,蜜百合增强了_____。

7.姜炙厚朴的炮制作用为_____。

8.蜜炙法中稀释蜂蜜所加水量应为_____,多用于炮制具有_____、_____作用的药物。

9.为了增强黄柏、知母的清虚热作用,应选择_____炙法。在操作上盐炙黄柏用_____,盐炙知母用_____法进行操作。

10.油炙法的操作方法有_____、_____和_____。

四、简答题

1.试述酒炙当归的操作方法和炮制作用。

2.麻黄蜜炙后的炮制作用是什么? 其原理是什么?

技 能 检 测

要求:学生按指定任务进行实际操作,教师分别予以评分。

1.酒炙白芍如何炮制?

2.醋炙柴胡如何炮制?

3.盐炙车前子如何炮制?

4.蜜炙甘草如何炮制?

5.蜜炙百合如何炮制?

项目7 煅 法

【项目描述】

　　中药炮制是我国一项传统制药技术,它对中医临床用药起了重要作用,其中煅法是中药炮制一类不可缺少的方法。煅法起源很早,《五十二病方》中即有煅法的记载。古代医药典籍中所载"燔""烧""炼"等法均包含于当今煅法之中。煅法主要适用于矿物、化石以及贝壳类等质地坚硬的药物,或将某些植物药制备成炭药。根据药物的性质及炮制方法的不同,煅法可分为明煅法、煅淬法和煅炭法。

【知识目标】

　　掌握该部分炮制品的成品性状及质量要求;熟悉代表药物的炮制作用和炮制原理;了解明煅法、煅淬法和煅炭法的概念及所适用的药物。

【技能目标】

　　掌握明煅法、煅淬法和煅炭法的操作要领;明确代表药物的炮制方法、炮制作用和注意事项,并能对所炮制的饮片质量进行评判;能依据相关质量标准,对常见药物进行明煅法、煅淬法和煅炭法操作,成品达到相关质量标准。

【基础知识】>>>

　　1)概念

　　将药物直接放于无烟炉火中或适当的耐火容器内,在有氧或缺氧的条件下煅烧至所需程度的方法,称煅法。有些药物煅红后,还要趁炽热投入规定的液体辅料中浸渍,称为"淬"法。

　　2)目的

　　煅法的主要炮制目的是改变其原有性状以更适合临床应用。

　　①煅法能除去原药物粒间的吸附水和部分硫、砷等易挥发物质。

　　②能使药物成分发生氧化、分解等反应,减少或消除了副作用,从而提高了疗效或产生新的药效。

　　③还能使受热后不同药物组分在不同方向胀缩的比例产生差异,致使煅后药粒间出现孔隙,质地变为酥脆,便于粉碎,以利于调剂、制剂和煎煮,以及有利于煎出有效成分。

3) 分类

根据药物的性质及炮制方法的不同,煅法可分为明煅法、煅淬法和煅炭法。

任务 7.1 明煅法

7.1.1 基础知识

1) 概念

将净药物砸成小块,直接放于无烟炉火中或装入适当的耐火容器内煅制所需程度的方法,称为明煅法。

2) 分类

按药物与火接触的方式不同有:直火煅,即直接将药物放在火上煅;隔火煅,即将药物放入耐火容器中煅烧。

按煅制设备的不同,有敞锅煅、平炉煅、炉膛煅及转炉煅等。

3) 适用范围

(1) 敞锅煅

敞锅煅是将净药物直接放入煅锅内,用武火加热煅制。该法适用于含结晶水的易熔矿物类药物、贝壳类、化石类及粒度细小或煅后易碎、煅时爆裂的矿物类药物。

(2) 平炉煅

将药物置炉膛内,武火加热,并用鼓风机促使温度迅速升高和升温均匀。在煅制过程中,可根据要求适当翻动,使药材受热均匀,煅至药材发红或红透(通过观察孔可见炉膛发红或红亮)时停止加热,取出放凉或进一步加工。此法煅制效率较高,适用于煅制质地坚实的矿物类药物,可用于大量生产。

(3) 炉膛煅

质地坚硬的矿物药,直接放于炉火上煅至红透,取出放凉。煅后易碎的药物如青礞石、粒度细小的药物,需装入耐火容器内煅透,放凉;对煅时易产生爆裂的药物如贝壳类,除需装入耐火容器内外,还需加盖但不密闭,煅透,放凉,研粉。

(4) 转炉煅

转炉由装有电炉丝的炉体、炉体内的转锅和可使炉体上下旋转的炉体架构成。炉体为腔体,横卧于炉体架上,上下部由布有电炉丝的保温材料构成;转锅为圆柱形腔体,置于炉体中,通过驱动装置可上下旋转。转炉煅使煅药过程摆脱了手工操作、凭借经验控制质量的传统生产方式;摆脱了开放式的生产过程,实现了密闭生产,有利于减少环境污染;除用于明煅法的药物外,煅淬法和煅炭法均适用,煅后出料方便快捷,是煅制法中新研发的设备类型。

4) 炮制目的

①使药物质地酥脆或失去结晶水,便于粉碎和煎出有效成分。如石决明、白矾等。

②增强某些药物的收敛作用。如牡蛎、赤石脂、蛤壳等。

③缓和药性,减少不良反应。如寒水石、花蕊石等。

5)操作方法及步骤

（1）准备

①检查砂锅（或其他耐火容器）和盛药器具等是否齐全和洁净,必要时进行清洁。

②除去白矾中的杂质,砸成小块,大小分档,分别置洁净的砂锅内。

（2）煅制

武火加热（不搅拌）。

（3）出锅

当熔化后的白矾水分蒸发,完全干燥,呈白色蜂窝状固体时,停火,凉后出锅。研成细粉。枯矾置洁净的容器内。

（4）成品规格

成品呈白色不透明的蜂窝状或海绵状固体块状物,体轻,质松脆,手捻易碎。枯矾研后为不透明细粉,味酸涩,有颗粒感。药屑、杂质含量不得超过 2.0%,未煅透及灰化者不得超过3.0%（《中药饮片质量标准通则》）。

（5）收藏

将枯矾装入无毒聚乙烯塑料袋中,密封袋口。

（6）清场

按要求清洁相关器具、工作台面及灶具。

6)注意事项

①药物应大小分档,分别煅制,以免生熟不匀。

②应一次性煅透,中途不得停火,以免出现夹生现象或生熟不均匀。

③根据药物的性质,控制煅制温度和时间。

如主含云母类（金精石、云母、礞石）、石棉类、石英类（紫石英等）矿物药,煅制时温度应高,时间应长,煅烧时即使达到"红透",短时间其理化性质也很难改变;而对主含硫化物类和硫酸盐类药物,煅时注意温度,硫酸盐类药物煅制时间需稍长,以使结晶水完全除去。

④有些药物在煅烧时产生爆溅,需在容器上加盖（仍不密闭）。

⑤有些含结晶水的矿物类药材,不要求煅红,但须使结晶水完全蒸发或全部呈蜂窝状固体。

7.1.2 技能实训

1)目的

熟悉并掌握药物采用明煅法煅制的操作方法和注意事项;能准确把握药物煅制的火力;会判断药物炮制的成品性状。

2)设备及材料

①实训设备 炉子、煅锅、铁铲、搪瓷盘、火钳、台秤等。

②实训药材　白矾、石膏、牡蛎、石决明、瓦楞子、阳起石、花蕊石。

3) 准备工作

检查实训工具是否齐全,排风扇工作是否正常。将要炮制的药物筛去碎屑、杂质,药物按大小、粗细分档备用。检查煅锅、铲子和盛药器具等是否齐全和洁净,必要时进行清洁。

4) 实训内容

白　矾

白矾炮制首见于《五十二病方》。历代尚有巴豆制白矾、姜制白矾等。处方用名有白矾、明矾、枯矾。《中国药典》(2015 年版)载有白矾和枯矾 2 种炮制品。

【来源】

本品为硫酸盐类矿物明矾石经加工提炼制成。主含含水硫酸铝钾$[KAl(SO_4)_2 \cdot 12H_2O]$。

【生药饮片制备】

取原药材,除去杂质,捣碎或研碎。

【操作方法】

取净白矾,敲成小块,置煅锅内,用武火加热至熔化,继续煅至膨胀松泡成白色蜂窝状固体,完全干燥,停火,放凉后取出,研成细粉。

注意事项:煅制白矾时不宜用铁锅;白矾量要适中;煅制过程中不要搅拌,应一次性煅透,中途不得停火;煅制温度应控制为 180~260 ℃。

【成品性状】

白矾　为不规则结晶块状;表面略光滑或凹凸不平,具细密纵棱,并附有白色细粉;质硬而脆,易砸碎;无色或白色,透明或半透明,具玻璃样光泽;气微,味微甘而涩。

枯矾　为蜂窝状固体块状物或细粉;质轻,疏松,手捻易碎;白色,不透明;味淡,有颗粒感。

【炮制作用】

白矾　酸、涩,寒。归肺、脾、大肠经。内服清热化痰,止血止泻。外用解毒杀虫,收涩止痒;用于癫痫、中风、喉痹。常制成散剂、含漱剂、洗剂使用,高浓度具有腐蚀性。用于胬肉、痔疮、脱肛。

枯矾　酸寒之性降低,涌吐作用减弱,增强了收涩敛疮,止血化腐,生肌作用。用于皮肤湿疹,湿疮及聤耳流脓,阴痒带下,久泻,便血等。

【贮藏】

置干燥处。

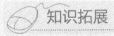 知识拓展

1.《中国药典》(2015 年版)规定:白矾、枯矾含重金属不得过 20 mg/kg,所含铵盐、铜盐与锌盐、铁盐,均不能超过规定。含水硫酸铝钾$[KAl(SO_4)_2 \cdot 12H_2O]$不得少于99.0%。

2.白矾为强酸弱碱盐,置铁锅中煅制时,因高温加热与铁生成$FeSO_4$,进一步氧化成$Fe_2(SO_4)_3$,与$Al(OH)_3$反应生成$Fe(OH)_3$,$Fe(OH)_3$再氧化成红色的Fe_2O_3,使得接触枯矾的铁锅处附有红褐色锅垢,也使枯矾中铁盐含量超出检查限度。搅拌会使表面温度下降,结晶水不易除去,内热不断蓄积,传热性能降低,局部温度过高,使煅制品呈枯黄色。煅制时中途停火、投药过多或煅锅底部太小,加热后底层白矾先熔化、继而失水形成质地疏松的海绵状枯矾,具有较强的隔热能力,上部液态状的白矾难以获得较高温度,结晶水不能及时蒸发,形成凉后的"僵块",即出现煅不透现象。

3.白矾煅制时50℃开始失重,120℃出现大量吸热过程,大量结晶水失去,约260℃脱水基本完成。300℃开始分解,300~600℃分解缓慢,至750℃无水硫酸铝钾发生脱硫过程,产生硫酸钾、三氧化二铝及三氧化硫。810℃以后持续熔融,成品水溶性差,出现浑浊并有沉淀,故煅制温度应控制在180~260℃。

4.白矾内服过量能刺激黏膜而引起反射性呕吐,适量则能制止肠黏膜分泌而起止泻作用。煅后生成难溶性铝盐,内服后可与黏膜蛋白络合形成保护膜,覆盖于溃疡面上,保护黏膜不再受腐蚀,并有利于黏膜再生,还可抑制黏膜分泌和吸附肠异物。外用能和蛋白质反应生成难溶于水的物质面沉淀,减少疮面的渗出物而起到生肌、保护疮面作用。

石　膏

石膏炮制首见于汉代《金匮玉函经》。处方用名有生石膏、煅石膏。《中国药典》(2015年版)载有生石膏和煅石膏2种炮制品。

【来源】

本品为硫酸盐类矿物硬石膏族石膏。主含含水硫酸钙($CaSO_4 \cdot 2H_2O$)。采挖后,除去杂石及泥沙。

【生药饮片制备】

取原药材,洗净,干燥,打碎,除去杂石,粉碎成粗粉。

【操作方法】

取净石膏块,置无烟炉火或耐火容器内,用武火加热煅至红透,取出放凉后碾碎。

【成品性状】

生石膏　为纤维状集合体,呈长块状、板块状或不规则块状;上下两面较平坦、无纹理及光泽,纵面通常呈纵向纤维状纹理、具绢丝样光泽;体重,质软,指甲可刻划成痕;白色、灰白色或淡黄色,条痕白色,有的半透明;气微,味淡。

煅石膏　为粉末状;体松而脆;白色或灰白色,无光泽;无臭,味淡。

【炮制作用】

石膏　甘、辛,大寒。归肺、胃经。长于清热泻火,除烦止渴。用于外感热病,高热烦渴,肺热喘咳,胃火亢盛,头痛,牙痛。

煅石膏　甘、辛、涩,寒。归肺、胃经。长于收湿,生肌,敛疮,止血。外治溃疡不敛,湿疹瘙痒,水火烫伤,外伤出血。

【贮藏】

置于燥处。

知识拓展

1.《中国药典》(2015年版)规定:石膏含重金属不得过 10 mg/kg,含砷量不得过 2 mg/kg。石膏含含水硫酸钙($CaSO_4 \cdot 2H_2O$)不得少于95.0%。

2.对生、煅石膏的电镜观察、失水率测定和25种无机元素及其溶出液中无机元素含量测定表明,生、煅石膏粉中无机元素含量以煅石膏含量为高,而溶出液中无机元素含量则以生石膏样品液中为高,并随结晶水含量减少,无机元素煎出量随之减少。电镜观察结果表明,生石膏的粉末晶体形状结构整齐而紧密,而煅石膏的粉末晶体形状结构则疏松而无规则。

3.石膏表层的红棕色及灰黄色矿物质和质次硬石膏中含砷量较高,接近《中国药典》(2015年版)规定的限量。有报道石膏中毒死亡的病例,其原因主要是因为石膏中混有含砷化合物所引起。故建议在实际应用中应注意石膏的来源与质量,并应将表层及内部夹石杂质去净。

牡 蛎

牡蛎炮制首见于汉代《金匮玉函经》。历处方用名有牡蛎、生牡蛎、煅牡蛎。《中国药典》(2015年版)载有牡蛎和煅牡蛎2种炮制品。

【来源】

本品为牡蛎科动物长牡蛎 *Ostrea gigas* Thunberg.、大连湾牡蛎 *Ostrea talienwhanensis* Crosse 或近江牡蛎 *Ostrea rivularis* Gould 的贝壳。全年均可捕捞,去肉,洗净,晒干。

【生药饮片制备】

取原药材,洗净泥土,晒干,碾碎。

【操作方法】

取牡蛎,置无烟炉火上或置耐火容器内,用武火加热煅至酥脆时,取出放凉,碾碎。

【成品性状】

牡蛎 为不规则的碎块。白色。质硬,断面层状。气微,味微咸。

煅牡蛎 为不规则的碎块或褪粉。灰白色。质酥脆,断面层状。

【炮制作用】

牡蛎 咸,微寒。归肝、肾经。具有重镇安神、潜阳补阴、软坚散结的作用。用于惊悸失眠,眩晕耳鸣,瘰疬痰核,癥瘕痞块。

煅牡蛎 煅后质地酥脆,便于粉碎和煎出有效成分,长于收敛固涩,制酸止痛。用于自汗盗汗,遗精滑精,崩漏带下,胃痛吞酸。

【贮藏】

置于燥处。

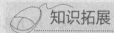

知识拓展

1.《中国药典》(2015 年版)规定:牡蛎和煅牡蛎含碳酸钙(CaCO₃)不得少于94.0%。

2.牡蛎煅后醋淬品水煎液中钙离子含量高于煅品和生品。以牡蛎煎出液中 Ca^{2+} 含量为指标,采用正交试验法,得出最佳的工艺条件为:550 ℃,煅2.5 h,煅后醋淬。牡蛎煅后,铁、锰、锌元素的煎出量较生品也显著增加,尤其是 Zn 元素煎出量为生品的数倍。醋淬后含量增加更多。

石决明

石决明炮制首见于南北朝《雷公炮炙论》。处方用名有石决明,煅石决明。《中国药典》(2015 年版)载有石决明和煅石决明 2 种炮制品。

【来源】

本品为鲍科动物杂色鲍 *Haliotis diversicolor* Reeve、皱纹盘鲍 *Haliotis discus hannai* lno、羊鲍 *Haliotis ovina* Gmelin、澳洲鲍 *Haliotis rubber* (Leach)、耳鲍 *Haliotis asinine* Linnaeus 或白鲍 *Haliotis laevigata*(Donovan)的贝壳。夏、秋二季捕捞,去肉,洗净,干燥。

【生药饮片制备】

取原药材除去杂质,洗净,干燥,碾碎。

【操作方法】

取净石决明,置无烟炉火上或置适宜的容器内,用武火加热煅至灰白色或青灰色,易碎时,取出放凉,碾碎。

【成品性状】

石决明　为不规则的碎块。灰白色,有珍珠样彩色光泽。质坚硬。气微,味微咸。

煅石决明　为不规则的碎块或粗粉。灰白色无光泽,质酥脆。断面呈层状。

【炮制作用】

石决明　咸,平。入肝、肾经。具有平肝潜阳、清肝明目的作用。生品长于平肝潜阳,用于风阳上扰、头痛眩晕,惊痫抽搐。

煅石决明　咸寒之性降低,平肝潜阳的功效缓和,增强了固涩收敛、明目作用。用于目赤,翳障,青盲雀目,痔漏。且煅后质地疏松,便于粉碎,有利于外用涂敷撒布,并有利于煎出有效成分。

【贮藏】

置干燥处。

知识拓展

1.《中国药典》(2015 年版)规定:石决明含碳酸钙(CaCO₃)不得少于93.0%,煅石决明含碳酸钙(CaCO₃)不得少于95.0%。

2.石决明煅烧后碳酸盐分解,产生氧化钙,有机质被破坏。经煅醋淬后,煎液中的钙含量显著增高。煅醋淬品煎剂对正常血压呈降低作用,煅品煎剂不稳定,生品微有升压趋向,除去钙的煎剂具有明显的升压作用。

瓦楞子

瓦楞子炮制首见于唐代《食疗本草》。处方用名有瓦楞子、煅瓦楞子。《中国药典》(2015年版)载有瓦楞子和煅瓦楞子2种炮制品。

【来源】

本品为蚶科动物毛蚶 *Arca subcrenata* Lischke、泥蚶 *Arca granosa* Linnaeus 或魁蚶 *Arca inflate* Reeve 的贝壳。秋、冬至次春捕捞,洗净,置沸水中略煮,去肉,干燥。

【生药饮片制备】

取原药材,洗净,捞出,干燥,碾碎或研粉。

【操作方法】

取净瓦楞子,置无烟的炉火上或置适宜的容器内燃至酥脆,取出放凉,研碎。

【成品性状】

瓦楞子　呈不规则碎片或粒状,白色或灰白色,较大碎块仍显瓦楞线,有光泽;质坚硬;研粉呈白色无定形粉末。

煅瓦楞子　为不规则碎片或颗粒,灰白色,光泽消失;质地酥脆;研粉后呈灰白色无定形粉末,无颗粒。

【炮制作用】

瓦楞子　咸,平。归肺、胃、肝经。具有消痰化瘀、软坚散结、制酸止痛的作用。生品偏于消痰化瘀,软坚散结。用于顽痰胶结,黏稠难咯,瘿瘤,瘰疬,癥瘕痞块。

煅瓦楞子　制酸止痛力强,用于胃痛泛酸。且煅后质地酥脆,便于粉碎入药。如配伍乌贼骨、陈皮,开水调服可治胃病泛酸。

【贮藏】

置干燥处。

知识拓展

1.瓦楞子煅烧后,碳酸钙分解,产生氧化钙等,有机质则被破坏。生、煅品粉末的水浸出液含钙量差别较大。

2.瓦楞子在高温煅烧后立即投入醋液中,醋酸与碳酸钙生成 $Ca(CH_3COO)_2H_2O$,从而在水煎液中溶解度增加。瓦楞子煅制后能降低其砷含量。

3.瓦楞子可用砂烫法取代煅法。砂烫可使瓦楞子受热均匀,砂温可达230~280 ℃,此温度足以使瓦楞子所含的碳酸钙分解成氧化钙,并分解有机质,使结构脆松,达到炮制目的。

阳起石

阳起石炮制首见于唐代《千金翼方》。处方用名有阳起石、煅阳起石、酒阳起石。《中国药典》(2015年版)未收载该药。

【来源】

本品为硅酸盐类矿物阳起石 Actinolitum 的矿石。采挖后去净泥土,选择浅灰白色或淡绿白色的纤维状或长柱状集合体入药。以粉末附于手上有光滑感,且不易掉落,火烧不变红、而易传热,气微、味淡者为佳。

【生药饮片制备】

取原药材,除去杂质,洗净,干燥,碾成碎块或粉末。

【操作方法】

取净阳起石碎块,置耐火容器内,用武火加热煅至红透,取出放冷,细研或水飞,晒干。

【成品性状】

阳起石　为不规则的碎块或粉末,通常呈纤维状、针状、棒状集合体;体较重,质较硬脆,有的略疏松,可打碎;白色、浅灰白色或淡绿白色,具绢丝样光泽;气无,味淡。

煅阳起石　呈纤维状粉末或极细粉末;青灰色,无光泽。

【炮制作用】

阳起石　咸,微温。归肾经。具有温肾壮阳、暖下焦、除冷痹的作用。生品质坚硬,不易煎出有效成分,故一般不生用。

煅阳起石　质地酥脆,易于粉碎,利于煎出有效成分。

 小知识

【其他炮制方法、成品性状、炮制作用】

煅淬阳起石　取净阳起石小块,置耐火容器内,用武火加热煅至红透,倒入黄酒中浸淬。如此反复,煅淬至药物酥脆,酒尽为度,取出晾干,研碎。每100 kg 阳起石,用黄酒20 kg。

煅淬阳起石为灰黄色粉末;略有酒气。

煅淬阳起石质地酥脆,利于粉碎,并可增强壮阳作用。多用于下焦虚寒,腰膝酸软,遗精,阳痿,宫冷不孕,崩漏。

【贮藏】

置干燥处。

花蕊石

花蕊石炮制首见于宋代《嘉祐本草》。处方用名有花蕊石、煅花蕊石。《中国药典》(2015年版)载有花蕊石和煅花蕊石2种炮制品。

【来源】

本品为变质岩类岩石蛇纹大理岩。主含碳酸钙。四季可采。采挖后,除去杂石,选取有淡黄色或黄绿色彩晕的小块作药用。以夹有黄绿色斑纹者为佳。

【生药饮片制备】

取原药材,除去杂质,洗净,干燥,敲成小块。

【操作方法】

取净花蕊石,敲成小块,置耐火容器内,用武火加热煅至红透,取出放凉,碾碎。

【成品性状】

花蕊石　为粒状和致密块状的集合体,呈不规则的块状,具棱角,而不锋利。白色或浅灰白色,其中夹有点状或条状的蛇纹石,呈浅绿色或淡黄色,习称"彩晕",对光观察有闪星状光泽。体重,质硬,不易破碎。气微,味淡。

煅花蕊石　呈粉末状;灰褐色,无光泽;质酥,易碎。

【炮制作用】

花蕊石　酸、涩、平。归肝经。具有化瘀止血的作用。生品质地坚硬,难以粉碎,一般不生用。

煅花蕊石　质地疏松,易于粉碎,且能缓和酸涩之性,消除伤脾伐胃的不良反应,有利于内服,一般多煅用。用于咯血,吐血,外伤出血,跌扑伤痛。

【贮藏】

置干燥处。

知识拓展

　　花蕊石炮制前后的矿物组分基本相同,但钙离子浓度增大,P,Sr 等元素含量在炮制前后有较大差异。花蕊石经约 600 ℃ 20 min 煅制即可达到红透,敷于一切刀伤出血处,很容易被血吸附和形成干痂,推测与钙离子释放有关。

5）清场

实训结束后:

①先将炮制好的药物置洁净的聚乙烯包装袋内,密封后贮藏。

②清洁炉具和其他实训器具。

③将实训室打扫干净。

④关闭水、电、气、门、窗。

任务 7.2 煅淬法

7.2.1 基础知识

1)概念

将药物按明煅法煅烧至红透后,立即投入规定的液体辅料中骤然冷却,并反复多次直至药物酥脆的方法称为煅淬法。将药物燃至红透后趁热投入液体辅料的操作过程,称为淬;所用的液体辅料,称为淬液。常用的淬液有醋、酒、药汁等,可按炮制目的依法选用。

2)适用范围

煅淬法主要适用于质地坚硬,经过高温仍不能酥松的矿物药,以及因临床特殊需要而必须煅淬的药物。

3)炮制目的

(1)改变药物的理化性质,减少不良反应,增强疗效

一些矿物药在煅淬后,其矿物组分和化学成分会发生多方面的变化,既有单一的晶体结构变化,也有晶体结构、化学成分都发生改变的。最常见的是煅淬中局部矿物中的成分发生氧化和醋淬过程中的醋酸化等。如自然铜黄铁矿中的二硫化铁转化为硫化铁,磁石、代赭石等含铁矿物煅淬后生成醋酸铁。

(2)使药物质地酥脆,易于粉碎,利于有效成分的放出

某些药物经煅淬后,不仅质地酥松,而且化学成分也会发生改变,从而减少副作用,增强疗效。如自然铜煅后生成硫化亚铁,炉甘石煅后生成氧化锌,含铁矿物药煅后醋淬后有醋酸亚铁生成。

(3)清除药物中夹杂的杂质,洁净药物

如自然铜、磁石、炉甘石等,夹有杂质,甚至含有毒的砷、锶、铅等成分,经煅淬后,可除去。

4)操作方法及步骤(以自然铜为例)

(1)准备

①马弗炉、坩埚、煅钳和盛药器具等是否齐全和洁净,必要时进行清洁。

②打开马弗炉电源开关,将温控仪温度调整至 450 ℃,启动加热开关进行加热。

③除去自然铜中的杂质,砸成小块,称重;大小分档,分别置坩埚内(药量不超过坩埚高度的 2/3)。称取醋(为药量的 30%)置洁净的容器中。

(2)煅淬

①当温度达到 450 ℃时,打开煅炉门,用煅钳夹住盛有自然铜的坩埚放入锻炉内,关闭锻炉门。

②当煅至自然铜红透时,打开锻炉门,用煅钳夹住坩埚,趁热倒入盛有醋液的容器中。

③冷却后将未煅透的自然铜再放置到坩埚内进行煅制,如此反复 3~4 次,至煅透为止。

（3）干燥

将煅淬后的自然铜置洁净的容器内干燥。

（4）碾碎

将煅自然铜碾碎或研成粗粉。

（5）成品规格

成品为不规则碎粒,呈黑褐色或黑色,光泽消失,质地酥脆,有醋气。药屑、杂质含量不得超过 3.0%,未煅透及灰化者不得超过 3.0%(《中药饮片质量标准通则》)。煅自然铜研后为无定形黑色粉末。

（6）收藏

将煅自然铜装入无毒聚乙烯塑料袋中,密封袋口。

（7）清场

按要求清洁相关器具、工作台面及灶具。

5）注意事项

①煅淬要反复进行几次,使液体辅料吸尽,药物应全部酥脆为度,避免生熟不均。

②所用的淬液种类和用量由各个药物的性质和临床用药目的与要求而定。

7.2.2　技能实训

1）目的

①熟悉并掌握药物采用煅淬法煅制的操作方法和注意事项。

②能准确把握药物煅制的火力;会判断药物炮制的成品性状。

2）设备及材料

①实训设备　炉子、马弗炉、坩埚、煅锅、铁铲、烧杯、量筒、搪瓷盘、火钳、台秤等。

②实训材料　自然铜、赭石、磁石、炉甘石、米醋。

3）准备工作

检查实训工具是否齐全,排风扇工作是否正常。将要炮制的药物筛去碎屑、杂质,药物按大小、粗细分档备用。检查煅锅、铲子和盛药器具等是否齐全和洁净,必要时进行清洁。

4）实训内容

自然铜

自然铜炮制首见于南北朝《雷公炮炙论》。处方用名有自然铜、煅自然铜。《中国药典》(2015 年版)载有自然铜和煅自然铜 2 种炮制品。

【来源】

本品为硫化物类矿物黄铁矿族黄铁矿,主含二硫化铁(FeS_2)。采挖后,除去杂石。

【生药饮片制备】

取原药材,除去杂质,洗净,干燥,砸碎。

【操作方法】

取净自然铜,置耐火容器内,用武火加热燃至红透,立即取出,趁热投入醋液中淬制,待冷后取出,继续煅烧醋淬至黑褐色,外表脆裂,光泽消失,质地酥脆,取出,摊凉,干燥后碾碎。每100 kg自然铜,用米醋30 kg。

【成品性状】

自然铜　本品晶形多为立方体,集合体呈致密块状。表面亮淡黄色,有金属光泽;有的黄棕色或棕褐色,无金属光泽。具条纹,条痕绿黑色或棕红色。体重,质坚硬或稍脆,易砸碎,断面黄白色,有金属光泽;或断面棕褐色,可见银白色亮星。

煅自然铜　为不规则的碎粒状,碾碎后呈无定形黑色粉末;质酥脆;无金属光泽,灰黑色或黑褐色;具醋气。

【炮制作用】

自然铜　辛,平。归肝、肾经。具有散瘀止痛、续筋接骨的作用。生品因质地坚硬,一般煅淬后使用。

煅自然铜　便于粉碎,利于煎出药效成分,可增强散瘀止痛、续筋接骨作用。临床多煅用,用于跌扑肿痛,筋骨折伤,瘀血肿痛,关节疼痛,心气刺痛。

【贮藏】

置干燥处。

> **知识拓展**
>
> 1.自然铜有"火煅醋淬入药,陈久者良"的用药经验。实验证明,自然铜火煅醋淬后煎液中铁离子的溶出率,较生品提高了53~80倍。自然铜煅后砷含量较生品降低约10倍,而锌、铁、锰较生品为高。锌、铁能加速创伤组织愈合,增强机体抗感染力,锰能影响骨骼的正常生长和发育,说明自然铜煅淬后入药具有一定的科学性。
>
> 2.近年来,对自然铜炮制工艺采用不同的研究方法,得到了不同的结论。如以亚铁离子含量、含铁量和有害元素砷、铅含量为指标,采用正交试验法,结果以850 ℃以上煅制1.5 h,装药高度1~2 cm为佳。而以Fe,Zn,Cu为指标,综合考虑有害元素的溶出量,模拟自然铜制备散剂的溶解条件,采用正交试验设计,结果以450 ℃煅制1~3 h为好。目前,在煅制温度和时间方面差别很大,但趋势是以中高温(450 ℃)煅制3~4 h为佳。

赭　石

赭石炮制首见于汉代《金匮玉函经》。处方用名有赭石、代赭石、生赭石、煅赭石。《中国药典》(2015年版)载有赭石和煅赭石2种炮制品。

【来源】

本品为氧化物类矿物刚玉族赤铁矿,主含三氧化二铁(Fe_2O_3)。采挖后,除去杂石。

【生药饮片制备】

取原药材,除去杂质,砸成碎块或碾成粉末。

【操作方法】

取净赭石砸成小块,置耐火容器内,用武火加热煅至红透,立即倒入醋液中淬制,如此反复至质地酥脆,淬液用尽为度,放冷,碾成粗粉。每100 kg赭石,用醋30 kg。

【成品性状】

赭石　本品多呈不规则的扁平块状。暗棕红色或灰黑色,条痕樱红色或红棕色,有的有金属光泽。一面多有圆形的突起,习称"钉头";另一面与突起相对应处有同样大小的凹窝。体重,质硬,砸碎后断面显层叠状。气微,味淡。

煅赭石　为粉末状;体重,质地酥脆;光泽消失,暗褐色或暗红棕色;略有醋气。

【炮制作用】

赭石　苦,寒。归肝、心经。具有平肝潜阳、重镇降逆、凉血止血的作用。生品性味苦寒,长于平肝潜阳,清火降逆下气。多用于头痛,眩晕耳鸣,心悸,癫狂,惊痫,呕吐,噫气,呃逆,喘息,以及血热所致的吐血,衄血。

煅赭石　缓和了苦寒之性,增强了收敛止血作用。多用于吐血,衄血,崩漏下血,便血,尿血,泄泻等。如《斗门方》记载:"代赭石一味,火煅醋淬,研末内服,可治吐血,衄血。"

【贮藏】

置干燥处。

 知识拓展

1.《中国药典》(2015年版)规定:赭石含铁(Fe)不得少于45.0%。

2.赭石煅淬后,质地松脆,使有效成分易于溶出,锰、铁、铝、钙、镁、硅等的溶出量皆有增加,尤其是钙的溶出量增加30倍,水煎液中亚铁离子增加,利于吸收。而砷含量大大减少。

磁 石

磁石炮制首见于《名医别录》。处方用名有磁石、灵磁石、煅磁石。《中国药典》(2015年版)载有磁石和煅磁石2种炮制品。

【来源】

本品为氧化物类矿物尖晶石族磁铁矿,主含四氧化三铁(Fe_3O_4)。采挖后,除去杂石。

【生药饮片制备】

取原药材,除去杂质,砸碎。

【操作方法】

取净磁石,砸成小块,置无烟的炉火上或置适宜的容器内,武火煅至红透,趁热倒入醋液内淬制,冷后取出,反复煅至酥脆,取出,干燥,碾成粗粉。每 100 kg 磁石,用醋 30 kg。

【成品性状】

磁石　为块状集合体,呈不规则块状,或略带方形,多具棱角。灰黑色或棕褐色,条痕黑色,具金属光泽。体重,质坚硬,断面不整齐。具磁性。有土腥气,无味。

煅磁石　为深灰黑色颗粒或粉末状;质酥脆;无光泽,磁性消失,黑色;微具醋气。

【炮制作用】

磁石　咸,寒。归肝、心、肾经。具有镇惊安神、平肝潜阳、聪耳明目、纳气平喘的作用。用生品擅于平肝潜阳,镇惊安神,多用于头晕目眩,惊悸失眠。

煅磁石　质地酥松,易于粉碎和煎出有效成分,缓和了重镇安神功效,聪耳明目,补骨纳气力强。多用于耳鸣,耳聋,视物昏花,白内障,肾虚气喘,遗精等。

【贮藏】

置干燥处。

🖱 **知识拓展**

1.《中国药典》(2015 年版)规定:磁石含铁(Fe)不得少于 50.0%,煅磁石含铁(Fe)不得少于 45.0%。

2.磁石火煅醋淬后,砷含量显著降低,为生品的 1/25～1/5,增大粉碎度更易除去砷。另有报道,采用原子发射光谱分析炮制前后微量元素的变化。发现磁石中含有的有害元素钛、锰、铝、铬、钡、锶等,煅制后均有变化,尤其锶煅制后未检出,故说明磁石煅制对消除其含有的有害元素具有一定意义。

3.近年来,在对磁石炮制工艺研究中,多是以 Fe^{2+} 的溶出率为指标,其炮制工艺为:在 650 ℃煅制,恒温 30 min,米醋淬 1 次,粉碎成细粉,过 60 目筛。采用正交法优选煅制工艺时,其煅制温度、时间差异很大。因此,统一磁石炮制工艺十分重要。

炉甘石

炉甘石炮制首见于宋代《博济方》。处方用名有炉甘石、煅炉甘石、制炉甘石。《中国药典》(2015 年版)载有炉甘石和煅炉甘石 2 种炮制品。

【来源】

本品为碳酸盐类矿物方解石族菱锌矿,主含碳酸锌($ZnCO_3$)。采挖后,洗净,晒干,除去杂石。

【生药饮片制备】

取原药材,除去杂质,打碎。

【操作方法】

取净炉甘石,捣碎,置耐火容器内,用武火煅至红透,放凉,取出,经水飞制得极细粉,干燥。

或取净炉甘石,捣碎,置耐火容器内,用武火煅至红透,取出,立即倒入水中浸淬,搅拌,倾取上层水中混悬液,残渣继续煅淬3~4次,至不能混悬为度,合并混悬液,静置,待澄清后倾去上层清水,干燥。

【成品性状】

炉甘石　为块状集合体,呈不规则的块状。灰白色或淡红色,表面粉性,无光泽,凹凸不平,多孔,似蜂窝状。体轻,易碎。气微,味微涩。

煅炉甘石　呈白色、淡黄色或粉红色的粉末;体轻,质松软而细腻光滑。气微,味微涩。

【炮制作用】

炉甘石　甘,平。归肝、脾经。具有解毒明目退翳、收湿止痒敛疮的作用。用于目赤肿痛,睑弦赤烂,翳膜遮睛,胬肉攀睛,溃疡不敛,脓水淋漓,湿疮瘙痒。一般不生用,也不作内服,多作外敷剂使用。

煅炉甘石　经煅淬后,质地纯净细腻,消除了对黏膜、创面的刺激性。适宜于眼科及外敷,多用于目赤肿痛,眼缘赤烂,翳障胬肉,溃疡不敛,脓水淋漓,湿疮,皮肤瘙痒等症。

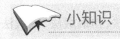 小知识

【其他炮制方法、成品性状、炮制作用】

黄连汤制炉甘石　用黄连煎汤,过滤去渣,加入煅炉甘石细粉中拌匀,吸尽后,干燥即得。每100 kg炉甘石,用黄连12.5 kg。黄连水制炉甘石为黄色细粉;质轻松;味苦。

黄连水和三黄汤制炉甘石可增强清热明目、敛疮收湿的作用。

三黄汤制炉甘石　取黄芩、黄连、黄柏煎汤,过滤去渣,加入煅炉甘石细粉中拌匀,吸尽后,干燥。每100 kg炉甘石,用黄芩、黄柏、黄连各12.5 kg。本品多作眼科外用药,临床要求极细药粉,大多煅淬后还需水飞制取,制炉甘石应选用水飞后的细粉。

三黄汤炉甘石为深黄色细粉;质轻松;味苦。

【贮藏】

置干燥处。

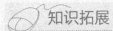 知识拓展

1.《中国药典》(2015年版)规定:炉甘石按干燥品计算,含氧化锌(ZnO)不得少于40.0%,煅炉甘石含氧化锌(ZnO)不得少于56.0%。

2.炉甘石煅烧后变为氧化锌,内服不吸收,外敷于黏膜疮疡面,能部分溶解并吸收分泌物,具收敛吸湿、保护作用,并能抑制葡萄球菌繁殖和生长,故具杀菌消炎作用。在眼内吸收还可参与维生素A还原酶的构成,因而可治疗暗适应能力下降等症。用黄连汤等药汁制可增加新的成分,并可形成络合物促进锌的吸收。

5)清场

实训结束后：

①先将炮制好的药物置洁净的聚乙烯包装袋内,密封后贮藏。

②清洁炉具和其他实训器具。

③将实训室打扫干净。

④关闭水、电、气、门、窗。

任务 7.3　煅炭（扣锅煅）法

7.3.1　基础知识

1)概念

药物在高温缺氧条件下燃烧成炭的方法,称为煅炭法,又称密闭煅法、扣锅煅法、闷煅法、暗煅法。

2)适用范围

适用于炮制质地疏松、炒炭易灰化或质地坚硬,不易炒炭及某些中成药在制备过程需要综合制炭的药物。

3)炮制目的

①改变药物的性能,产生新的疗效,增强止血作用。如血余炭、棕榈炭等。

②降低毒性。如干漆、蜂房等。

4)操作步骤

(1)准备

①检查煅锅和盛药器具等是否齐全和洁净,必要时进行清洁。

②除去灯芯草中的杂质,置煅锅内,高度不超过锅高度的2/3,松紧适度。

③用盐泥将两锅接触处封牢。

④盖锅底部放几粒大米或一小张白纸,并压重物。

(2)煅制

武火加热,煅至米或纸变为黄色,或洒上冷水立即滚沸时关火。在煅制的过程中,有漏气时,及时用盐泥封堵。

(3)出锅

待煅锅冷却后启锅取药,盛放在洁净的容器内,放凉。

(4)成品规格

成品表面炭黑色,有光泽,质轻,易碎。药屑、杂质含量不得超过2.0%,未煅透及灰化者不得超过3.0%(《中药饮片质量标准通则》)。

（5）收藏

将炮制后的药物装入无毒聚乙烯塑料袋中，密封袋口。

（6）清场

按要求清洁相关器具、工作台面及灶具。

5）注意事项

①药物装量以占锅容积的 1/3~1/2 为宜，不宜放得太多过紧，以免燃不透。

②在煅烧过程中，由于药物受热炭化，产生大量气体，浓烟从锅缝中喷出，因此，为防空气进入导致药物灰化，应随时用湿泥堵封。

③在锅盖上压一重物，目的是防止锅内气体膨胀而冲开盖锅。

④判断药物是否煅透的方法，除观察米和纸的颜色变化外，还可辅助于采用"滴水成珠法"，即滴水于盖锅底部，立即沸腾成为水珠落下的方法观察煅制火候。

⑤冷后开锅取药，以免遇空气复燃灰化。

7.3.2 技能实训

1）目的

熟悉并掌握药物采用明煅法煅制的操作方法和注意事项；能准确把握药物煅制的火力；会判断药物炮制的成品性状。

2）设备及材料

①实训设备　炉子、煅锅、铲、烧杯、量筒、搪瓷盘、磁蒸发皿、火钳、台秤等。

②实训材料　人发、棕榈、灯心草、盐泥、碱水、白纸、大米。

3）准备工作

检查实训工具是否齐全，排风扇工作是否正常。将要炮制的药物筛去碎屑、杂质，药物按大小、粗细分档备用。检查煅锅、铲子和盛药器具等是否齐全和洁净，必要时进行清洁。

4）实训内容

血余炭

血余炭始载于《五十二病方》。历代尚有烧法、灸法、煮法等加工方法。处方用名有血余炭。《中国药典》（2015年版）载有血余炭。

【来源】

本品为人发制成的炭化物。取头发，除去杂质，碱水洗去油垢，清水漂净，晒干，焖煅成炭，放凉。

【操作方法】

取人发，除去杂质，用稀碱水洗去油垢，清水漂净，干燥后置锅内，上扣一个较小的锅，两锅接合处用盐泥封固，上压重物。盖锅底部贴一白纸条，或放几粒白米，用中火加热煅至白纸条或大米呈焦黄色为度，离火，待凉透后取出，剁成小块。

【成品性状】

血余炭　呈不规则块状，乌黑光亮，有多数细孔。体轻，质脆。用火烧之有焦发气，味苦。

【炮制作用】

人发不入药,炮制成炭后入药。

血余炭　苦,平。归肝、胃经。具有收敛止血、化瘀、利尿的作用。用于吐血,咯血,衄血,血淋,尿血,便血,崩漏,外伤出血,小便不利。

【贮藏】

置干燥处。

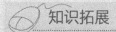 知识拓展

1.《中国药典》(2015年版)规定:血余炭酸不溶性灰分不得过10.0%。

2.实验表明,血余炭的水和乙醇煎出液能显著缩短小鼠和大鼠的出血时间,醇煎出液还能缩短大鼠的凝血时间,诱导血小板聚集,缩短血浆的再钙化时间。而人发的水和乙醇煎出液则无效;从血余炭中提得的粗结晶止血作用更强。除去血余炭中的钙、铁离子后,其凝血时间延长,说明血余炭的止血作用可能与其所含的钙、铁离子有关。

3.有实验表明,血余炭的最佳炮制工艺为300℃闷煅20 min,所得产品浸出物、钙元素含量高,并有明显的止血作用。

棕　榈

棕榈炮制首见于唐代《外台秘要》。历代尚有炒棕榈、焦棕榈等。处方用名有棕榈、棕榈炭、陈棕炭、棕板炭。《中国药典》(2015年版)载有棕榈和棕榈炭2种炮制品。

【来源】

本品为棕榈科植物棕榈 *Trachycarpus fortunei*(Hook.f.)H.Wendl.的干燥叶柄。采棕时,割取旧叶柄下延部分和鞘片,除去纤维状的棕毛,晒干。

【生药饮片制备】

取原药材,除去杂质,洗净,切段,干燥,筛去灰屑。

【操作方法】

取净棕榈置锅内,适当留有空隙,上扣一个口径较小的锅,两锅接合处用盐泥封固,上压重物,并贴一白纸条或大米数粒,用武火加热煅至白纸条或米色焦黄时,停火,待冷却后取出。

【成品性状】

棕榈　呈长条板状,一端较窄而厚,另端较宽而稍薄,大小不等。表面红棕色,粗糙,有纵直皱纹;一面有明显的凸出纤维,纤维的两侧着生多数棕色茸毛。质硬而韧,不易折断,断面纤维性。气微,味淡。

棕榈炭　呈不规则块状,大小不一。表面黑褐色至黑色,有光泽,有纵直条纹;触之有黑色炭粉。内部焦黄色,纤维性。略具焦香气,味苦涩。

【炮制作用】

棕榈　生者不入药,一般制成炭使用。

棕榈炭　苦、涩,平。归肝、肺、大肠经。具有收敛止血的作用。多用于吐血,衄血,尿血,便血,崩漏下血。如治血崩不止的乌金散(《奇效良方》)和治诸窍出血的黑散子(《奇效良方》)。

【贮藏】

置干燥处。

灯心草

灯心草炮制首见于宋代《证类本草》。处方用名有灯心草、灯芯草、灯心炭等。《中国药典》(2015年版)载有灯心草和灯心炭2种炮制品。

【来源】

本品为灯心草科植物灯心草 *Juncus effusus* L.的干燥茎髓。夏末至秋季割取茎,晒干,取出茎髓,理直,扎成小把。

【生药饮片制备】

取原药材,除去杂质,扎成小把,剪成小段或搓成团状即得。

【操作方法】

取净灯心草,扎成小把,置锅内,挤紧,上扣一口径较小的锅,两锅接合处盐泥封固,在盖锅上压以重物,并贴一条白纸或放数粒大米,以中火加热煅至纸条或大米呈焦黄色时,停火,待锅冷却后,取出。

【成品性状】

灯心草　呈细圆柱形。表面白色或淡黄白色,有细纵纹。体轻,质软,略有弹性,易拉断,断面白色。气微,味淡。

灯心炭　呈细圆柱形的段。表面黑色。体轻,质松脆,易碎。气微,味微涩。

【炮制作用】

灯心草　甘、淡,微寒。归心、肺、小肠经。具有清心火、利小便的作用。生品长于利水通淋,多用于热淋,黄疸,水肿。如灯心草一两,麦门冬、甘草各五钱,浓煎饮,治五淋癃闭(《方脉正宗》)。

灯心炭　长于凉血止血,清热敛疮。多外用治咽痹、乳蛾、阴疳。

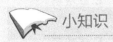 小知识

【其他炮制方法、成品性状、炮制作用】

朱砂拌灯心　取灯心段,置盆内喷淋清水少许,微润,加朱砂细粉,撒布均匀,并随时翻动,至表面均匀粘上朱砂为度,取出,晾干。每100 kg灯心草,用朱砂粉6.25 kg。

朱砂拌灯心形如灯心草段;全体被朱砂细粉,呈朱红色。

朱砂拌灯心以降火安神力强,入丸散剂,多用于心烦失眠,小儿夜啼。

青黛拌灯心　取灯心段,置盆内喷淋清水少许,微润,加青黛粉,撒布均匀,并随时翻动,至表面均匀粘上青黛为度,取出,晾干。每100 kg灯心草,用青黛粉15 kg。

青黛拌灯心形如灯心草段;全体被青黛细粉,呈黑色。

青黛拌灯心偏于清热凉肝,入丸散剂,多用于肝热。

【贮藏】

置干燥处。

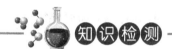知识拓展

《中国药典》(2015 年版)规定：灯心草水分不得过 11.0%，总灰分不得过5.0%。乙醇浸出物不得少于5.0%。

5) 清场

实训结束后：

①先将炮制好的药物置洁净的聚乙烯包装袋内,密封后贮藏。

②清洁炉具和其他实训器具。

③将实训室打扫干净。

④关闭水、电、气、门、窗。

知识检测

一、单项选择题

1.煅后失去结晶水的药物是(　　　)。

  A.石膏　　　　　B.牡蛎　　　　　C.赭石　　　　　D.花蕊石　　　　E.炉甘石

2.煅石膏的作用是(　　　)。

  A.清热泻火　　　B.除烦止渴　　　C.解毒杀虫　　　D.收敛生肌　　　E.清热泻火

3.下列矿物药临床上一般不生用的是(　　　)。

  A.白矾　　　　　B.石膏　　　　　C.代赭石　　　　D.炉甘石　　　　E.石决明

4.煅炉甘石的主要成分是(　　　)。

  A.碳酸锌　　　　B.硫酸锌　　　　C.氧化锌　　　　D.碳酸镁　　　　E.碳酸钙

5.用于湿疹湿疮,阴痒带下,久泻,便血,崩漏,鼻衄齿衄的白矾的炮制品为(　　　)。

  A.白矾　　　　　B.煅白矾　　　　C.炒白矾　　　　D.酒白矾　　　　E.蜜白矾

6.用于外感热病,高热烦渴,肺热喘咳的石膏的炮制品为(　　　)。

  A.石膏　　　　　B.煅石膏　　　　C.炒石膏　　　　D.酒石膏　　　　E.醋石膏

7.用于跌扑肿痛,筋骨折伤的自然铜的炮制品为(　　　)。

  A.自然铜　　　　B.煅自然铜　　　C.炒自然铜　　　D.酒自然铜　　　E.盐自然铜

8.增强了收敛固涩作用,用于自汗盗汗,遗精,崩带的牡蛎的炮制品为(　　　)。

  A.生牡蛎　　　　B.煅牡蛎　　　　C.醋淬牡蛎　　　D.炒牡蛎　　　　E.炙牡蛎

9.炮制自然铜时所用的淬液为(　　　)。

A.酒　　　　　B.醋　　　　　C.生姜汁　　　D.水

10.牡蛎煅制的主要目的是( )。

   A.增强平肝潜阳作用　　　　B.便于调剂

   C.增强重镇安神作用　　　　D.增强收敛固涩作用

   E.便于服用

11.矿物类药物煅淬的主要目的是( )。

   A.增强收敛作用　　　　　　B.矫臭矫味

   C.便于服用　　　　　　　　D.利于粉碎和煎出有效成分

   E.增强活血止痛作用

12.宜用煅炭法炮制的药物是( )。

   A.厚朴　　　　B.地榆　　　　C.棕榈　　　　D.地黄　　　　E.没药

13.自然铜煅淬后的主要成分是( )。

   A.FeS_2　　　B.硫化铁　　　C.醋酸亚铁　　D.Fe_3O_4　　E.FeO

14.煅淬后增强散瘀止痛作用的药物是( )。

   A.自然铜　　B.磁石　　　C.赭石　　　D.炉甘石　　E.花蕊石

15.下列药物中用扣锅煅法炮制的药物是( )。

   A.明矾　　　B.自然铜　　C.血余炭　　D.石决明　　E.磁石

16.下列药物中,用明煅法炮制的药物是( )。

   A.明矾　　　B.炉甘石　　C.血余炭　　D.棕榈炭　　E.磁石

17.下列药物中,用煅淬法炮制的药物是( )。

   A.明矾　　　B.自然铜　　C.血余炭　　D.石决明　　E.干漆

二、多项选择题

1.明煅时应注意( )。

   A.药物大小分档　　　　　　B.一次煅透,中间不得停火

   C.反复煅至酥脆　　　　　　D.高温缺氧条件下煅烧

   E.不密闭,不搅拌

2.煅制后可失去结晶水的药物有( )。

   A.磁石　　　　B.炉甘石　　　C.明矾　　　　D.芒硝　　　　E.石膏

3.白矾煅后的作用是( )。

   A.祛除风痰　　　　　　　　B.解毒杀虫

   C.降低酸寒,涌吐作用　　　D.燥湿止痒

   E.增强收湿敛疮生肌作用

4.煅淬法操作时应注意( )。

   A.煅淬需反复数次　　　　　B.使液体辅料吸尽

   C.药物应全部酥脆　　　　　D.煅时不能搅拌

   E.煅红后要趁热淬制

5.煅淬法常用的淬液有( )。

   A.醋　　　　　B.酒　　　　　C.药汁　　　　D.水　　　　　E.盐水

6.煅炭法操作时应注意( )。

A.出现漏气时用湿泥及时堵封

B.趁热启锅取药

C.煅透后需放凉再启锅取药

D.锅内药料不宜放得过多过紧

E.盖锅上要压一重物

7.生品不入药,煅炭后产生止血作用的药物是(　　)。
　　A.荆芥炭　　　B.灯心炭　　　C.血余炭　　　D.棕榈炭　　　E.黄柏炭

8.下列关于煅淬法正确的说法是(　　)。
　　A.将药物按明煅法煅至红透,立即投入规定的液体辅料中骤然冷却的方法
　　B.药物在高温缺氧条件下煅烧成炭的方法
　　C.常用的辅料为醋、酒、药汁等
　　D.使药物质地酥脆,易于粉碎
　　E.利于有效成分的煎出

9.下列关于闷煅法正确的说法是(　　)。
　　A.煅烧时应随时用湿盐泥堵封两锅相接处
　　B.防止空气进入
　　C.煅后应放至完全冷却后开锅
　　D.煅锅内药料不宜装满
　　E.可用观察扣锅底部米或纸变为深黄色或滴水即沸的方法来判断

10.下列可采用煅淬法炮制的是(　　)。
　　A.自然铜　　　B.石膏　　　C.磁石　　　D.血余炭　　　E.炉甘石

三、填空题

1.根据煅制设备的不同,煅法可分为_____、_____和_____。

2.药物在_____、_____条件下煅烧成炭的方法,称扣锅煅法。

3.煅淬法适用于_____、_____的矿物药。

4.煅炭法适用于_____、_____的药物。

5.煅炭法的主要目的是_____、_____和_____。

6.煅淬要反复_____,使_____吸净,药物_____为度。

7.石膏含水硫酸钙($CaSO_4 \cdot 2H_2O$)不得少于_____。

8.炉甘石不生用,原来的主要成分为_____,煅后变为_____,具有_____和_____的作用。

9.牡蛎煅后增强_____的作用,并易于_____。

10.三黄汤制炉甘石是由_____、_____、_____煎汤或拌炉甘石。

四、简答题

1.什么是煅法?它分为哪几种?其适用范围是什么?

2.煅制白矾时应注意什么?

3.白矾与枯矾、石膏与煅石膏的功效有何不同?

4.明煅法与煅淬法在操作上最主要的区别是什么?

216

5.自然铜为什么多煅淬后入药?

6.炉甘石应如何炮制? 其原理及炮制作用是什么?

7.什么是煅炭法? 其炮制目的是什么? 它主要用于炮制哪些药物?

8.怎样判断药物是否煅透? 煅制时应注意什么?

技 能 检 测

要求:学生按指定任务进行实际操作,教师分别予以评分。

煅明矾、煅自然铜如何炮制?

项目 8 水火共制法

【项目描述】

　　水火共制包括蒸、煮、焯法，是一类既要用水，也要用火，有些药物还须加入其他辅料的炮制工艺，是我国传统中药炮制工艺中不可缺少的重要部分。实际具体操作时，依据药物的不同特点分别采用蒸法、煮法或焯法。

【知识目标】

　　掌握蒸、煮、焯法的操作方法及注意事项；熟悉炮制品的炮制作用及质量要求；何首乌、黄芩、川乌、苦杏仁的炮制原理；了解药物加辅料蒸或加辅料煮时所用的辅料及用量；蒸、煮、焯法的含义。

【技能目标】

　　能正确进行蒸、煮、焯法的操作；能对何首乌、黄芩、川乌、苦杏仁等常见药物采用正确的方法进行炮制；会分析和解决期间出现的问题。

【基础知识】>>>

　　1）概念

　　水火共制法既要用水，也要用火。这里的"水"可以是清水，也可以是酒或药汁（如甘草汁、黑豆汁）。有些药物还须加入其他辅料进行炮制，如珍珠、藤黄、硫黄煮制时加用豆腐。使药物由生变熟，改变某些性能，以符合药用要求，是我国传统中药炮制工艺中不可缺少的重要部分。它包括蒸、煮、焯法3种方法。

　　2）分类

　　水火共制法按照操作的不同，可分为蒸法、煮法和焯法3类。

任务 8.1 蒸 法

8.1.1 基础知识

1) 概念

将净制或切制过的药物,加辅料或不加辅料,装入蒸制容器内,用水蒸气加热或隔水加热至一定程度的方法。其中,不加辅料的为清蒸,加辅料的为加辅料蒸。直接利用流通蒸汽的为直接蒸法直接蒸法。药物在密闭条件下隔水蒸者为间接蒸法或炖法。

2) 目的

(1) 改变药物性能,扩大用药范围

如地黄生品性寒,清热凉血,蒸制后使药性转温,功能由清变补。

(2) 减少副作用

如大黄生用气味重浊,走而不守,直达下焦,泻下作用骏猛,易伤胃气,酒蒸后泻下作用缓和,能减轻腹痛等副作用。

(3) 保存药效,利于贮存

如桑螵蛸生品经蒸杀后杀死虫卵,便于贮存。黄芩蒸后破坏酶类,保存苷类有效成分。

(4) 便于软化切片

如木瓜、天麻等药物或质地坚硬,或含糖类较多,若用水浸润则说分不易渗入,久泡则损失有效成分。采用蒸后切片的方法软化效果好,效率较高,饮片外表美观,容易干燥。

3) 操作方法

将待蒸的药物洗漂干净,并大小分开,质地坚硬者可适当先用水浸润 1~2 h 以加速蒸的效果。与液体辅料同蒸者,可利用该辅料润透药物,然后将洗净润透或拌匀辅料后润透的药物,置笼屉或铜罐等蒸制容器中,隔水加热至所需程度取出,蒸制时间一般视药物而定,短者 1~2 h,长者数十小时,有的要求反复蒸制(九蒸九晒)。

4) 适应范围

补益药,以滋阴补血药为主。

5) 注意事项

①需用液体辅料拌蒸的药物,应将药物与辅料拌匀,待辅料吸尽再蒸。

②与辅料共同蒸制时最好采用间接蒸法。

③蒸制时一般先用武火,待"圆气"后改文火,保持锅内有足够的蒸汽即可。酒蒸(非密闭容器)时,要先用文火,防止酒很快蒸发,达不到酒蒸的目的。

④蒸制注意火候,若时间太短则达不到蒸制的目的;蒸的时间太长,则影响药效,有的药物可能"上水",难以干燥。

⑤需长时间蒸制的药物,注意不断加开水,以免蒸汽中断,注意不要将水煮干,影响药物质量。

⑥加辅料蒸完后,若容器内有剩余的液体辅料,辅料应拌入药物,再行干燥。

8.1.2 技能实训

1)目的

①掌握蒸法的操作过程及成品规格的检查方法。

②掌握所实训药物的炮制方法、成品规格、炮制作用。

2)仪器及材料

①实训设备 可倾式蒸煮锅、煤气灶、蒸锅、刷子、盛药器具、电子秤。

②实训药材及辅料 何首乌、地黄、黄精、肉苁蓉、黄芩、山茱萸、女贞子、五味子、桑螵蛸、天麻、木瓜、黑豆汁、黄酒、醋、炼蜜等。

3)准备工作

①将盛药容器洗净、干燥备用,将蒸锅洗净备用。

②将药物除去杂质,筛去碎屑。

③将药物进行大小、厚薄分档备用。

④将 10 kg 黑豆,加 4 倍量水,煮约 4 h,先用武火,沸腾后必用小火,保持沸腾状态,煎汁约 15 kg;再将豆渣加 2 倍量水煮约 3 h,熬汁约 10 kg,将两次汁液合并得 25 kg 黑豆汁备用(实训时可根据何首乌的药量确定黑豆的用量)。

⑤将分档后的药物置洁净的容器内,按要求加入一定量的辅料或水与药物拌匀,润透。用黄酒润制药物时需加盖密闭。

4)实训内容

何首乌

何首乌炮制首见于《仙授理伤续断秘方》。处方名有首乌、何首乌、生首乌、制首乌。《中国药典》(2015 年版)载有何首乌、制何首乌 2 种炮制品。

【来源】

本品为蓼科植物何首乌 *Polygonum multiflorum* Thunb.的干燥块根。秋、冬二季叶枯萎时采挖,削去两端,洗净,个大的切成块,干燥。

【生药饮片制备】

除去杂质,洗净,稍浸,润透,切厚片或块,干燥。

【操作方法】

将分档后的生首乌片或块,用黑豆汁拌匀润透,置非铁质的适宜容器内,蒸或隔水炖至汁液吸尽。取出,晒或晾干。清洗蒸锅和其他容器,将药物置洁净的容器内。

每 100 g 何首乌,用用黑豆 10 kg。

黑豆汁制法 取黑豆 10 kg,加水适量,约煮 4 h,熬汁约 15 kg;黑豆渣再加水煮 3 h,熬汁约 10 kg,合并得黑豆汁约 25 kg。

【成品性状】

何首乌　呈团块状或不规则纺锤形,长 6~15 cm,直径 4~12 cm。表面红棕色或红褐色,皱缩不平,有浅沟,并有横长皮孔样突起和细根痕。体重,质坚实,不易折断,断面浅黄棕色或浅红棕色,显粉性,皮部有 4~11 个类圆形异型维管束环列,形成云锦状花纹,中央木部较大,有的呈木心。气微,味微苦而甘涩。

制何首乌　呈不规则皱缩状的块片,厚约 1 cm。表面黑褐色或棕褐色,凹凸不平。质坚硬,断面角质样,棕褐色或黑色。气微,味微甘而苦涩。

【炮制作用】

何首乌　苦、甘、涩,微温。归肝、心、肾经。具有解毒、消痈、截疟、润肠通便的作用。用于疮痈,瘰疬,风疹瘙痒,久疟体虚,肠燥便秘。

制何首乌　经黑豆汁拌蒸后,味甘而厚则入阴,增强了补肝肾,益精血,乌须发,强筋骨的作用。同时,消除了生品滑肠致泻的副作用。长期服用不会造成腹泻。

【贮藏】

置干燥处,防蛀。

知识拓展

1.《中国药典》(2015 年版)规定:何首乌水分不得过 10.0%;总灰分不得过 5%。按干燥品计算,含 2,3,5,4′-四羟基二苯乙烯-2-0-β-D-葡萄糖苷($C_{20}H_{22}O_9$)不得少于1.0%,含结合蒽醌以大黄素($C_{13}H_{10}O_5$)和大黄素甲醚($C_{15}H_{12}O_5$)的总量计,不得少于0.10%。何首乌饮片含结合蒽醌以大黄素($C_{13}H_{10}O_5$)和大黄素甲醚($C_{15}H_{12}O_5$)的总量计,不得少于0.05%。制何首乌水分不得过 12.0%。总灰分不得过 9.0%。浸出物不得少于 5.0%,按干燥品计算,含 2,3,5,4′-四羟基二苯乙烯-2-0-β-D-葡萄糖苷($C_{20}H_{22}O_9$)不得少于 0.70%,含结合蒽醌以大黄素($C_{13}H_{10}O_5$)和大黄素甲醚($C_{15}H_{12}O_5$)的总量计,不得少于0.10%。

2.实验表明,首乌蒸制过程中,外表颜色加深,总蒽醌、结合蒽醌含量随着蒸制时间延长而减少,游离蒽醌开始增加,使致泻作用减弱。制首乌的磷脂类成分和糖的含量增加,使补益作用更加突出。二苯乙烯苷含量随蒸制时间延长而降低。炮制时间对游离蒽醌和二苯乙烯苷有明显影响,时间过长会引起两者的损失。

地　黄

地黄炮制首见于汉代《金匮玉函经》。处方名有鲜地黄、生地、熟地、生地炭、熟地炭。《中国药典》(2015 年版)载有地黄、熟地黄 2 种炮制品。

【来源】

本品为玄参科植物地黄 *Rehmannia glutinosa* Libosch.的新鲜或干燥块根。秋季采挖,除去芦头、须根及泥沙,鲜用;或将地黄缓缓烘焙至约八成干。前者习称"鲜地黄",后者习称"生地黄"。

【生药饮片制备】

生地黄　取干药材,除去杂质,用水稍泡,洗净,闷润,切厚片,干燥。

鲜地黄　取鲜药材洗净泥土,除去杂质,用时切厚片绞汁。

【操作方法】

①取净生地黄,加黄酒拌匀,隔水蒸至酒吸尽,呈乌黑色光泽,味转甜,取出,晾晒至外皮黏液稍干时,切厚片或块,干燥,即得。每100 g生地黄,用黄酒30~50 kg。

②取净生地黄,蒸至黑润,取出,晒至八成干,切厚片,干燥。

【成品性状】

鲜地黄　呈纺锤形或条状,长8~24 cm,直径2~9 cm。外皮薄,表面浅红黄色,具弯曲的纵皱纹、芽痕、横长皮孔样突起及不规则疤痕。肉质,易断,断面皮部淡黄白色,可见橘红色油点,木部黄白色,导管呈放射状排列。气微,味微甜、微苦。

生地黄　多呈不规则的团块状或长圆形,中间膨大,两端稍细,有的细小,长条状,稍扁而扭曲,长6~12 cm,直径2~6 cm。表面棕黑色或棕灰色,极皱缩,具不规则的横曲纹。体重,质较软而韧,不易折断,断面棕黑色或乌黑色,有光泽,具黏性。气微,味微甜。

熟地黄　为不规则的块片、碎块,大小、厚薄不一。表面乌黑色,有光泽,黏性大。质柔软而带韧性,不易折断,断面乌黑色,有光泽。气微,味甜或微有酒气。

【炮制作用】

鲜地黄　清热生津,凉血,止血。用于热病伤阴,舌绛烦渴,温毒发斑,吐血,衄血,咽喉肿痛。

生地黄　甘,寒。归心、肝、肾经。热凉血,养阴生津。用于热入营血,温毒发斑,吐血衄血,热病伤阴,舌绛烦渴,津伤便秘,阴虚发热,骨蒸劳热,内热消渴。

熟地黄　蒸制成熟地黄后,药性由寒转温,味由苦转甜,功能由清转补。熟地黄质厚味浓,滋腻碍脾。酒制后性转温,主补阴血,且可借酒力行散,起到行药势,通血脉的作用。熟地黄归肝、肾经。具有滋阴补血、益精填髓的作用。用于肝肾阴虚,目昏耳鸣,腰膝酸软,消渴,遗精,崩漏,须发早白。

 小知识

【其他炮制方法、成品性状、炮制作用】

生地炭　取生地片,武火炒至焦黑色,发泡,鼓起时,取出放凉。或用闷煅法煅炭。

生地炭表面焦黑色,质轻松膨胀,外皮焦脆,中心部呈棕黑色并有蜂窝状裂隙。有焦苦味。

生地炭入血分凉血止血。用于吐血,尿血,衄血,崩漏。

熟地炭　取熟地片,武火炒至外皮焦褐色为度,取出放凉。或用闷煅法煅炭。

熟地炭表面焦黑色,有光泽,较生地炭色深。

熟地炭以补血止血为主。用于崩漏或虚损性出血。

【贮藏】

鲜地黄埋在沙土中,防冻;生地黄置通风干燥处,防霉、防蛀。熟地黄置通风干燥处。

> **知识拓展**
>
> 1.《中国药典》(2015年版)规定:生地黄水分不得过15.0%;总灰分不得过8.0%;酸不溶性灰分不得过3.0%。按干燥品计算,含梓醇($C_{15}H_{22}O_{10}$)不得少于0.20%,水溶性浸出物测不得少于65.0%。生地黄按干燥品计算,含梓醇($C_{15}H_{22}O_{10}$)不得少于0.20%,含毛蕊花糖苷($C_{29}H_{36}O_{15}$)不得少于0.020%。熟地黄按干燥品计算,含毛蕊花糖苷($C_{29}H_{36}O_{15}$)不得少于0.020%。
>
> 2.实验证明,生地经长时间加热蒸熟后,部分多糖和多聚糖可水解转化为单糖。单糖含量熟地比生地高2倍以上。单糖类物质在体内易于吸收,有利于更好地发挥作用。

黄　精

黄精炮制首见于南北朝《雷公炮炙论》。处方名有黄精、蒸黄精、酒黄精。《中国药典》(2015年版)载有黄精、酒黄精2种炮制品。

【来源】

本品为百合科植物滇黄精 *Polygonatum kingianum* Coll.et Hemsl.、黄精 *Polygonatum sibiricum* Red.或多花黄精 *Polygonatum cyrtonema* Hua 的干燥根茎。按形状不同,习称"大黄精""鸡头黄精""姜形黄精"。春、秋二季采挖,除去须根,洗净,置沸水中略烫或蒸至透心,干燥。

【生药饮片制备】

取原药材,除去杂质,洗净,略润,切厚片,干燥。

【操作方法】

①取净黄精,加黄酒拌匀,密闭,隔水蒸至酒被吸尽,色泽黑润,口尝无麻味时,取出,稍晾,切厚片,干燥。每100 kg黄精,用黄酒20 kg。

②取原药材,除去杂质,洗净,反复蒸至内外呈滋润黑色,切厚片,干燥。

【成品性状】

黄精　呈不规则的厚片,外表皮淡黄色至黄棕色。切面略呈角质样,淡黄色至黄棕色,可见多数淡黄色筋脉小点。质稍硬而韧。气微.味甜,嚼之有黏性。

酒黄精　呈不规则的厚片。表面棕褐色至黑色,有光泽,中心棕色至浅褐色,可见筋脉小点。质较柔软。味甜,微有酒香气。

蒸黄精　形如黄精,表面棕黑色,有光泽,质柔软,味甜。

【炮制作用】

黄精　甘,平。归脾、肺、肾经。具有补气养阴、健脾、润肺、益肾的作用。用于脾胃气虚,体倦乏力,胃阴不足,口干食少,肺虚燥咳,劳嗽咯血,精血不足,腰膝酸软,须发早白,内热消渴。生品具麻味,易刺激咽喉。

酒地黄　黄精酒制能助其药势,使之滋而不腻,更好地发挥补益作用。

蒸黄精　黄精蒸制后增强补脾润肺益肾功能,并可除去麻味以免刺激咽喉。用于肺虚燥咳,脾胃虚弱,肾虚精亏。

【贮藏】

置通风干燥处,防霉、防蛀。

知识拓展

《中国药典》(2015 年版)规定:黄精水分不得过 18.0%;总灰分不得过 4.0%;醇溶性浸出物不得少于 45.0%。按干燥品计算,含黄精多糖以无水葡萄糖($C_6H_{12}O_6$)计,不得少于 7.0%。黄精饮片水分不得过 15.0%,总灰分不得过 4.0%;醇溶性浸出物不得少于 45.0%。按干燥品计算,含黄精多糖以无水葡萄糖($C_6H_{12}O_6$)计,不得少于 7.0%。酒黄精水分不得过 15.0%,总灰分不得过 4.0%;醇溶性浸出物不得少于 45.0%,含黄精多糖以无水葡萄糖($C_6H_{12}O_6$)计,不得少于 4.0%。

肉苁蓉

肉苁蓉炮制首见于汉代《中藏经》。处方名有肉苁蓉、淡苁蓉、大芸、淡大芸、酒苁蓉、酒大芸。《中国药典》(2015 年版)载有肉苁蓉、酒苁蓉 2 种炮制品。

【来源】

本品为列当科植物肉苁蓉 *Cistanche desenicola* Y.C.Ma 或管花肉苁蓉 *Cistanche tubulosa* (Schrenk)Wight 的干燥带鳞叶的肉质茎。春季苗刚出土时或秋季冻土之前采挖,除去茎尖。切段,晒干。

【生药饮片制备】

取原药材,除去杂质,洗净,浸泡,润透,切厚片,干燥。有盐质者,先将盐分漂净后再切厚片,干燥。

【操作方法】

取肉苁蓉片,加黄酒拌匀,密闭,隔水蒸至酒被吸尽,表面显黑色或灰黄色,取出,干燥。

【成品性状】

肉苁蓉　呈不规则形的厚片。表面棕褐色或灰棕色。有的可见肉质鳞叶。切面有淡棕色或棕黄色点状维管束,排列成波状环纹。气微,味甜、微苦。

酒苁蓉　形如肉苁蓉片。表面黑棕色,切面点状维管束,排列成波状环纹。质柔润。略有酒香气,味甜,微苦。

【炮制作用】

肉苁蓉　甘、咸,温。归肾、大肠经。具有补肾阳、益精血、润肠通便的作用,肠燥便秘。生品以补肾止浊,滑肠通便为主。多用于便秘,白浊。

酒苁蓉　酒制后增强补肾助阳之力。多用于肾阳不足,精血亏虚,阳痿不孕,腰膝酸软,筋骨无力。

【贮藏】

置通风干燥处,防蛀。

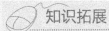

《中国药典》(2015年版)规定:肉苁蓉水分不得过10.0%;总灰分不得过8.0%;醇溶性浸出物不得少于35.0%,管花肉苁蓉不得少于25.0%。按干燥品计算,肉苁蓉含松果菊苷($C_{35}H_{46}O_{20}$)和毛蕊花糖苷($C_{29}H_{36}O_{15}$)的总量不得少于0.30%;管花肉苁蓉含松果菊苷($C_{35}H_{46}O_{20}$)和毛蕊花糖苷($C_{29}H_{36}O_{15}$)的总量不得少于1.5%。酒苁蓉各项目均同肉苁蓉。

黄　芩

黄芩炮制首见于唐代《外台秘要》。处方名有黄芩、酒黄芩、黄芩炭。《中国药典》(2015年版)载有黄芩片、酒黄芩2种炮制品。

【来源】

本品为唇形科斗植物黄芩 *Scutellaria baicalensis* Georgi 的干燥根。春、秋二季采挖,除去须根和泥沙,晒后撞去粗皮,晒干。

【操作方法】

取原药材,除去杂质,洗净。大小分档,置蒸制容器内隔水加热,蒸至"圆气"后0.5 h,待质地软化,取出,趁热切薄片,干燥。或将净黄芩置沸水中煮10 min,取出,闷8~12 h,至内外湿度一致时,切薄片,干燥。

【成品性状】

黄芩原药材　呈圆锥形,扭曲,长8~25 cm,直径1~3 cm。表面棕黄色或深黄色,有稀疏的疣状细根痕,上部较粗糙,有扭曲的纵皱纹或不规则的网纹,下部有顺纹和细皱纹。质硬而脆,易折断,断面黄色,中心红棕色;老根中心呈枯朽状或中空,暗棕色或棕黑色。气微,味苦。栽培品较细长,多有分枝。表面浅黄棕色,外皮紧贴,纵皱纹较细腻。断面黄色或浅黄色,略呈角质样。味微苦。

黄芩饮片　为类圆形或不规则形薄片。外表皮黄棕色或棕褐色。切面黄棕色或黄绿色,具放射状纹理。

【炮制作用】

黄芩　苦,寒。归肺、胆、脾、大肠、小肠经。具有清热燥湿、泻火解毒、止血、安胎的作用。用于湿温、暑湿、胸闷呕恶,湿热痞满,泻痢,黄疸,肺热咳嗽,高热烦渴,血热吐衄,痈肿疮毒,胎动不安。生品清热泻火作用强,多用于热病,湿温,泻痢等。经蒸制或沸水煮的目的在于使酶灭活,保存药效,又能使药物软化,便于切片。

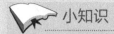 **小知识**

【其他炮制方法、成品性状、炮制作用】

酒黄芩　取黄芩片,加黄酒拌匀,稍闷,待久被吸尽后,用文火炒至药物表面微干,深黄色,嗅到药物与辅料固有香气,取出放凉。

酒黄芩形如黄芩片。略带焦斑,微有酒香气。

黄芩酒制入血分,并可借黄酒升腾之力,用于上焦肺热及四肢肌表之湿热;同时,酒性大热,可缓和黄芩的苦寒之性,以免伤害脾阳导致腹泻。

【贮藏】

置通风干燥处,防潮。

知识拓展

1.《中国药典》(2015 年版)规定:黄芩水分不得过 12.0%;总灰分不得过 6.0%;醇溶性浸出物不得少于 40.0%。按干燥品计算,含黄芩苷($G_{21}H_{18}O_{11}$)不得少于 9.0%。黄芩片含黄芩苷($C_{21}H_{18}O_{11}$)不得少于 8.0%。酒黄芩含黄芩苷($C_{21}H_{18}O_{11}$)不得少于 8.0%。

2.黄芩在软化过程中,如用冷水处理,易变绿色。这是因黄芩中所含的酶在一定温度和湿度下,可酶解黄芩中的黄芩苷和汉黄芩苷,产生葡萄糖醛酸和两种苷元,即黄芩素和汉黄芩素。其中,黄芩苷元是一种邻位三羟基黄酮,本身不稳定,容易被氧化成醌类物质而变绿,使疗效降低。黄芩苷的水解与酶的活性有关,以冷水浸,酶的活性最大。而蒸制或沸水煮可破坏酶使其活性消失,有利于黄芩苷的保存。实验表明,黄芩经过蒸制或沸水煮既可杀酶保苷,又可使药物软化,便于切片。还能保证饮片质量和原有的色泽。

山茱萸

山茱萸炮制首见于南北朝《雷公炮炙论》。处方名有山萸肉、山茱萸、酒山萸肉。《中国药典》(2015 年版)载有山萸肉、酒萸肉 2 种炮制品。

【来源】

本品为山茱萸科植物山茱萸 *Cornus officinalis* Sieb.et Zucc.的干燥成熟果肉。秋末冬初果皮变红时采收果实,用文火烘或置沸水中略烫后,及时除去果核,干燥。

【生药饮片制备】

取原药材,洗净,除去杂质和残留果核。

【操作方法】

①酒山萸肉　取山萸肉,用黄酒拌匀,置适宜容器内,密闭,隔水加热,炖至酒被吸尽,色变黑润,取出,干燥。每 100 g 山萸肉,用黄酒 20 kg。

②蒸山萸肉　取山萸肉,置笼屉或适宜容器内,先用武火,待"圆气"后改用文火蒸至外皮

呈紫黑色,熄火后闷过夜,取出,干燥。

【成品性状】

山茱萸　呈不规则的片状或囊状,长 1~1.5 cm,宽 0.5~1 cm。表面紫红色至紫黑色,皱缩,有光泽。顶端有的有圆形宿萼痕,基部有果梗痕。质柔软。气微,味酸、涩、微苦。

酒萸肉　形如山茱萸,表面紫黑色或黑色,质滋润柔软。微有酒香气。

蒸萸肉　表面紫黑色,质滋润柔软。

【炮制作用】

山茱萸　酸、涩,微温。归肝、肾经。具有补益肝肾、收涩固脱的作用。生品长于敛汗固脱,多用于自汗,盗汗,遗精,遗尿。

酒萸肉　山茱萸酒制后借酒力温通,助药势,降低其酸性,滋补作用强于清蒸品。多用于头目眩晕,腰部冷痛,阳痿早泄,尿频遗尿。

蒸萸肉　山茱萸蒸制后补肾益精,固精缩尿力强。多用于头目眩晕,腰部冷痛,阳痿早泄,尿频遗尿。

【贮藏】

置干燥处,防蛀。

女贞子

女贞子炮制首见于宋代《疮疡经验全书》。处方名有女贞子、酒女贞。《中国药典》(2015年版)载有女贞子、酒女贞子 2 种炮制品。

【来源】

本品为木犀科植物女贞 *Ligustrum lucidum* Ait.的干燥成熟果实。冬季果实成熟时采收,除去枝叶,稍蒸或置沸水中略烫后,干燥;或直接干燥。

【生药饮片制备】

除去梗叶杂质,洗净,干燥。

【操作方法】

取净女贞子,用黄酒拌匀,稍闷后置罐(或其他适宜容器)内,密闭,置水中炖,或直接通入蒸汽蒸至酒被吸尽,色变黑润,取出,干燥。每 100 kg 净女贞子,用黄酒 20 kg。

【成品性状】

女贞子　呈卵形、椭圆形或肾形,长 6~8.5 mm,直径 3.5~5.5 mm。表面黑紫色或灰黑色,皱缩不平,基部有果梗痕或具宿萼及短梗。体轻。外果皮薄,中果皮较松软,易剥离,内果皮木质,黄棕色,具纵棱,破开后种子通常为 1 粒,肾形,紫黑色,油性。气微,味甘、微苦涩。

酒女贞子　形如女贞子,表面黑褐色或灰黑色,常附有白色粉霜。微有酒香气。

【炮制作用】

女贞子　甘、苦,凉。归肝、肾经。具有滋补肝肾、明目乌发的作用。用于肝肾阴虚,眩晕耳鸣,腰膝酸软,须发早白,目暗不明,内热消渴,骨蒸潮热。生品长于清肝明目,滋阴润燥,多用于肝热目赤,肠燥便秘等。

酒女贞子　女贞子酒制后增强补肝肾作用,多用于头晕耳鸣,视物不清,须发早白。

【贮藏】

置干燥处。

知识拓展

《中国药典》(2015年版)规定:女贞子杂质不得过3.0%,水分不得过8.0%;总灰分不得过5.5%;醇溶性浸出物不得少于25.0%。按干燥品计算,含特女贞苷($C_{31}H_{42}O_{17}$)不得少于0.70%。女贞子饮片水分不得过8.0%;总灰分不得过5.5%;醇溶性浸出物不得少于25.0%。按干燥品计算,含特女贞苷($C_{31}H_{42}O_{17}$)不得少于0.70%。酒女贞子水分不得过8.0%;总灰分不得过5.5%;醇溶性浸出物不得少于25.0%。按干燥品计算,含特女贞苷($C_{31}H_{42}O_{17}$)不得少于0.70%。

五味子

五味子炮制首见于汉代《金匮玉函经》。处方名有五味子、醋五味子、酒五味子、蜜五味子。《中国药典》(2015年版)载有五味子、醋五味子2种炮制品。

【来源】

本品为木兰科植物五味子 Schisandra chinensis (Turcz.) Baill. 的干燥成熟果实。习称"北五味子"。秋季果实成熟时采摘,晒干或蒸后晒干,除去果梗和杂质。

【生药饮片制备】

除去杂质。用时捣碎。

【操作方法】

醋蒸五味子　取净五味子,用醋拌匀,稍闷后置适宜容器内,密闭,置水中炖,或直接通入蒸汽蒸至醋被吸尽,表面显紫黑色,取出,干燥,用时捣碎。每100 kg净五味子,用醋15 kg。

【成品性状】

五味子　呈不规则的球形或扁球形,直径5~8 mm。表面红色、紫红色或暗红色,皱缩,显油润;有的表面呈黑红色或出现"白霜"。果肉柔软,种子1~2,肾形,表面棕黄色,有光泽,种皮薄而脆。果肉气微,味酸;种子破碎后,有香气,味辛、微苦。

醋五味子　形如五味子,表面棕黑色或乌黑色,质油润,稍有光泽。有醋香气。

【炮制作用】

五味子　酸、甘,温。肺、心、肾经。具有收敛固涩、益气生津、补肾宁心的作用。生品长于敛肺止咳、生津止汗,多用于久咳虚喘,自汗盗汗、津伤口渴,内热消渴等。

醋五味子　五味子醋制后增强酸涩收敛之性,涩精止泻作用更强。用于梦遗滑精,遗尿尿频,久泻不止。

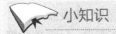

【其他炮制方法、成品性状、炮制作用】

　　酒五味子　取净五味子,加酒拌匀,稍闷后置适宜容器内,密闭,置水中炖,或直接通入蒸汽蒸至酒被吸尽,转成黑色,取出,晒干。每100 kg净五味子,用黄酒20 g。

　　酒五味子表面棕黑色或黑褐色,质柔润或稍显油润,微具酒气。

　　五味子酒制后增强益肾固精作用,用于肾虚遗精。

　　蜜五味子　取炼蜜用适量开水稀释后,加入净五味子,拌匀,闷透,置锅内,用文火加热,炒至不黏手时,取出放凉。

　　蜜五味子色泽加深,略显光泽,味酸,兼有甘味。

　　五味子蜜制后补益肺肾作用增强,用于久咳虚喘。

【贮藏】

置通风干燥处,防霉。

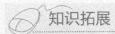

　　《中国药典》(2015 年版)规定:五味子杂质不得过 1.0%,水分不得过 16.0%;总灰分不得过 7.0%;五味子含五味子醇甲($C_{24}H_{32}O_7$)不得少于 0.40%。五味子饮片水分不得过16.0%;总灰分不得过 7.0%;五味子含五味子醇甲($C_{24}H_{32}O_7$)不得少于0.40%醋五味子醇溶性浸出物不得少于 28.0%;水分不得过 16.0%;总灰分不得过 7.0%;五味子含五味子醇甲($C_{24}H_{32}O_7$)不得少于 0.40%。

桑螵蛸

　　桑螵蛸炮制首见于《神农本草经》。处方名有桑螵蛸、盐桑螵蛸。《中国药典》(2015 年版)载有桑螵蛸饮片一种炮制品。

【来源】

　　本品为螳螂科昆虫大刀螂 *Tenodera sinensis* Saussure,小刀螂 *Statilia maculata*(Thunberg)或巨斧螳螂 *Hierodula patellifera*(Serville)的干燥卵鞘。以上 3 种分别习称"团螵蛸""长螵蛸"和"黑螵蛸"。深秋至次春收集,除去杂质,蒸至虫卵死后,干燥。

【操作方法】

　　取原药材,除去杂质,用清水洗净泥屑,置蒸制容器内,用武火蒸约 1 h 至"圆气",容器壁内有水蒸气凝结成的水珠滴下为度,取出,晒干或烘干。用时剪碎。

【成品性状】

　　团螵蛸　略呈圆柱形或半圆形,由多层膜状薄片叠成,长 2.5~4 cm,宽 2~3 cm。表面浅黄褐色,上面带状隆起不明显,底面平坦或有凹沟。体轻,质松而韧,横断面可见外层为海绵状,内层为许多放射状排列的小室,室内各有一细小楠圆形卵,深棕色,有光泽。气微腥,味淡或微咸。

长螵蛸　略呈长条形,一端较细,长 2.5～5 cm,宽 1～1.5 cm。表面灰黄色,上面带状隆起明显,带的两侧各有一条暗棕色浅沟和斜向纹理。质硬而脆。

黑螵蛸　略呈平行四边形,长 2～4 cm,宽 1.5～2 cm。表面灰褐色,上面带状隆起明显,两侧有斜向纹理,近尾端微向上翘。质硬而韧。

蒸桑螵蛸　色泽较深。

【炮制作用】

桑螵蛸　甘、咸,平。归肝、肾经。具有固精缩尿、补肾助阳的作用。用于肾虚阳痿,遗精滑精,遗尿尿频,小便白浊。桑螵蛸蒸后可消除致泻副作用,同时经过蒸制,又可杀死虫卵,有利于保存药效。

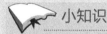

小知识

【其他炮制方法、成品性状、炮制作用】

盐桑螵蛸　取净桑螵蛸,加入盐水拌匀,闷润后置锅内,用文火加热,炒至有香气逸出时,取出放凉。

盐桑螵蛸形如桑螵蛸,色泽加深,略带焦斑,味微咸。

桑螵蛸盐制后可引药下行入肾,增强益肾固精,缩尿止遗作用。

【贮藏】

置通风干燥处,防蛀。

知识拓展

《中国药典》(2015 年版)规定:桑螵蛸水分不得过 15.0%;总灰分不得过 8.0%;酸不溶性灰分不得过 3.0%。

天　麻

天麻炮制首见于南北朝《雷公炮炙论》。处方名为天麻。《中国药典》(2015 年版)载有天麻一种炮制品。

【来源】

本品为兰科植物天麻 *Gastrocdia elata* Bl.的干燥块茎。立冬后至次年清明前采挖,立即洗净,蒸透,敞开低温干燥。

【操作方法】

取原药材,除去杂质及黑色泛油者,用清水洗净泥屑,润透或蒸软,切薄片,干燥。

【成品性状】

天麻原药材 呈椭圆形或长条形,略扁,皱缩而稍弯曲,长 3～15 cm,宽 1.5～6 cm,厚 0.5～2 cm。表面黄白色至淡黄棕色,有纵皱纹及由潜伏芽排列而成的横环纹多轮,有时可见棕褐色菌索。顶端有红棕色至深棕色鹦嘴状的芽或残留茎基;另端有圆脐形疤痕。质坚硬,不易折断,断面较平坦,黄白色至淡棕色,角质样。气微,味甘。

天麻饮片 呈不规则的薄片。外表皮淡黄色至淡黄棕色,有时可见点状排成的横环纹。切面黄白色至淡棕色。角质样,半透明。气微,味甘。

【炮制作用】

天麻 甘、平。归肝经。具有息风止痉、平抑肝阳、祛风通络的作用。用于小儿惊风,癫痫抽搐,破伤风,头痛眩晕,手足不遂,肢体麻木,风湿痹痛。天麻蒸制主要是为了便于软化切片,同时可破坏酶,保存苷类成分。

【贮藏】

置通风干燥处,防蛀。

知识拓展

《中国药典》(2015 年版)规定:天麻水分不得过 15.0%;总灰分不得过 4.5%;酸溶性浸出物不得少于 10.0%。按干燥品计算,含天麻素($C_{13}H_{18}O_7$)不得少于 0.20%。天麻饮片水分不得过 12.0%;总灰分不得过 4.5%;酸溶性浸出物不得少于 10.0%。按干燥品计算,含天麻素($C_{13}H_{18}O_7$)不得少于 0.20%。

木 瓜

木瓜炮制首见于《雷公炮炙论》。处方名有木瓜。《中国药典》(2015 年版)载有木瓜饮片一种炮制品。

【来源】

本品为蔷薇科植物贴梗海棠 *Chaenomeles speciosa* (Sweet) Nakai 的干燥近成熟果实。夏、秋二季果实绿黄时采收,置沸水中烫至外皮灰白色,对半纵剖,晒干。

【操作方法】

取原药材,除去杂质,用清水洗净泥屑,略泡,蒸透,趁热切薄片,干燥,筛去碎屑。

【成品性状】

木瓜原药材 呈长圆形,多纵剖成两半,长 4～9 cm,宽 2～5 cm,厚 1～2.5 cm。外表面紫红色或红棕色,有不规则的深皱纹;剖面边缘向内卷曲,果肉红棕色,中心部分凹陷,棕黄色;种子扁长三角形,多脱落。质坚硬。气微清香,味酸。

木瓜饮片　呈类月牙形薄片。外表紫红色或棕红色,有不规则的深皱纹。切面棕红色。气微清香,味酸。

【炮制作用】

木瓜　酸,温。归肝、脾经。具有舒筋活络、和胃化湿的作用。用于湿痹拘挛,腰膝关节酸重疼痛,暑湿吐泻,转筋挛痛,脚气水肿。木瓜质地坚硬,水分不易渗入,软化时久泡则损失有效成分。蒸制软化后切片较易,其片形美观,容易干燥。

【贮藏】

置阴凉干燥处,防潮、防蛀。

知识拓展

《中国药典》(2015 年版)规定:木瓜水分不得过 15.0%;总灰分不得过 5.0%;pH 值应为 3.0~4.0;酸溶性浸出物不得少于 15.0%。按干燥品计算,含齐墩果酸($C_{30}H_{48}O_3$)和熊果酸($C_{30}H_{48}O_3$)的总量不得少于 0.50%。木瓜饮片水分不得过 15.0%;总灰分不得过 5.0%;pH 值应为 3.0~4.0;酸溶性浸出物不得少于 15.0%。

---

5)清场

实训结束后:

①先将切制好的药物置洁净的聚乙烯包装袋内,密封后贮藏。

②清洁煤气灶和实训器具。

③将实训室打扫干净。

④关闭水、电、气、门、窗。

任务 8.2　煮　法

8.2.1　基础知识

1)概念

将净选过的药物加辅料或不加辅料置适宜容器内(固体辅料需先捣碎或切制),加适量清水同煮的方法。所应用的辅料,如藤黄、硫黄,珍珠的煮制用豆腐,吴茱萸、远志用甘草汁煮,莪术用煮。

2)目的

(1)消除或降低药物的毒副作用

降低毒性,以煮法最理想,有"水煮三沸,百毒俱消"之说。如川乌生品有毒,煮制后毒性显著下降,硫黄生品也有一定毒性,多外用,经豆腐煮制后毒性降低可供内服。

(2)扩大药用范围

有些药物在经过不同的辅料加工炮制后,作用范围会变大,使不同的炮制品有不同的主治方向。如吴茱萸有盐制、醋制、姜制、黄连汁制等不同炮制方法,不同的制品应用各不相同。盐制以疗疝止痛,醋制以疏肝,姜制以逐寒,黄连汁制以止呕等。

(3)改变药性,增强疗效

如远志用甘草水煮减其燥性,协同增强安神益智的功效。

(4)清洁药物

如珍珠经豆腐煮后可取其油腻,便于服用。

3)操作方法

药物的煮制过程是在100 ℃左右的温度下较长时间的加热,使辅料易于渗入药物内部,煮制时间的长短,依据各药物的性质、辅料来源及炮制要求不同而异,可分为以下3种操作方法:

(1)清水煮

药物浸泡至内无干心,置适宜容器内,加水没过药面,武火煮沸,改用文火煮至内无白心,取出,切片,如乌头。或加水武火煮沸,投入净药材,煮至一定程度,取出,焖润至内外湿度一致,切片,如黄芩。

(2)药汁煮或醋煮

净药材加药汁或醋拌匀,加水没过药面,武火煮沸,改用文火煮至药透汁尽,取出,切片,干燥。如醋制莪术,甘草水煮远志。

(3)豆腐煮

将药物置豆腐中,放置于适宜容器,加水没过豆腐,煮至规定程度,取出放凉,除去豆腐。适量加水,中途需加水时,加适量开水。具体流程如下:先将待煮药物大小分开,淘洗干净后备用。再将药物放入锅中,用辅料者可同时加入(或稍后加入),加水加热至沸,一般要求在100 ℃条件下较长时间加热,可以先用武火后用文火。一般煮至中心无白心,刚透心为度。若用辅料起协同作用,则辅料汁液应被药物吸尽。

4)适应范围

①毒副作用大的药物,如川乌、附子等。

②需提高药效、纯洁度的药物。如远志、珍珠等。

5)注意事项

①大小分档,分别炮制。

②适当掌握加水量。加水量多少视需求而定。如煮的时间长用水宜多,时间短则少加;如需煮熟、煮透或弃汁、留汁的加水宜多,要求煮干,则加水要少。毒性剧烈的药物清水煮加水量宜大,要求药透汁不尽,煮后去除母液将药捞出;加液体辅料煮制时,加水量控制适宜,要求药透汁尽,加水太多,药透而汁未尽,有损药效;加水太少,则药煮不透,影响质量。

③适当掌握火力。先用武火煮至沸腾,再改用文火,保持微沸,否则水迅速蒸发,不易向药物组织内部渗透。

④药物在煮制中途如因初加水量不足而需再加水补充时,应添加沸水,避免降低锅内温度,影响炮制效果。

⑤煮好后出锅,要及时晒干或烘干。有些药物宜先切成饮片再干燥,如黄芩,则需煮好后焖润至内外湿度一致再行切片干燥。而有些药物则需先适当晾晒,再切片,干燥,如乌头。

8.2.2 技能实训

1) 目的

①掌握煮法的操作过程及成品规格的检查方法。

②掌握所实训药物的炮制方法、成品规格、炮制作用。

2) 仪器及材料

①实训设备　可倾式蒸煮锅、煤气灶、蒸锅、刷子、盛药器具、电子秤。

②实训药材及辅料　川乌、草乌、远志、吴茱萸、珍珠、藤黄、硫黄;甘草、盐、醋、豆腐。

3) 准备工作

将盛药容器洗净、干燥备用,将蒸锅洗净备用;将药物除去杂质,筛去碎屑;将药物进行大小、厚薄分档备用;将分档后的药物置洁净的容器内,按要求加入一定量的辅料或水与药物拌匀,润透;用黄酒润制药物时需加盖密闭。

4) 实训内容

川　乌

川乌炮制首见于《金匮要略》。处方名有川乌、生川乌、制川乌。《中国药典》(2015年版)载有生川乌、制川乌2种炮制品。

【来源】

本品为毛茛科植物乌头 *Aconitum carmichaelii* Debx.的干燥母根。6月下旬至8月上旬采挖,除去子根、须根及泥沙,晒干。

【生药饮片制备】

取原药材,除去杂质,洗净灰屑,晒干。用时捣碎。

【操作方法】

取净川乌,大小个分开,用水浸泡至内无干心,取出,加水煮沸4~6 h,或蒸6~8 h,至大个及实心者切开无白心,口尝微有麻舌感时,取出晾至六成干,切厚片,干燥。

【成品性状】

生品川乌　呈不规则的圆锥形,稍弯曲,顶端常有残茎,中部多向一侧膨大,长2~7.5 cm,直径1.2~2.5 cm。表面棕褐色或灰棕色,皱缩,有小瘤状侧根及子根脱离后的痕迹。质坚实,断面类白色或浅灰黄色,形成层环纹呈多角形。气微,味辛辣、麻舌。

制川乌　为不规则或长三角形的片。表面黑褐色或黄褐色,有灰棕色形成层环纹。体轻,质脆,断面有光泽。气微,微有麻舌感。

【炮制作用】

生川乌 辛、苦,热;有大毒。归心、肝、肾、脾经。具有祛风除湿、温经止痛的作用。生川乌有大毒,多外用于风冷牙痛、疥癣、痛肿。

制川乌 川乌制后毒性降低,可供内服。用于风寒湿痹,关节疼痛,麻木不仁,心腹冷痛,寒疝作痛及跌打肿痛。

【贮藏】

置通风干燥处,防蛀。生品按医疗用毒性药品管理。

知识拓展

1.《中国药典》(2015年版)规定:生川乌水分不得过12.0%;总灰分不得过9.0%;酸不溶性灰分不得过2.0%。按干燥品计算,含乌头碱($C_{34}H_{47}NO_{11}$)、次乌头碱($C_{33}H_{45}NO_{10}$)和新乌头碱($C_{33}H_{45}NO_{11}$)的总量应为0.050%~0.17%。制川乌水分不得过11.0%。含双酯型生物碱以乌头碱($C_{34}H_{47}NO_{11}$)、次乌头碱($C_{33}H_{45}NO_{10}$)及新乌头碱($C_{33}H_{45}NO_{11}$)的总量计,不得过0.040%。按干燥品计算,含苯甲酰乌头原碱($C_{32}H_{45}NO_{10}$)、苯甲酰次乌头原碱($C_{31}H_{43}NO_9$)及苯甲酰新乌头原碱($C_{31}H_{43}NO_{10}$)总量应为0.070%~0.15%。

2.川乌炮制的主要目的是降低毒性。炮制降毒原理:双酯型生物碱性质不稳定,遇水、加热易被水解或分解,使极毒的双酯型乌头碱C_8位上的乙酰基水解(或分解),失去一分子醋酸,得到相应的苯甲酰单酯型生物碱,其毒性为双酯型乌头碱的1/500~1/50;再进一步将C_{14}位上的苯甲酰基水解(或分解),失去一分子苯甲酸,得到亲水性氨基醇类乌头原碱,其毒性仅为双酯型乌头碱的1/4 000~1/2 000。另一原因可能是炮制过程中脂肪酰基取代了C_8位上的乙酰基,生成脂碱,从而降低了毒性。在炮制工艺中,加水、加热处理(包括干热法、湿热法)都能促进水解反应,从而达到降低毒性的目的。故采用蒸、煮法炮制乌头可降低毒性。

乌头毒性的降低主要取决于毒性强的双酯型生物碱的分解或水解程度。实验表明,这与炮制时温度的高低及加热时间的长短有关,与所用辅料品种及用量多少关系不大。

草 乌

草乌炮制首见于唐代《仙授理伤续断秘方》。处方名有草乌、生草乌、制草乌。《中国药典》(2015年版)载有生草乌、制草乌2种炮制品。

【来源】

本品为毛茛科植物北乌头 *Aconitum kusnezoffii* Reichb.的干燥块根。秋季茎叶枯萎时采挖,除去须根和泥沙,干燥。

【生药饮片制备】

取原药材,除去杂质,洗净,干燥。

【操作方法】

取净草乌,大小个分开,用水浸泡至内无干心,取出,加水煮至大个切开无白心,口尝微有麻舌感时,取出晾至六成干,切厚片,干燥。

【成品性状】

生草乌　呈不规则长圆锥形,略弯曲,长2~7 cm,直径0.6~1.8 cm。顶端常有残茎和少数不定根残基,有的顶端一侧有一枯萎的芽,一侧有一圆形或扁圆形不定根残基。表面灰褐色或黑棕褐色,皱缩,有纵皱纹、点状须根痕及数个瘤状侧根。质硬,断面灰白色或暗灰色,有裂隙,形成层环纹多角形或类圆形,髓部较大或中空。气微,味辛辣、麻舌。

制草乌　呈不规则圆形或近三角形的片。表面黑褐色,有灰白色多角形形成层环和点状维管束,并有空隙,周边皱缩或弯曲。质脆。气微,味微辛辣,稍有麻舌感。

【炮制作用】

生草乌　辛、苦,热;有大毒,多作外用。归心、肝、肾、脾经。具有祛风除湿、温经止痛的作用。用于风寒湿痹,关节疼痛,心腹冷痛,寒疝作痛及麻醉止痛。

制草乌　草乌制后毒性降低,可供内服。用于风寒湿痹,关节疼痛,心腹冷痛,跌打疼痛。

【贮藏】

置通风干燥处,防蛀。生品按医疗用毒性药品管理。

🐭 **知识拓展**

《中国药典》(2015年版)规定:生草乌杂质不得过5.0%;水分不得过12.0%;总灰分不得过6.0%。按干燥品计算,含乌头碱($C_{34}H_{47}NO_{11}$)、次乌头碱($C_{33}H_{45}NO_{10}$)和新乌头碱($C_{33}H_{45}NO_{11}$)的总量应为0.10%~0.50%。制草乌水分不得过12.0%。含双酯型生物碱以乌头碱($C_{34}H_{47}NO_{11}$)、次乌头碱($C_{33}H_{45}NO_{10}$)及新乌头碱($C_{33}H_{45}NO_{11}$)的总量计,不得过0.040%。按干燥品计算,含苯甲酰乌头原碱($C_{32}H_{45}NO_{10}$)、苯甲酰次乌头原碱($C_{31}H_{43}NO_{9}$)及苯甲酰新乌头原碱($C_{31}H_{43}NO_{10}$)总量应为0.026%~0.070%。

远　志

远志炮制首见于《中藏经》。处方名有远志、炙远志、远志肉。《中国药典》(2015年版)载有远志、制远志2种炮制品。

【来源】

本品为远志科植物远志 *Polygala tenuifolia* Willd.或卵叶远志 *Polygala sibirica* L.的干燥根。春、秋二季采挖,除去须根和泥沙,晒干。

【生药饮片制备】

取原药材,除去杂质,略洗,润透,切段,干燥。

【操作方法】

取甘草,加适量水煎煮两次,合并煎液浓缩至甘草量的 10 倍,再加入净远志,用文火煮至汤汁被吸尽,取出,干燥。每 100 kg 远志,用甘草 6 kg。

【成品性状】

远志 呈圆柱形,略弯曲,长 3~15 cm,直径 0.3~0.8 cm。表面灰黄色至灰棕色,有较密并深陷的横皱纹、纵皱纹及裂纹,老根的横皱纹较密更深陷,略呈结节状。质硬而脆,易折断,断面皮部棕黄色,木部黄白色,皮部易与木部剥离。气微,味苦、微辛,嚼之有刺喉感。

制远志 形如远志段,表面黄棕色。味微甜,嚼之无刺喉感。

【炮制作用】

远志 辛,温。归心、肾、肺经。具有安神益智、交通心肾、祛痰、消肿的作用。远志生品"戟人咽喉",多外用涂敷。用于心肾不交引起的失眠多梦、健忘惊悸、神志恍惚,咳痰不爽,疮疡肿毒,乳房肿痛。

制远志 远志以甘草水制,既能缓和燥性,又能消除麻味,防止刺喉,以安神益智为主。用于心神不安、惊悸、失眠、健忘。

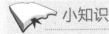

小知识

【其他炮制方法、成品性状、炮制作用】
蜜远志 取炼蜜,加入少许开水稀释后,淋于远志段中,稍焖,用文火炒至蜜被吸尽,药色深黄,略带焦斑,疏散不黏手为度,取出放凉。
蜜远志显棕红色,稍带焦斑,略有黏性,味甜。
远志蜜炙后能增强化痰止咳作用,多用于咳嗽、痰多、难咳出者。

【贮藏】

置通风干燥处。

知识拓展

《中国药典》(2015 年版)规定:生远志水分不得过 12.0%;总灰分不得过 6.0%;醇不溶性灰分不得少于 30.0%。按干燥品计算,含细叶远志皂苷($C_{36}H_{56}O_{12}$)不得少于 2.0%,含远志呫酮Ⅲ($C_{25}H_{28}O_{15}$)不得少于 0.15%,含 3,6'-二芥子酰基蔗糖($C_{36}H_{16}O_{17}$)不得少于 0.50%。制远志酸不溶性灰分不得过 3.0%。含远志呫酮Ⅲ($C_{25}H_{28}O_{15}$)不得少于 0.10%,含 3,6'-二芥子酰基蔗糖($C_{36}H_{16}O_{17}$)不得少于 0.30%。含细叶远志皂苷($C_{36}H_{56}O_{12}$)不得少于 2.0%。

吴茱萸

吴茱萸炮制始载于汉代《金匮玉函经》。处方名有吴茱萸、制吴茱萸。《中国药典》(2015 年版)载有吴茱萸、制吴茱萸 2 种炮制品。

【来源】

本品为芸香科植物吴茱萸 *Euodia rutaecarpa*（Juss.）Benth.、石虎 *Evodia rutaecarpa*（Juss.）Benth. var. *officinalis*（Dode）Huang 或疏毛吴茱萸 *Evodia rutaecarpa*（Juss.）Benth. var. *bodinieri*（Dode）Huang 的干燥近成熟果实。8—11 月果实尚未开裂时，剪下果枝，晒干或低温干燥，除去枝、叶、果梗等杂质。

【生药饮片制备】

取原药材，除去杂质，洗净，干燥。

【操作方法】

取甘草捣碎，加适量水，煎汤，去渣，加入净吴茱萸，焖润吸尽后，炒至微干，取出，干燥。每 100 kg 吴茱萸，用甘草 6 kg。

【成品性状】

吴茱萸　呈球形或略呈五角状扁球形，直径 2~5 mm，表面暗黄绿色至褐色，粗糙，有多数点状突起或凹下的油点。顶端有五角星状的裂隙，基部残留被有黄色茸毛的果梗。质硬而脆，横切面可见子房 5 室，每室有淡黄色种子 1 粒。气芳香浓郁，味辛辣而苦。

制吴茱萸　形如吴茱萸，表面棕褐色至暗褐色，色泽加深，气味稍淡。

【炮制作用】

吴茱萸　辛、苦，热；有小毒。归肝、脾、胃、肾经。具有散寒止痛、降逆止呕、助阳止泻的作用。生品多外用，长于祛寒止痛，多用于口疮，湿疹等。

制吴茱萸　吴茱萸经甘草水炮制后，能降低毒性，缓和燥性，用于厥阴头痛，寒疝腹痛，寒湿脚气，经行腹痛，脘腹胀满，呕吐吞酸，五更泄泻。

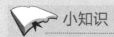 小知识

【其他炮制方法、成品性状、炮制作用】

盐吴茱萸　取净吴茱萸，置于适宜容器内，加入盐水拌匀，置锅内用文火加热，炒至裂开，稍鼓起时，取出放凉。泡至裂开或煮沸至尽，再用文火炒至微干，取出，晾干。每 100 g 净吴茱萸，用食盐 3 kg。

盐制吴茱萸表面色泽加深，香气浓郁，味辛辣而微咸。

吴茱萸经盐制后能引药下行，适于疝气疼痛。

【贮藏】

置阴凉干燥处。

知识拓展

《中国药典》(2015年版)规定:吴茱萸饮片水分不得过15.0%;总灰分不得过10.0%;醇不溶性灰分不少于30.0%。按干燥品计算,含吴茱萸碱($C_{19}H_{17}N_3O$)和吴茱萸次碱($C_{18}H_{13}N_3O$)的总量不得少于0.15%,柠檬苦素($C_{26}H_{30}O_8$)不得少于1.0%。制吴茱萸按干燥品计算,含吴茱萸碱($C_{19}H_{17}N_3O$)和吴茱萸次碱($C_{18}H_{13}N_3O$)的总量不得少于0.15%,柠檬苦素($C_{26}H_{30}O_8$)不得少于0.90%。

珍 珠

珍珠炮制首见于《千金翼方》。处方名有珍珠、珍珠粉。《中国药典》(2015年版)载有珍珠、珍珠粉2种炮制品。

【来源】

本品为珍珠贝科动物马氏珍珠贝 *Pteria martensii*(Dunker)、蚌科动物三角帆蚌 *Hyriopsis cumingii*(Lea)或褶纹冠蚌 *Cristaria plicata*(Leach)等双壳类动物受刺激形成的珍珠。自动物体内取出,洗净,干燥。

【生药饮片制备】

取原药材,除去杂质,洗净,晾干。

【操作方法】

珍珠粉 取原药材,洗净污垢(垢重者,可先用碱水洗涤,再用清水漂去碱性),用纱布包好,再用豆腐置砂锅中,一般300g珍珠用两块250g豆腐,下垫一块,上盖一块,加清水淹没豆腐寸许,煮制2h,至豆腐呈蜂窝状为止,取出豆腐,用清水洗净晒干,研细过筛,用冷水飞至舌舔无渣感为度。取出放入铺好纸的竹筐内晒干或烘干,再研细。

【成品性状】

珍珠 呈类球形、长圆形、卵圆形或棒形,直径1.5~8 mm。表面类白色、浅粉红色、浅黄绿色或浅蓝色,半透明,光滑或微有凹凸,具特有的彩色光泽。质坚硬,破碎面显层纹。气微,味淡。

珍珠粉 为白色粉末,无光点,质重。气微腥,味微咸,尝之无渣。

【炮制作用】

珍珠 甘、咸,寒。归心、肝经。具有安神定惊、明目消翳、解毒生肌、润肤祛斑的作用。用于惊悸失眠,惊风癫痫,目赤翳障,疮疡不敛,皮肤色斑。

珍珠粉 珍珠质地坚硬,不溶于水,所以要水飞成极细粉,才能被人体吸收。同时,做过装饰品的珍珠(习称"花珠")外有油腻,必须用豆腐煮制,令其洁净,便于服用。

【贮藏】

密闭。

知识拓展

1.《中国药典》(2015年版)规定:珍珠的鉴别有性状鉴别、理化鉴别、显微鉴别几种方法,尤其是显微鉴别法应用在鉴别方面起到至关重要作用。

2.珍珠磨片鉴别可见粗细两类同心环状层纹。这种多层次,均为顺序的环状排列,有人称"珍珠结构环",粗层纹较明显,连续成环或断续环形,层纹间距不等,在60~500 μm间;细层纹在有些部位较明显,多数不甚明显,少数不明显,间距小于32 μm,中心部大多实心,无特异结构。多数磨片在暗视野中可见珍珠特有彩光,一圈圈的具有红、橙、黄、绿、青、紫色虹彩般的光泽,从光学反应上将其定名为"珍珠虹光环"。

以上两种环为珍珠独具特征,可与任何伪品相区别。

藤 黄

藤黄炮制首见于清代《医宗金鉴》。处方名有生藤黄、制藤黄。藤黄没有被《中国药典》(2015年版)收录。

【来源】

本品为藤黄科植物藤黄 *Garcinia morella* Dser.所分泌的胶质树脂。在开花之前,于离地约3 m处将茎干的皮部作螺纹状的割伤,伤口内插一竹管,盛受流出的树脂,加热蒸干,用刀刮下,即得。

【生药饮片制备】

将原药材除去杂质,轧成粗粒或打成小块。

【操作方法】

豆腐制　大块豆腐,中间挖一长方形槽,将药置槽中,再用豆腐盖严,置锅内加水煮,待藤黄溶化后,取出放凉,待藤黄凝固,除去豆腐即得。或将定量豆腐块中间挖槽,把净藤黄粗末放入槽中,上用豆腐覆盖,放入盘中用蒸笼加热蒸3~4 h,待藤黄溶化后,取出放凉,待藤黄全部凝固,除去豆腐,干燥。每100 g净藤黄,用豆腐300 kg。

荷叶制　取荷叶加10倍量水煎1 h,捞去荷叶,加入净藤黄煮至烊化,并继续浓缩成稠膏状,取出,凉透,使其凝固,打碎。每100 g净藤黄,用荷叶50 kg。

山羊血制　取净藤黄与鲜山羊血同煮5~6 h,取出,拣出山羊血,晾干。每100 g净藤黄,用山羊血50 kg。

【成品性状】

生藤黄　呈不规则碎块状、片状或细粉状,表面棕黄色、红黄色或橙棕色,质脆易碎,有光泽,无臭,味辛。

制藤黄　显黄褐色,表面粗糙,断面显蜡样光泽。

【炮制作用】

生藤黄　酸、涩,寒;有大毒。归胃、大肠经。生品有大毒,不能够内服。具有消肿排脓、散瘀解毒、杀虫止痒的作用。外用于痈疽肿毒、顽癣。

制藤黄　藤黄制后毒性降低,可供内服。并可保证药物的纯度,用于跌打损伤,金疮肿毒,肿瘤。

【贮藏】

置阴凉干燥处。生品按医疗用毒性药品管理。

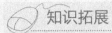知识拓展

藤黄现代临床应用前景广泛,但因其毒性及炮制品质标问题不能迅速推广,仍不在《中国药典》(2015年版)收载范围。因历史原因,藤黄流传下来的各种炮制方法在操作上较烦琐,各法运用的辅料类型,辅料量、加热时间、炮制程度等差别较大,其解读程度也不一样,从而在一定程度上限制了藤黄现代临床的应用。

硫　黄

硫黄炮制首见于南北朝《雷公炮炙论》。处方名有硫黄、制硫黄。《中国药典》(2015年版)载有硫黄和制硫黄2种炮制品。

【来源】

本品为自然元素类矿物硫族自然硫,采挖后,加热熔化,除去杂质;或用含硫矿物经加工制得。

【生药饮片制备】

拣去杂质。敲成碎块。

【操作方法】

取净硫黄块与适量豆腐同煮至豆腐显黑绿色时,取出,漂净,晒干或阴干。

【成品性状】

硫黄　为不规则的小块,黄色或略黄绿色,表面不平坦,常有麻纹及针状小孔,用手握紧置于耳旁,可闻轻微的爆裂声。断面呈粗针状结晶形。具光泽。体轻,质脆易碎。具特殊臭味,味淡。

制硫黄　为黄褐色或黄绿色结晶块,断面蜂窝状,臭气不明显。

【炮制作用】

生硫黄　酸,温;有毒。归肾、大肠经。外用解毒杀虫疗疮;内服补火助阳通便。生品有毒,多用于疥癣,秃疮,阴疽恶疮。

制硫黄　硫黄制后毒性降低,可供内服。以助阳益火为主。用于阳痿,尿频,虚寒腹痛,虚喘冷哮,虚寒便秘。

【贮藏】

置干燥处,防火。

知识拓展

硫黄自古以来就作为药材使用,治愈了不少疾病,但更多的是作为熏蒸药材的辅料,而且现代因为硫黄残留的问题,而成为很多中药的隐患。

5)清场

实训结束后:

①先将切制好的药物置洁净的聚乙烯包装袋内,密封后贮藏。

②清洁煤气灶和实训器具。

③将实训室打扫干净。

④关闭水、电、气、门、窗。

任务 8.3 燀 法

8.3.1 基础知识

1)概念

药物置沸水中浸煮短暂时间,取出,分离种皮的方法。

2)目的

(1)保存药效,利于贮存

如苦杏仁中主要成分为苷类,易与所含的酶发生反应而被破坏,苦杏仁燀后,所含的酶在高温下被破坏,从而使有效成分苦杏仁苷得以保存。

(2)去除杂质,分离不同药用部位

如白扁豆通过燀法分离不同的药用部位扁豆仁和扁豆衣。

(3)降低毒性

如白扁豆生品含血细胞凝集素 A 有毒,经燀制加热后,其活力基本丧失,起到减毒作用。

3)操作方法

先将多量清水煮至沸腾再把药物连同具孔盛器(如笊篱、漏勺等)共同投入沸水中,稍微翻烫片刻,为 5~10 min,加热烫至种皮由皱缩变为膨胀,种皮易于挤脱时,立即取出,浸漂于冷水中,捞起,搓开种皮种仁,干燥,簸去或筛取种皮,从而使种仁和种皮得以分离。

4)适应范围

种子类中药。

5)注意事项

①水量要多,以保证水温。一般应为药量的 10 倍以上。若水量少,投入药物后,水温迅速下降,酶不能很快被灭活,反而使苷被酶解,影响药效,如苦杏仁。也影响有毒药物的减毒效果,如白扁豆。

②温度要高,待水沸后投药,不要过早投药,以免水温不足,不能起到应有效果。

③时间要短,加热时间以 5~10 min 为宜,以免水烫时间过长,有效成分损失。

④燀制时计时同时注意观察,待种皮由皱缩变为膨胀,种皮易于挤脱时,立即取出,避免加热时间过长,影响有效成分含量。

⑤燀后宜当天晒干或低温烘干。否则容易泛油,颜色变黄,影响成品质量。

8.3.2 技能实训

1)目的

①掌握燀法的操作过程及成品规格的检查方法。

②掌握所实训药物的炮制方法、成品规格、炮制作用。

2)仪器及材料

①实训设备 可倾式蒸煮锅、煤气灶、蒸锅、刷子、盛药器具、电子秤。

②实训药材 苦杏仁、桃仁、白扁豆。

3)准备工作

将盛药容器洗净、干燥备用,将蒸锅洗净备用;将药物除去杂质,筛去碎屑;将药物进行大小、厚薄分档备用。

4)实训内容

苦杏仁

苦杏仁炮制首见于《伤寒论》。处方名有苦杏仁、杏仁、燀杏仁、炒杏仁。《中国药典》(2015 年版)载有苦杏仁、燀杏仁、炒苦杏仁 3 种炮制品。

【来源】

本品为蔷薇科植物山杏 *Prunus armeniaca* L.var.*Ansu* Maxim.、西伯利亚杏 *Prunus sibirica* L.、东北杏 *Prunus mandshurica*(Maxim.)Koehne 或杏 *Prunus armeniaca* L.的干燥成熟种子。夏季采收成熟果实,除去果肉和核壳,取出种子,晒干。

【生药饮片制备】

取原药材,筛去皮屑杂质,拣净残留的核壳及褐色油粒。用时捣碎。

【操作方法】

取净杏仁置 10 倍量沸水中略煮,加热约 5 min,至种皮微膨起即捞起,用凉水浸泡,取出,搓开种皮与种仁,干燥,筛去种皮。用时捣碎。

注意:锅中水量要多,水沸后加药,药量要少,使水始终接近 100 ℃沸水。否则酶被破坏,效果不好。

【成品性状】

苦杏仁　呈扁心形,长 1~1.9 cm,宽 0.8~1.5 cm,厚 0.5~0.8 cm。表面黄棕色至深棕色,一端尖,另端钝圆,肥厚,左右不对称,尖端一侧有短线形种脐,圆端合点处向上具多数深棕色的脉纹。种皮薄,子叶2,乳白色,富油性。气微,味苦。

燀苦杏仁　呈扁心形,无种皮,表面乳白色或黄白色,一端尖,另端钝圆,肥厚,左右不对称,富油性。有特异的香气,味苦。

【炮制作用】

苦杏仁　苦,微温;有小毒。归肺、大肠经。具有降气止咳平喘、润肠通便的作用。生用有小毒。剂量大或使用不当易中毒。用于咳嗽气喘,胸满痰多,肠燥便秘。

燀苦杏仁　制后可降低毒性,使用药安全。燀杏仁可除去非药用部位,便于有效成分煎出,提高药效。又可破酶保苷。作用与生杏仁相同。

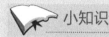 小知识

【其他炮制方法、成品性状、炮制作用】

炒苦杏仁　取燀苦杏仁,置锅内用文火炒至微黄色,略带焦斑,有香气,取出放凉。用时捣碎。

炒苦杏仁形如燀苦杏仁,表面黄色至棕黄色,微带焦斑。有香气,味苦。

苦杏仁炒制后性温,长于温肺散寒,作用与生苦杏仁和燀苦杏仁相同,多用于肺寒咳喘,久患肺喘。

【贮藏】

置阴凉干燥处,防蛀。

 知识拓展

1.《中国药典》(2015 年版)规定:苦杏仁过氧化值不得过 0.11。按干燥品计算,含苦杏仁苷($C_{20}H_{27}NO_{11}$)不得少于 3.0%。燀苦杏仁按干燥品计算,含苦杏仁苷($C_{20}H_{27}NO_{11}$)不得少于 2.4%。炒苦杏仁按干燥品计算,含苦杏仁苷($C_{20}H_{27}NO_{11}$)不得少于 2.1%。

2.苦杏仁生用,易酶解产生氢氰酸,量大易中毒,经加热炮制后,可杀酶保苷,使苦杏仁苷在体内胃酸的作用下,缓缓分解,产生适量的氢氰酸,只起镇咳平喘作用而不致引起中毒。据报道,少量苦杏仁在 10 倍量 100 ℃的沸水中煮 5~10 min 为佳,大量炮制时可采用流通蒸汽加热 10~20 min 的方法以破坏苦杏仁中酶的活性,保护苦杏仁苷不被酶解,以便发挥其止咳平喘的作用。

桃　仁

桃仁炮制首见于汉代《金匮玉函经》。处方名有桃仁、燀桃仁、炒桃仁。《中国药典》(2015年版)载有桃仁、燀桃仁、燀山桃仁、炒桃仁、炒山桃仁5种炮制品。

【来源】

本品为蔷薇科植物桃 *Prunus persica*(L.) Batsch 或山桃 *Prunus davidiana*(Carr.) Franch. 的干燥成熟种子。果实成熟后采收,除去果肉和核壳,取出种子,晒干。

【生药饮片制备】

取原药材筛去灰屑杂质,拣净残留的壳及泛油的黑褐色种子。用时捣碎。

【操作方法】

取净桃仁至沸水中,加热烫至种皮微膨起即捞出,在凉水中稍泡、捞起,搓开种皮和种仁,干燥,筛去种皮。用时捣碎。

【成品性状】

桃仁　呈扁长卵形,长1.2~1.8 cm,宽0.8~1.2 cm,厚0.2~0.4 cm,表面黄棕色至红棕色,密布颗粒状突起。一端尖,中部膨大,另端钝圆稍偏斜,边缘较薄。尖端一侧有短线形种脐,圆端有颜色略深不甚明显的合点,自合点处散出多数纵向维管束。种皮薄,子叶2,类白色,富油性。气微,味微苦。

山桃仁　呈类卵圆形,较小而肥厚,长约0.9 cm,宽约0.7 cm,厚约0.5 cm。

燀桃仁　呈扁长卵形,长1.2~1.8 cm,宽0.8~1.2 cm,厚0.2~0.4 cm。表面浅黄白色,一端尖,中部膨大,另端钝圆稍偏斜,边缘较薄。子叶2,富油性。气微香,味微苦。

燀山桃仁　呈类卵圆形,较小而肥厚,长约1 cm,宽约0.7 cm,厚约0.5 cm。

【炮制作用】

桃仁　苦、甘、平。归心、肝、大肠经。具有活血祛瘀、润肠通便、止咳平喘的作用。用于经闭痛经,癥瘕痞块,肺痈肠痈,跌扑损伤,肠燥便秘,咳嗽气喘。生品活血祛瘀力强,多用于血瘀经闭及产后瘀阻腹痛,跌扑损伤。

燀桃仁　桃仁燀制后易去皮,可除去非药用部位,使有效成分易于煎出,提高药效。

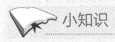 小知识

【其他炮制方法、成品性状、炮制作用】

炒桃仁　取燀桃仁,置锅内用文火炒至黄色,略带焦斑,取出放凉。用时捣碎。

炒桃仁呈扁长卵形,长1.2~1.8 cm,宽0.8~1.2 cm,厚0.2~0.4 cm。表面黄色至棕黄色,可见焦斑。一端尖,中部膨大,另端钝圆稍偏斜,边缘较薄。子叶2,富油性。气微香,味微苦。

桃仁炒制后偏于润燥和血,多用于肠燥便秘,心腹胀满。

炒山桃仁　取燀山桃仁,置锅内用文火炒至黄色,略带焦斑,取出放凉。用时捣碎。

炒山桃仁两枚子叶多分离,完整者呈类卵圆形,较小而肥厚。长约 1 cm,宽约 0.7 cm,厚约 0.5 cm。

山桃仁炒制后也偏于润燥和血,多用于肠燥便秘,心腹胀满。

【贮藏】

置阴凉干燥处,防蛀。

知识拓展

1.《中国药典》(2015 年版)规定:桃仁酸值不得过 10.0。羰基值不得过 11.0。黄曲霉毒素 G_1、黄曲霉毒素 B_2 和黄曲霉毒素 B_1 的总量不得过 10 μg。按干燥品计算,含苦杏仁苷($C_{20}H_{27}NO_{11}$)不得少于 2.0%。燀桃仁酸值不得过 10.0。羰基值不得过 11.0%。黄曲霉毒素 G_1、黄曲霉毒素 B_2 和黄曲霉毒素 B_1 的总量不得过 10 μg,含苦杏仁苷($C_{20}H_{27}NO_{11}$)不得少于 1.50%。炒桃仁酸值不得过 10.0。羰基值不得过 11.0%。黄曲霉毒素 G_1、黄曲霉毒素 B_2 和黄曲霉毒素 B_1 的总量不得过 10 μg,含苦杏仁苷($C_{20}H_{27}NO_{11}$)不得少于 1.60%。

2.桃仁的主要作用是活血祛瘀。其所含的苦杏仁苷应视为毒性成分,而不应作为有效成分。生品能保持苦杏仁酶的活性,在贮藏和煎煮过程中得以水解成氢氰酸而挥发掉,从而降低其毒性。

白扁豆

白扁豆炮制首见于宋代《博济方》。处方名有白扁豆、扁豆、炒扁豆、扁豆衣。《中国药典》(2015 年版)载有白扁豆、炒白扁豆 2 种炮制品。

【来源】

本品为豆科植物扁豆 *Dolichos lablab* L.的干燥成熟种子。秋、冬二季采收成熟果实,晒干,取出种子,再晒干。

【生药饮片制备】

取原药材,除去杂质。用时捣碎。

【操作方法】

取净扁豆至沸水中,稍煮至皮软后,取出,在凉水中稍泡、捞起,搓开种皮和种仁,干燥,筛取种皮(其仁也可药用)。

【成品性状】

白扁豆 呈扁楠圆形或扁卵圆形,长 8~13 mm,宽 6~9 mm,厚约 7 mm。表面淡黄白色或淡黄色,平滑,略有光泽,一侧边缘有隆起的白色眉状种阜。质坚硬。种皮薄而脆,子叶 2,肥厚,黄白色。气微,味淡,嚼之有豆腥气。

扁豆衣　呈不规则的蜷缩状种皮,乳白色,质脆易碎。

【炮制作用】

白扁豆　甘,微温。归脾、胃经。具有健脾化湿、和中消暑的作用。用于脾胃虚弱,食欲缺乏,大便溏泻,白带过多,暑湿吐泻,胸闷腹胀。

扁豆衣　燀制是为了分离不同的药用部位。增加药用品种。扁豆衣气味俱弱,健脾作用较弱,偏于祛暑化湿。可用于暑热致的身热,头晕目眩。

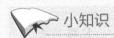

【其他炮制方法、成品性状、炮制作用】

炒白扁豆　取净扁豆或仁,置热锅内用文火炒至表面微黄色,略带焦斑,取出放凉。

炒白扁豆表面微黄,略具焦斑,有香气。

炒白扁豆性温,偏于健脾化湿。用于脾虚泄泻,白带过多。

【贮藏】

置干燥处,防蛀。

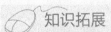

1.《中国药典》(2015 年版)规定:白扁豆水分不得过 14.0%。目前,没有相关含量测定项目控制其质量。

2.童巧珍等对不同种植方法的白扁豆浸出物含量进行测定,建议以中药材白扁豆65%醇溶性浸出物不低于 16.00%为宜。

5)清场

实训结束后:

①先将切制好的药物置洁净的聚乙烯包装袋内,密封后贮藏。

②清洁煤气灶和实训器具。

③将实训室打扫干净。

④关闭水、电、气、门、窗。

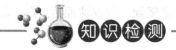知识检测

一、单项选择题

1.六味地黄汤宜选用(　　)。

    A.鲜地黄　　　　　B.生地黄　　　　　C.熟地黄　　　　　D.生地炭　　　　　E.熟地炭

2.首乌蒸制后消除了滑肠致泻的副作用,其原因是(　　)。

    A.蒽醌衍生物含量升高　　　　　　B.蒽醌衍生物含量降低

    C.结合型蒽醌水解成游离蒽醌　　D.卵磷脂含量增加

    E.卵磷脂含量降低

3.欲增强五味子的酸涩收敛作用,宜采用的炮制方法是(　　)。

    A.清蒸法　　　　　B.酒蒸法　　　　　C.酒炖法　　　　　D.醋蒸法　　　　　E.醋炙法

4.山茱萸的炮制方法是(　　)。

    A.清蒸法　　　　　B.酒蒸法　　　　　C.水煮法　　　　　D.煅炭法　　　　　E.醋蒸法

5.藤黄常采用的炮制法是(　　)。

    A.水煮　　　　　B.甘草水煮　　　　　C.酒蒸　　　　　D.豆腐煮　　　　　E.姜汤煮

6.红参的炮制方法是(　　)。

    A.清蒸　　　　　B.酒蒸　　　　　C.清水煮　　　　　D.甘草水煮　　　　　E.晒干

7.苦杏仁的炮制条件是(　　)。

    A.10 倍量沸水,加热 5 min　　　　B.5 倍量沸水,加热 10 min

    C.10 倍量清水,投药后加热 5 min　D.10 倍量沸水,加热 10 min

    E.15 倍量沸水,加热 2 min

8.制吴茱萸采用的辅料是(　　)。

    A.甘草汁　　　　　B.盐水　　　　　C.黄酒　　　　　D.白矾水　　　　　E.米醋

9.黄芩软化的最佳方法是(　　)。

    A.蒸至"圆气"后 0.5 h　　　　　B.煮 0.5 h

    C.蒸 10 min　　　　　　　　　　D.少泡多润

    E.以上皆可

10.苦杏仁燀制的作用是(　　)。

    A.使苦杏仁入汤剂有更多氢氰酸(HCN)溶出

    B.促进酶解反应

    C.使苦杏仁煎后内服迅速释放 HCN

    D.使苦杏仁酶受热变性失活,防止苦杏仁苷水解

    E.利于润肠通便作用的发挥

11.酒蒸山茱萸的目的是(　　)。

    A.便于切片　　　　　　　　B.利于贮存

    C.增强温补肝肾的作用　　　D.保存疗效

    E.增强敛阴止汗

12.酒蒸肉苁蓉的炮制目的是(　　)。

　　A.减少副作用　　　　　　　　B.降低毒性

　　C.利于粉碎　　　　　　　　　D.增强补肾助阳作用

　　E.增强润肠通便作用

13.炮制黄精的方法是(　　)。

　　A.炒黄　　　　B.炒炭　　　　C.麸炒　　　　D.酒炙　　　　E.清蒸

二、多项选择题

1.药物蒸制的作用是(　　)。

　　A.便于保存　　　　　　　　　B.利于切制

　　C.改变药性,产生新的功效　　D.增强疗效

　　E.矫臭矫味

2.宜用酒蒸法炮制的药物有(　　)。

　　A.何首乌　　　B.女贞子　　　C.地黄　　　D.黄精　　　E.山茱萸

3.宜用豆腐制的药物有(　　)。

　　A.硫黄　　　　B.藤黄　　　　C.珍珠　　　D.吴茱萸　　E.远志

4.宜用清蒸法炮制的药物有(　　)。

　　A.黄芩　　　　B.黄精　　　　C.地黄　　　D.肉苁蓉　　E.何首乌

5.乌头炮制降毒的机理是(　　)。

　　A.总生物碱含量降低

　　B.双酯型生物碱水解

　　C.双酯型生物碱分解

　　D.脂肪酰基取代了 C8—OH 的乙酰基,生成脂碱

　　E.总生物碱含量升高

6.苦杏仁炮制的目的是(　　)。

　　A.除去非药用部位　　　　　　B.便于煎出有效成分

　　C.杀酶保苷　　　　　　　　　D.促进苦杏仁苷水解

　　E.提高氢氰酸含量

7.宜采用蒸制软化,以利切片的药物有(　　)。

　　A.玄参　　　　B.地黄　　　　C.黄芩　　　D.黄精　　　E.木瓜

8.煮制后可降低毒性的药物有(　　)。

　　A.吴茱萸　　　B.硫黄　　　　C.藤黄　　　D.珍珠　　　E.朱砂

三、填空题

1.黄芩采用蒸法软化,既便于切制,又可以_____。

2.何首乌蒸制后_____含量增加,_____含量下降,故制首乌滋补作用增强,_____而无_____作用。

3.水火共制法包括_____、_____和_____。

4.清蒸木瓜的目的是_____。

5.药物燀制时,加热时间以_____ min 为宜。

6.珍珠用豆腐煮制的主要目的是_____。

7.生品经蒸制后可消除致泻的副作用,又可杀死虫卵,利于贮存的药物是_____。

8.生地经长时间加热蒸制后,部分多糖和多聚糖可水解转化为_____。

9.吴茱萸经炮制后,能_____,_____。

四、简答题

1.说明蒸、煮、燀法的异同点。

2.分析何首乌生熟异治原因。

3.简述蒸法的注意事项。

4.燀法如何操作? 简述苦杏仁的炮制原理。

5.五味子有哪些炮制规格? 作用有什么差异?

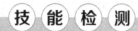

技 能 检 测

要求:学生按指定任务进行实际操作,教师分别予以评分。

酒地黄、制首乌、燀杏仁如何炮制?

项目 9 复制法

【项目描述】

　　复制法的历史很长,早在唐代某些药物就有了复制方法与工艺,如《千金翼方》中的造熟地黄、造干地黄等。部分药物古今有几十种复制方法,其辅料及工艺各不相同,具有地方炮制特色。本法的特点是用多种辅料或多种工序共同处理药材。现在的复制法与传统方法比较,其辅料种类、用量及工艺程序均有所改变。目前,复制法主要用于天南星、半夏、白附子等有毒中药的炮制。

【知识目标】

　　掌握复制技术的含义、操作方法和注意事项;熟悉饮片的炮制作用和成品性状;了解炮制原理和现代研究。

【技能目标】

　　熟练掌握复制技术的操作技能;明确代表药物的炮制方法、炮制作用、成品性状和注意事项;能依据相关质量标准,对常见药物进行炮制操作,成品达到相关质量标准。

任务 9.1　复制法

9.1.1　基础知识

1)概念

将净选后的药物加入一种或数种辅料,按规定操作程序,反复炮制的方法,称为复制法。

2)炮制目的

(1)降低或消除药物的毒性

如半夏用甘草、明矾、皂角、石灰、生姜等制后均可降低毒性。

(2)改变药性

如天南星,用胆汁制后,其性味由辛温变为苦凉,其作用也发生了变化。

（3）增强疗效

如白附子,用鲜姜、白矾制后,增强了祛风逐痰的功效。

（4）矫臭解腥

如紫河车,用酒制后除去了腥臭气味,便于服用。

3）操作方法

复制法没有统一的方法,具体方法和辅料的选择可视药物而定。一般将净选后的药物置一定容器内,加一种或数种辅料,按工艺程序,或浸、泡、漂,或蒸、煮,或数法并用,反复炮制至质量要求规定的程度。以清半夏为例,操作示范如下:

（1）准备

①准备所用容器和盛药器具等是否齐全和洁净,必要时进行清洁。

②除去半夏中的杂质,称重,置洁净的容器内;按比例称取白矾(用量为半夏的20%),加适量水配制成8%的白矾水溶液,置适宜的容器内。

（2）浸泡

将净半夏置8%的白矾水溶液中浸泡至内无干心,口尝微有麻舌感时,取出。

（3）切制

洗净表面浮沫,切厚片,干燥。筛去碎屑。

（4）成品规格

成品为椭圆形、类圆形或不规则厚片。切面淡灰色至灰白色,质脆,易折断,味微涩,微有麻舌感。

（5）收藏

将清半夏装入无毒聚乙烯塑料袋中,密封袋口。

（6）清场

按要求清洁相关器具、工作台面。

4）注意事项

①炮制时间宜选择在春、秋季,气候凉爽时进行。
②加工场地宜阴凉、通风,避免药物腐烂。可加入适量明矾防腐。
③如需加热处理,应注意火力均匀,水量要大,以免糊锅。

9.1.2 技能实训

1）目的

熟悉并明确药物采用复制法炮制的目的意义;能掌握半夏、南星、白附子、紫河车、松香的炮制方法;会判断药物炮制的成品性状。

2）设备及材料

①实训设备 磁盘、瓷盆、筛子、刀、量筒、烧杯、电炉、锅、玻璃棒等。
②实训材料 半夏、天南星、白附子、紫河车、松香、石灰、甘草、明矾等。

3) **准备工作**

检查实训工具是否齐全,排风扇工作是否正常。将要炮制的药物筛去碎屑、杂质,药物按大小、粗细分档备用。检查锅、铲子和盛药器具等是否齐全和洁净,必要时进行清洁。

4) **实训内容**

半 夏

半夏炮制首见于《黄帝内经》。处方用名有生半夏、清半夏、姜半夏、法半夏、半夏曲、炒半夏曲。《中国药典》(2015 年版)载有生半夏、清半夏、姜半夏和法半夏 4 种炮制品,附录Ⅲ收载半夏曲。

【来源】

天南星科植物半夏 *Pinellia ternata*(Thunb.)Breit 的干燥块茎。夏、秋二季采挖,洗净,除去外皮和须根,晒干。

【生药饮片制备】

取原药材,除去杂质,洗净,干燥。用时捣碎。

【操作方法】

清半夏　取净半夏,大小分开,用 8% 的白矾溶液浸泡至内无干心,口尝微有麻舌感,取出,洗净,切厚片,干燥即得。每 100 kg 净半夏,用生姜 25 kg,白矾 12.5 kg。

姜半夏　取净半夏,大小分开,用清水浸泡至内无干心。另取生姜切片煎汤,加白矾与半夏共煮透,取出,晾至半干,切薄片,干燥即得。每 100 kg 半夏,用生姜 25 kg,白矾 12.5 kg。

法半夏　取净半夏;大小分开,用清水浸泡至无干心。另取甘草加水煎液两次,合并煎液,倒入用适量石灰水配制的石灰液中,搅匀;加入上述已浸透的半夏,每日搅拌 1～2 次,保持浸液 pH 在 12 以上,至半夏口尝微有麻舌感,切面黄色均匀无白心为度,取出,洗净,干燥。每 100 kg 半夏,用甘草 15 kg,生石灰 10 kg。

【成品性状】

生半夏　呈类球形,有的稍偏斜,直径 1～1.5 cm。表面白色或浅黄色,顶端有凹陷的茎痕,周围密布麻点状根痕;下面钝圆,较光滑。质坚实,断面洁白,富粉性。气微,味辛辣、麻舌而刺喉。

清半夏　呈椭圆形、类圆形或不规则的片。切面淡灰色至灰白色,可见灰白色点状或短线状维管束迹,有的残留栓皮处下方显淡紫红色斑纹。质脆,易折断,断面略呈角质样。气微,味微涩、微有麻舌感。

姜半夏　呈片状、不规则颗粒状呈类球形。表面棕色至棕褐色。质硬脆,断面淡黄棕色,常具角质样光泽。气微香,味淡、微有麻舌感,嚼之略黏牙。

法半夏　呈类球形或破碎呈不规则颗粒状。表面淡黄白色、黄色或棕黄色。质较松脆或硬脆,断面黄色或淡黄色,颗粒者质稍硬脆。气微,味淡略甘、微有麻舌感。

【炮制作用】

生半夏　辛,温。有毒。归脾、胃、肺经。具有燥湿化痰、降逆止呕、消痞散结的作用。用于湿痰寒痰,咳喘痰多,痰饮眩悸,风痰眩晕,痰厥头痛,呕吐反胃,胸脘痞闷,梅核气;外治痈肿痰核。但生半夏有毒,可使人呕吐、咽喉肿痛、失音,一般不作内服,多作外用。用于虫、蛇蛰痛,痈肿痰核。

清半夏 经炮制后,能降低毒性,缓和药性,消除不良反应。长于化痰,以燥湿化痰为主,用于湿痰咳嗽,风痰吐逆,痰涎凝聚,咯吐不出。

姜半夏 增强了降逆止呕作用,以温中化痰、降逆止呕为主,用于痰饮呕吐,胃脘痞满。

法半夏 偏于祛寒痰,同时具有调和脾胃的作用,用于痰多咳嗽,痰饮眩悸。

小知识

【其他炮制方法、成品性状、炮制作用】

半夏曲 取法半夏、赤小豆、苦杏仁共碾成粉,与面粉混合均匀后,加入鲜青蒿、鲜辣蓼、鲜苍耳的煎出液,搅拌均匀,堆置发酵,压成片状,切成小块,晒干。

每100 kg法半夏,用赤小豆30 kg,苦杏仁30 kg,面粉400 kg,鲜青蒿30 kg,鲜辣蓼30 kg,鲜苍耳30 kg。

半夏曲为浅黄色的小立方块,质疏松,有细蜂窝眼。

半夏曲味甘、微辛,性温。归脾、胃经。半夏经发酵制成曲剂后,增强健脾温胃、燥湿化痰的作用。临床以化痰止咳、消食积为主。用于咳嗽痰多、胸脘痞满、饮食不消、苔腻呕恶。

麸炒半夏曲 将麸皮撒入已预热好的炒制器具内,中火加热,即刻烟起,随即投入半夏曲,迅速炒至表面呈深黄色时,取出,筛去麸皮,放凉。

每100 kg半夏曲,用麸皮10 kg。

麸炒半夏曲表面米黄色,具焦香气。

经麸炒后产生焦香气,增强健胃消食的作用。

【贮藏】

置通风干燥处,防蛀。

知识拓展

1.《中国药典》(2015年版)规定:生半夏水分不得过14.0%,总灰分不得过4.0%;水溶性浸出物不得少于9.0%;生半夏按干燥品计算,含总酸以琥珀酸($C_4H_6O_4$)计,不得少于0.25%。清半夏水分不得过13.0%,总灰分不得过4.0%,本品按干燥品计算,含白矾以含水硫酸钾[$KAl(SO_4)_2 \cdot 12H_2O$]计,不得过10.0%;水溶性浸出物不得少于7.0%;清半夏按干燥品计算,含总酸以琥珀酸($C_4H_6O_4$)计,不得少于0.30%。姜半夏水分不得过13.0%,总灰分不得过7.5%,本品按干燥品计算,含白矾以含水硫酸钾[$KAl(SO_4)_2 \cdot 12H_2O$]计,不得过8.5%;水溶性浸出物不得少于10.0%。法半夏水分不得过13.0%,总灰分不得过9.0%,水溶性浸出物不得少于5.0%。

2.研究表明,生半夏确有毒性,主要表现为对机体黏膜的刺激作用,与传统认为生半夏可刺激咽喉、使人失音、吐、泻等基本吻合。刺激强度与口尝产生麻舌感的程度有关,在毒性成分不清楚的情况下,传统用口尝麻舌程度作为判断半夏毒性的标准是可行的。

天南星

天南星炮制首见于唐代《仙授理伤续断秘方》。处方用名有天南星、制天南星、胆南星。《中国药典》(2015年版)载有生天南星、制天南星、胆南星3种炮制品。

【来源】

本品为天南星科植物天南星 *Arisaema erubescens* (Wall.) Schott.异叶天南星 *Arisaema heterophyllum* Bl.或东北天南星 *Arisaema amurense* Maxim.的干燥块茎。秋、冬二季茎叶枯萎时采挖,除去须根及外皮,干燥。

【生药饮片制备】

取原药材,除去杂质,洗净,干燥。

【操作方法】

取净天南星,按大小分别用清水浸泡,每日换水 2~3 次,如起白沫时,换水加白矾(每100 kg天南里,加白矾2 kg),泡1 d后,再换水漂至切开口尝微有麻舌感时取出。另取生姜片、白矾置锅内加适量水煮沸后,倒入天南星共煮至无干心时,捞出,除去姜片,晾至六成干、切薄片,干燥,筛去碎屑。

每 100 kg 天南星,用生姜片、白矾各 12.5 kg。

【成品性状】

生天南星　呈扁球形,高 1~2 cm,直径 1.5~6.5 cm。表面类白色或淡棕色,较光滑,顶端有凹陷的茎痕,周围有麻点状棍痕,有的块茎周边有小扁球状侧芽。质坚硬,不易破碎,断面不平坦,白色,粉性。气微辛,味麻辣。

制天南星　呈类圆形或不规则形的薄片。黄色或淡棕色,质脆易碎,断面角质状。气微,味涩,微麻。

【炮制作用】

生天南星　苦、辛,温;有毒。归肺、肝、脾经。具有散结消肿作用。一般多为外用,用治痈肿,蛇虫咬伤。

制天南星　经生姜、白矾炮制后,用生姜辛温归肺经化痰止呕,白矾酸寒归肺经燥湿化痰解毒之性,使其毒性降低,燥湿化痰作用明显增强。经常用于顽痰咳嗽,胸膈胀满,痰阻眩晕等症。

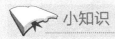 小知识

【其他炮制方法、成品性状、炮制作用】

胆南星　取制南星细粉,加入净胆汁(或胆膏粉及适量水),蒸 60 min 至透,取出放凉,制成小块,干燥。或取生南星粉,加入净胆汁(或胆膏粉及适量水)拌匀,置温暖处发

酵 5~7 d 后,再连续蒸或隔水炖 9 昼夜,每隔 2 h 搅拌一次,除去腥臭气,至成黑色浸膏状,口尝无麻味为度,取出,晾干。再蒸软,趁热切成小块,晒干即成。

每 100 kg 制天南星细粉,用牛(或猪、羊)胆汁 400 kg(胆膏粉 40 kg)。

胆南星呈方块状或圆柱状,棕黄色、灰棕色或棕黑色;质硬;气微腥,味苦。

南星经苦寒的胆汁炮制成胆南星后,毒性降低,燥性缓和,药性由温转凉,气味由干转苦,又借助于苦胆汁的清热解毒,使其药效由温化寒痰转为清热化痰,息风定痉。常用于痰热咳嗽、癫痫等症。如治热痰咳嗽的清气化痰丸(《医方考》)。

【贮藏】

置通风干燥处,防蛀。

> 📖 知识拓展
>
> 1.《中国药典》(2015 年版)规定:天南星水分不得过 15.0%,总灰分不得过 5.0%;醇溶性浸出物不得少于 9.0%;天南星按干燥品计算,含总黄酮以芹菜素($C_{15}H_{10}O_5$)计,不得少于 0.050%。制天南星水分不得过 12.0%,总灰分不得过 4.0%,本品按干燥品计算,含白矾以含水硫酸钾[$KAl(SO_4)_2 \cdot 12H_2O$]计,不得过 12.0%;制天南星按干燥品计算,含总黄酮以芹菜素($C_{15}H_{10}O_5$)计,不得少于 0.050%。
>
> 2.天南星通过白矾、生姜、甘草等炮制后能解毒增效,其解毒机制可能与吸附毒物,改变毒物的理化性质、生理活性及增强机体解毒能力有关。采用《中国药典》(2015 年版)规定的天南星质量鉴别标准,并结合对小鼠的毒性反应为指标,优选出消除天南星毒性及不良反应最佳辅料为白矾,姜汁是仅次于白矾的较好的炮制辅料。

白附子

白附子炮制首见于宋代《太平圣惠方》。处方用名有生白附子、禹白附、制白附子。《中国药典》(2015 年版)载有生白附子和制白附子 2 种炮制品。

【来源】

本品为天南星科植物独角莲 *Typhonium giganteum* Engl.的干燥块茎。秋季采挖,除去须根和外皮,晒干。

【生药饮片制备】

取原药材,除去残茎、须根及外皮,晒干。

【操作方法】

取净白附子,分开大小个,浸泡,每日换水 2~3 次,数日后如起黏沫,换水后加白矾(每 100 kg 白附子,用白矾 2 kg),泡 1 日后再进行换水,至口尝微有麻舌感为度,取出。将生姜片、白矾粉置锅内加适量水,煮沸后,倒入白附子共煮至无白心,捞出,除去生姜片,晾至六七成干,切厚片,干燥。每100 kg 白附子,用生姜、白矾各12.5 kg。

【成品性状】

白附子　呈椭圆形或卵圆形,长2~5 cm,直径1~3 cm。表面白色奎黄白色,略粗糙,有环纹及须根痕,顶端有茎痕或芽痕。质坚硬,断面白色,粉性。气微,味淡、麻辣刺舌。

制白附子　为类圆形或椭圆形厚片,外表皮淡棕色,切面黄色,角质。味淡,微有麻舌感。

【炮制作用】

生白附子　辛,温,有毒。入胃、肝经。具有祛风痰、定惊搐、解毒散结、止痛的作用。用于中风痰壅,口眼㖞斜,语言謇涩,惊风癫痫,破伤风,痰厥头痛,偏正头痛,瘰疬痰核,毒蛇咬伤。但因有毒,一般外用,用于瘰疬痰核,毒蛇咬伤。

制白附子　可降低毒性,消除麻辣味,增强祛风痰的作用。多用于偏头痛,痰湿头痛,咳嗽痰多。如治痰湿咳嗽的白附丸(《证治准绳》)。

【贮藏】

置通风干燥处,防蛀。

> **知识拓展**
>
> 《中国药典》(2015 年版)规定:白附子水分不得过15.0%,总灰分不得过4.0%;醇溶性浸出物不得少于7.0%。制白附子水分不得过13.0%,总灰分不得过4.0%,醇溶性浸出物不得少于15.0%。

紫河车

紫河车炮制首见于宋代《圣济总录》。处方用名有紫河车、制紫河车、酒炒紫河车。《中国药典》(2015 年版)未收载该药。

【来源】

本品为健康人的干燥胎盘。将新鲜胎盘除去羊膜及脐带,反复冲洗至去净血液,蒸或置沸水中略煮后,干燥。

【操作方法】

将新鲜胎盘除去膜及脐带,反复冲洗至去尽血液,加适量花椒、黄酒蒸或置沸水中略煮后,干燥,砸成小块或研细粉。每100 kg 紫河车块,用黄酒10 kg,花椒2.5 kg。

【成品性状】

为不规则的碎块,大小不一;黄色或黄棕色,一面凹凸不平,有不规则沟纹,另一面光滑;质硬而脆,有腥气。

【炮制作用】

甘、咸,温。归心、肺、肾经。具有温肾补精、益气养血的作用。用于虚劳羸瘦,阳痿遗精,不孕少乳,久咳虚喘,骨蒸劳嗽,面色萎黄,食少气短。但因生品有腥气,内服易致恶心呕吐。多入片剂或胶囊剂。

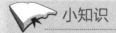
小知识

【其他炮制方法、成品性状、炮制作用】

酒炒紫河车　取净紫河车块,用酒拌匀,待酒吸尽后,用文火炒至酥脆为度,用时研末。每 100 kg 紫河车,用酒 10 kg。

酒炒紫河车质地酥脆,腥气较弱,具酒香气;粉末黄棕色。

酒制后可以除去腥味,便于服用,并使其质地酥脆,便于粉碎,增强疗效。用于肺肾两虚,虚劳咳嗽,阳痿遗精。

【贮藏】

置干燥处,防蛀。

知识拓展

紫河车主要含有多种氨基酸及多种抗体、干扰素、激素、酶、红细胞生成素、磷脂及多种多糖等。具有免疫作用,能增强机体抵抗力;具有促进乳腺、子宫、阴道、卵巢及睾丸的发育作用;此外,还有抗过敏作用。紫河车经黄酒蒸制后,可使蛋白质凝固,并能达到去污脱脂的作用。

松　香

松香炮制首见于南齐《刘涓子鬼遗方》。处方用名有松香、制松香。《中国药典》(2015 年版)未收载该药。现主要有松香和制松香 2 种炮制品。

【来源】

松科植物油松 *Pinus tabulaeformis* Carr、马尾松 *Pinus massoniana* Lamb. 或云南松 *Pinus yunnanensis* Franch. 树干中取得的油树脂,经蒸馏除去挥发油后的遗留物。

【生药饮片制备】

取原药材,除去杂质,置锅内,用文火熔化后倾入水中,放凉,取出,晾干,捣碎。

【操作方法】

取葱煎汁,去渣,加入净松香及适量水,加热煎煮至松香完全熔化,倒入冷水中,待凝固后,取出晾干。每 100 kg 松香,用葱 10 kg。

【成品性状】

松香　呈不规则半透明块状,大小不一,表面淡黄色,常有一层黄白色霜粉,常温时质坚而脆,易碎,断面光亮,似玻璃状。具松节油香气,味苦,加热则软化,然后熔化,燃烧时产生棕色浓烟。

制松香 较松香色深,味微苦。

【炮制作用】

松香 苦、甘,温。归肝、脾经。生肌止痛,燥湿杀虫。生松香多外用,入膏药或研末贴敷患处,用于风湿痹痛,痈疽,疥癣,湿疮,金疮出血。如松香与铜青、蓖麻仁捣作膏,摊贴可治疗一切肿毒(《怪证奇方》)。

制松香 可去除部分油脂及杂质、使其品质纯洁、质地酥软、便于制剂和粉碎,并可矫正其不良气味,减少刺激性。如治疗小儿头疮的软青膏(《卫生宝鉴》)。

【贮藏】

置阴凉干燥处。防火、防潮。

知识拓展

松香的主要有效成分是树脂酸,其毒性和不良反应是松节油和树脂。以熔点、总树脂酸、松节油含量为指标,比较松香蒸法、加葱汁蒸法、酒蒸法、蒸馏水夹层锅水煮法等古今7种炮制方法。结果表明,松香经炮制后,熔点均有不同程度的提高,松节油含量均匀不同程度的降低。其中,总树脂酸含量最高、松节油含量最低的炮制方法是蒸馏水夹层锅水煮法。其操作方法是:将松香粉碎成小块,置夹层锅内,加 $1:1(g:mL)$ 的蒸馏水,煮沸8 h,放凉,晾干,研细粉。在炮制时为除去水溶性杂质,也可以换水,以 2~3 次为宜。

---

5)清场

实训结束后:

①先将炮制好的药物置洁净的聚乙烯包装袋内,密封后贮藏。

②清洁炉具和其他实训器具。

③将实训室打扫干净。

④关闭水、电、气、门、窗。

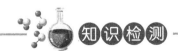

知识检测

一、单项选择题

1.半夏炮制所用辅料不包括(　　　)。

　A.白矾　　　　　B.石灰　　　　　C.甘草　　　　　　D.猪胆汁　　　　　E.生姜

2.法半夏的炮制作用是降低毒性,偏于(　　　)。

　A.祛寒痰　　　B.健脾温胃　　　C.降逆止呕　　　　D.消痈肿　　　　　E.消食积

3.具有降逆止呕的半夏炮制品是(　　　)。

A.生半夏   B.清半夏   C.姜半夏   D.法半夏   E.半夏曲

4.半夏炮制品不包括的是( )。

A.清半夏   B.姜半夏   C.法半夏   D.半夏曲   E.蒸半夏

5.炮制胆南星常用的辅料是( )。

A.生姜、胆汁、黑豆汁   B.生姜、白矾、胆汁

C.白矾、胆汁   D.甘草、胆汁

E.生姜、白矾、甘草、胆汁

6.制南星的炮制作用是降低毒性并增强( )。

A.祛风止痉   B.清化热痰   C.息风定惊   D.降逆止呕   E.燥湿化痰

7.制天南星时每100 kg天南星,所用生姜、白矾的量分别为( )。

A.10 kg,10 kg   B.10 kg,12.5 kg

C.12.5 kg,10 kg   D.12.5 kg,12.5 kg

E.12.5 kg,20 kg

8.制法半夏时每100 kg半夏,所用甘草、石灰的量分别为( )。

A.10 kg,15 kg   B.20 kg,15 kg   C.15 kg,15 kg   D.15 kg,20 kg   E.15kg,10 kg

9.制清半夏时每100 kg半夏,所用的辅料和数量是( )。

A.白矾10 kg   B.白矾12.5 kg   C.白矾20 kg   D.生姜12.5 kg   E.生姜20 kg

10.处方开半夏应付给的炮制品是( )。

A.生半夏   B.清半夏   C.姜半夏   D.法半夏   E.半夏曲

11.下列哪一项不属于复制法的目的? ( )

A.增强疗效   B.降低毒性   C.改变作用趋向   D.矫臭防腐   E.改变药性

二、多项选择题

1.常用复制法炮制的药物( )。

A.天南星   B.车前子   C.半夏   D.白附子   E.大黄

2.半夏各种炮制品的作用是( )。

A.生半夏外用消痈肿   B.清半夏长于化痰

C.姜半夏偏于降逆止呕   D.法半夏燥湿化痰,偏于祛寒痰

E.生半夏有毒,制后均降低毒性

3.用生姜、白矾炮制而成的炮制品主要有( )。

A.姜半夏   B.制天南星   C.胆南星   D.制白附子   E.松香

4.胆南星的炮制作用主要有( )。

A.改变药性,由辛温变苦凉   B.增强化痰作用

C.除去燥烈之性及毒性   D.用于痰热惊风抽搐等症

E.偏于清热而治痈肿

5.复制法的炮制目的是( )。

A.增强疗效   B.改变药性

C.降低或消除药物的毒性   D.易于保存

E.矫臭矫味,便于服用

6.紫河车炮制的辅料宜选用( )。

A.黄酒 　　B.米醋 　　C.蜂蜜 　　D.花椒 　　E.食盐

三、填空题

1.将净选后的药物加入一种或数种_____，_____反复炮制的方法,称为复制法。

2.复制法按工艺程序,或_____,或_____,或_____,反复炮制达到规定的质量要求为度。

3.复制法的目的在于_____、_____、_____、_____。

4.常用复制法炮制的药物有_____、_____、_____等。

5.可用于内服的半夏炮制品有_____、_____、_____等。

6.可用于内服的天南星炮制品有_____、_____等。

7.法半夏的辅料是_____、_____。

8.姜半夏的作用是长于_____,清半夏的作用是长于_____。

四、简答题

1.解释复制法的含义,并说出复制法的炮制目的。

2.半夏有哪几种炮制品? 试述其炮制方法及炮制作用。

3.天南星有哪几种炮制品? 试述其炮制方法及炮制作用。

4.简述复制法的操作注意事项。

技 能 检 测

要求:学生按指定任务进行实际操作,教师分别予以评分。

清半夏如何炮制?

项目 10 其他制法

📖 【项目描述】

其他制法也是中药炮制的重要组成部分,是既包含用水处理,又有进行加热或多种制法配合进行的一种炮制方法。它主要分为发酵、发芽、制霜、烘焙、煨、提净、水飞及干馏等加工炮制方法。

📖 【知识目标】

掌握常用其他制法的工艺流程和注意事项;熟悉饮片的炮制作用和成品性状;了解炮制原理和现代研究。

📖 【技能目标】

能根据临床需要和制剂要求选择合适的炮制方法;能熟练操作不同药材的炮制方法;会判断成品的性状是否合格;会分析和解决期间出现的问题。

【基础知识】>>>

1)概念

对某些药物采用发酵、发芽、制霜、烘焙、煨、提净、水飞及干馏等加工炮制方法,统列为其他制法。

2)目的

增强药物疗效;改变或缓和药物原有的性能;降低或消除药物的毒性或副作用;使药物达到一定的纯净度;便于粉碎或贮存等。

3)分类

根据不同的炮制方法主要分为发酵法、发芽法、制霜法、烘焙法、煨法、提净法、水飞法及干馏法等加工炮制方法。

任务 10.1　发酵法

10.1.1　基础知识

1）概念

经过净制或处理后的药物,在一定温度和湿度的条件下,因真菌和酶的催化分解作用,使药物发泡、生衣的方法,称为发酵法。

2）适用范围

适用于健脾和胃药物。如六神曲、建神曲、淡豆豉、半夏曲等。

3）炮制目的

①产生新药效,扩大用药品种。如六神曲具有健脾开胃作用,建神曲具有消食化积、健脾和胃作用。

②增强健脾温胃的作用疗效。如半夏曲。

4）发酵条件

药料发酵的过程是微生物新陈代谢的过程,只有满足其生产繁殖的条件,才能保证发酵品的质量。

（1）菌种

它多数是利用空气中的微生物进行自然发酵,但有时也会因菌种不纯,影响发酵的质量。

（2）营养物质(培养基)

它主要为水、含氮物质、含碳物质和无机盐类等,为菌种的生长提供良好的营养条件。如六神曲中的面粉为菌种的生长繁殖提供了碳源;赤小豆中所含的蛋白质为菌种提供了丰富的氮源。

（3）温度

一般发酵的最佳温度为 30~37 ℃。若温度太高,则菌种老化,甚至死亡,不能发酵;温度过低,菌种生长繁殖慢,不利于发酵,甚至不能发酵。

（4）湿度

一般发酵的相对湿度应控制在 70%~80%,药料以"握之成团,指间可见水迹,放下轻击则碎"为度。湿度太大,药料发黏,容易生虫霉变;过分干燥,药料易散而不能成形。

（5）其他方面

pH 范围一般为 4~7.6,在有充足的氧气和二氧化碳条件下进行。

5）成品要求

发酵制品以曲块表面霉衣为黄白色,内部有斑点为佳,同时具有醇香气味。不应有黑色、霉味及酸败味。

6)注意事项

①不同品种,采用不同方法进行加工处理后,再进行发酵。有药料与面粉混合发酵,如六神曲。有药料直接进行发酵,如淡豆豉。

②原料在发酵前应进行杀菌、杀虫处理,以防杂菌感染,影响发酵品质量。

③发酵过程必须一次完成,不能中断或停顿。

④温度和湿度对发酵速度影响很大,温度过低或发酵物料过于干燥,发酵速度慢甚至不能发酵,温度过高则能杀死菌种,不能发酵。

10.1.2 技能实训

1)目的

熟悉并掌握药物发酵法的操作方法和注意事项;会判断各种药物炮制的成品性状。

2)仪器及材料

①实训设备 蒸锅、电磁炉、铲子、刷子、药盘、电子秤等。

②实训药材 苦杏仁、赤小豆、鲜青蒿、鲜辣蓼、鲜苍耳草、淡豆豉等。

3)准备工作

检查实训工具是否齐全,排风扇工作是否正常。将要炮制的药物筛去碎屑、杂质,药物按大小、粗细分档备用。检查炒锅、铲子和盛药器具等是否齐全和洁净,必要时进行清洁。

4)实训内容

六神曲

汉代《金匮玉函经》始见有曲,六神曲始载于《药性论》。处方名有六神曲、神曲、六曲、焦神曲、炒神曲、麸炒六曲、焦神曲等。《中国药典》(2015年版)附录Ⅲ收载六神曲(炒)。现常用的主要是六神曲、炒六神曲和焦六神曲3种炮制品。

【来源】

本品为苦杏仁、赤小豆、鲜青蒿、鲜辣蓼、鲜苍耳草等加入面粉(或麸皮)混合后,经发酵而成的曲剂。

【配方】

面粉100 kg;苦杏仁、赤小豆各4 kg;鲜青蒿、鲜辣蓼、鲜苍耳草各7 kg。

【操作方法】

药料处理 将苦杏仁、赤小豆碾成细粉,或将杏仁碾成泥状,赤小豆煮烂与面粉拌匀;将鲜青蒿、鲜苍耳草、鲜辣蓼一起煎煮制备药汁(药汁占原药量的25%~30%)。

拌料 将药汁与固体药料拌匀,揉搓成以手握成团,掷之即散的粗颗粒软材。

成型 将软材置模型中压制成扁平方块(长33 cm,宽20 cm,厚6.66 cm,干后重约1 kg)。

发酵 用鲜荷麻叶(或粗纸)将料块包严,放入木箱内,按品字形堆放,上面覆盖鲜青蒿。将室温控制在30~37 ℃,经4~6 d即能发酵。待药料表面生出黄白色霉衣时,取出,除去覆盖物。

切制　切成 2.5 cm 见方的小块。

干燥　晾干或烘干。

【成品性状】

本品呈立方形小块状。表面灰黄色,粗糙,质脆易断,微有香气。

【炮制作用】

六神曲　味甘、辛,性温。归脾、胃经。具有消食健胃的作用。生用健脾开胃,并有发散作用,常用于感冒食滞。

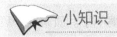 小知识

【其他炮制方法、成品性状、炮制作用】

炒神曲　将炒制器具预热至一定程度,均匀撒入定量的麸皮,中火加热,即刻烟起,随即投入六神曲,迅速拌炒至神曲表面棕黄色(或深黄色)时,取出,筛去麸皮,放凉。或用炒黄法,炒至神曲表面微黄色。每 100 kg 神曲,用麦麸 10~15 kg。

炒神曲表面黄色,偶见焦斑,质坚脆,有麸香气。

炒后产生甘香之气,以醒脾和胃为主。用于食积不化,脘腹胀满,不思饮食,肠鸣泄泻等。

焦神曲　将六神曲块投入已预热好的炒制器具内,文火加热,翻炒至表面呈焦褐色,内部微黄色,有焦香气时,取出放凉。筛去碎屑。

焦神曲表面焦黄色,内部微黄色,有焦香气。

炒焦后消食化积力强。以治食泄泻为主。

【贮藏】

置通风干燥处。

知识拓展

研究表明,以麸皮代替面粉,利用基质灭菌,纯菌种发酵法制备六神曲的工艺比较合理可行。通过基质灭菌,可杀灭曲料中的杂菌,排除制曲中的生物干扰,可使曲料中的蛋白质变性、淀粉糊化,利于霉菌生长代谢。其蛋白酶和淀粉酶的活力较天然发酵法明显提高,并能减少面粉用量,缩短发酵周期,使之发酵效果好、成本低且质量稳定,临床证明具有与天然发酵同等疗效。

淡豆豉

淡豆豉始载于《伤寒论》。处方名有淡豆豉、豆豉。《中国药典》(2015 年版)载有淡豆豉

一种炮制品。

【来源】

本品为豆科植物大豆 *Glycine max*（L.）Merr.的成熟种子的发酵加工品。

【操作方法】

将桑叶、青蒿各 70~100 g 加水煎煮、滤过,将煎液拌入净大豆 1 000 g 中;待汤液被吸进后,置蒸制容器内蒸透,取出,稍凉;再置适宜的容器内,用煎过的桑叶、青蒿渣覆盖,在 25~28 ℃、相对湿度 70%~80% 的条件下,闷至发酵并长满黄衣时,取出,除去药渣,洗净;置适宜的容器内,保持温度 50~60 ℃,闷 15~20 d,至充分发酵,有香气逸出时,取出,略蒸,干燥。

【成品性状】

本品呈椭圆形,略扁,长 0.6~1 cm,直径 0.5~0.7 cm。表面黑色,皱缩不平。质柔软,断面棕黑色。气香,味微甘。

【炮制作用】

味苦,辛,性凉。归肺、胃经。具有解表、除烦、宣发郁热的作用。用于感冒,寒热头痛,烦躁胸闷,虚烦不眠。

【贮藏】

置通风干燥处。

知识拓展

淡豆豉中游离大豆黄素含量比原料大豆高94%,游离染料木素含量比原料大豆中高98%。它主要是因发酵过程中微生物将药料中的苷类成分水解成为游离苷元,使游离苷元含量提高。

5) 清场

实训结束后:

①先将炮制好的药物置洁净的聚乙烯包装袋内,密封后贮藏。

②清洁炉具和其他实训器具。

③将实训室打扫干净。

④关闭水、电、气、门、窗。

任务 10.2　发芽法

10.2.1　基础知识

1) 概念

将净选后的新鲜成熟果实或种子,在一定的温度或湿度条件下,促使其萌发幼芽的方法,称为发芽法。

2) 适用范围

适用于新鲜成熟的果实或种子类。

3) 炮制目的

产生新的作用功效,扩大用药品种。发芽后可以使原料中所含的淀粉、蛋白质和脂肪等成分,分解为糊精、葡萄糖、果糖、氨基酸、甘油和脂肪酸等成分,并产生各种消化酶、维生素等。

4) 操作方法与步骤

(1) 准备

①检查器具等是否齐全和洁净,必要时进行清洁。

②除去饮片中的杂质及发霉、虫蛀的果实或种子,并大小分档,置于适宜的容器中;检测其发芽率。

(2) 浸泡

将待发芽的果实或种子用适量的饮用水浸泡至膨胀鼓起,使其含水量达到42%~45%。

(3) 发芽

将浸泡好的果实或种子置于带孔的容器中,用湿物盖严,保持18~25 ℃,每天喷淋饮用水2~3次,并适时翻动,及时除去发霉、腐烂的果实或种子,5~7 d,芽长不超过1 cm时,取出晒干或低温干燥。

(4) 成品规格

成品发芽率不得少于85%[《中国药典》(2015年版)],药屑、杂质含量不得超过1.0%(即符合《中药饮片质量标准通则》要求)。

(5) 收藏

将药品装入无毒聚乙烯塑料袋中,密封袋口。

(6) 清场

按要求清洁相关器具、工作台面及灶具。

5) 注意事项

①选取新鲜、粒大、饱满、无病虫害的成熟的果实或种子,在发芽前应检测其发芽率,要求发芽率达到85%以上。

②种子浸泡时间应视气候、环境而定,一般春、秋季宜浸泡 4~6 h,冬季 8 h,夏季 4 h。浸泡后的果实或种子的含水量宜控制在 42%~45%。

③发芽过程中,将温度控制在 18~25 ℃,每天喷淋饮用水 2~3 次,并用湿物盖严,以保持适宜的温湿度和充足的氧气。并且要经常检查发芽情况,及时除去发霉、腐烂的果实和种子,以保证成品质量。

④发芽时先长根后生芽,芽长一般不超过 1 cm,以芽长 0.2~1 cm 为宜,过长则影响药效。

10.2.2 技能实训

1)目的

熟悉并掌握药物发芽的操作方法和注意事项并检测发芽率;会判断各种药物炮制的成品性状。

2)仪器及材料

①实训设备　带孔容器、湿布、药盘、电子秤等。

②实训药材　大麦、稻谷、大豆。

3)准备工作

检查实训工具是否齐全。将要炮制的药物筛去碎屑、杂质,药物按大小、粗细分档备用。检查器具等是否齐全和洁净,必要时进行清洁。

4)实训内容

麦　芽

麦芽始载于《名医别录》,晋代《肘后备急方》有熬制法。处方名有麦芽、大麦芽、炒麦芽、焦麦芽。《中国药典》(2015 年版)载麦芽、炒麦芽和焦麦芽 3 种炮制品。

【来源】

本品为禾本科植物大麦 *Hordeum vulgare* L.成熟果实,经发芽干燥而得。

【生药饮片制备】

取原药材,除去杂质。

【操作方法】

取新鲜成熟饱满的净大麦,用饮用水浸泡六七成透,捞出,置于能排水的容器内,用湿物盖好,每日喷淋饮用水 2~3 次,保持适宜的温湿度,经 6~7 d,芽长约 0.5 cm 时,取出晒干或低温干燥。

【成品性状】

呈梭形,长 8~12 mm,直径 3~4 mm。表面淡黄色,背面为外稃包围,具 5 脉;腹面为内稃包围。除去内外稃后,腹面有 1 条纵沟;基部胚根处生出幼芽和须根,幼芽长披针状条形,长约 5 mm。须根数条,纤细而弯曲。质硬,断面白色,粉性。气微,味微甘。

【炮制作用】

味甘,性平。归脾、胃经。具有行气消食、健脾开胃、回乳消胀的作用。生麦芽长于健脾和胃,疏肝行气。用于脾虚食少,乳汁郁积,乳房胀痛。

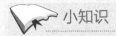

【其他炮制方法、成品性状、炮制作用】

炒麦芽　取净大麦芽,置已预热的炒制器具内,文火加热,翻炒至表面棕黄色、鼓起,并有固有气味逸出时,取出放凉,筛去灰屑。

形如麦芽,表面棕黄色,偶有焦斑。有香气,味微苦。

炒黄后偏温而气香,具有行气消食回乳的作用。用于食积不消,妇女断乳。

焦麦芽　取净大麦芽,置已预热的炒制器具内,中火加热,翻炒至有爆裂声,表面焦褐色、鼓起,并有焦香气逸出时,取出放凉,筛去灰屑。

形如麦芽,表面焦褐色,有焦斑。有焦香气,味微苦。

焦麦芽性偏温而味微苦,长于消食化滞。用于食积不消,脘腹胀痛。

【贮藏】

置通风干燥处,防蛀。

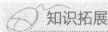

1.《中国药典》(2015年版)规定:麦芽水分不得过13.0%;总灰分不得过5.0%,出芽率不低于85%;炒麦芽水分不得过12.0%;总灰分不得过4.0%;焦麦芽水分不得过10.0%;总灰分不得过4.0%。

2.实验结果显示,大麦的发芽程度与酶活性有关,长出胚芽者酶的活力为未长出的5倍左右,乳酸含量也以长出胚芽者为高。但芽长太长,纤维素增多,失去药物价值,故《中国药典》(2015年版)规定胚芽长度为0.5 cm是必要的。

3.近年来对麦芽炒制工艺的研究基本上是以淀粉酶为指标,认为麦芽的助消化作用与其所含的淀粉酶有关。对不同炮制品分解淀粉能力的测定结果表明,生麦芽作用最强,炒焦品作用很弱,故主张生品研末服用效果最佳,也可微炒研末服用。

稻　芽

稻芽始载于《名医别录》,宋代《圣济总录》有微炒法。处方名有稻芽、谷芽、炒稻芽、焦稻芽。《中国药典》(2015年版)载稻芽、炒稻芽和焦稻芽3种炮制品。

【来源】

本品为禾本科植物稻 *Oryza sativa* L.的成熟果实,经发芽干燥而得。

【生药饮片制备】

取原药材,除去杂质。

【操作方法】

取成熟饱满的稻谷,用饮用水浸泡六七成透,捞出,置于能排水的容器内,用湿物盖好,每日喷淋饮用水 2~3 次,保持适宜的温湿度,待须根长至 1 cm 时,取出,干燥。

【成品性状】

本品呈扁长椭圆形,两端略尖,长 7~9 mm,直径约 3 mm。外稃黄色,有白色细茸毛,具 5 脉。一端有两枚对称的白色条形桨片,长 2~3 mm,于一个桨片内侧伸出弯曲的须根 1~3 条,长 0.5~1.2 cm。质硬,断面白色,粉性。气微,味淡。

【炮制作用】

味甘,性温。归脾、胃经。具消食和中、健脾开胃的作用。用于食积不消,腹胀口臭,脾胃虚弱,不饥食少。

 小知识

【其他炮制方法、成品性状、炮制作用】

炒稻芽　取净稻芽,置已预热的炒制器具内,文火加热,翻炒至大部分爆裂、表面呈深黄色,并有固有气味逸出时,取出放凉,筛去灰屑。

形如稻芽,表面深黄色,偶有焦斑,有香气。

炒稻芽偏于消食。用于不饥食少。

焦稻芽　取净稻芽,置已预热的炒制器具内,中火加热,翻炒至大部分爆裂,表面焦黄色,并有焦香气逸出时,取出放凉。筛去灰屑。

形如稻芽,表面焦黄色,有焦斑,有焦香气。

焦稻芽善化积滞。用于积滞不消。

【贮藏】

置通风干燥处,防蛀。

 知识拓展

1.《中国药典》(2015 年版)规定稻芽出芽率不低于 85%。

2.谷芽为禾本科植物粟的成熟果实,经发芽干燥而成。谷芽的炮制方法、性能、功效、应用均与稻芽相似。我国北方地区多习用该品。

大豆黄卷

大豆黄卷始载于《神农本草经》,唐代《备极千金要方》有炒制。处方用名有大豆黄卷、大豆卷、豆黄卷、豆卷、制大豆黄卷。《中国药典》(2015 年版)载有大豆黄卷 1 种炮制品。

【来源】

本品为豆科植物大豆 *Glycine max* (L.)Merr.的成熟种子,经发芽干燥而得。

【操作方法】

取新鲜成熟饱满的净大豆,用饮用水浸泡至膨胀,放去水,用湿布覆盖,每日淋水两次,以保持湿润,待芽长至 0.5~1 cm 时,取出,干燥。

【成品性状】

本品略呈肾形,长约 8 mm,宽约 6 mm。表面黄色或黄棕色,微皱缩,一侧有明显的脐点;一端有 1 弯曲胚根。外皮质脆,多破裂或脱落。子叶 2,黄色。气微,味淡,嚼之有豆腥味。

【炮制作用】

味甘,性温。归脾、胃、肺经。具有解表祛暑、清热利湿作用。用于暑湿感冒,湿温初起,发热汗少,胸闷脘痞,肢体酸重,小便不利。

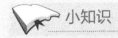 小知识

【其他炮制方法、成品性状、炮制作用】

制大豆黄卷　取净大豆黄卷置于锅内,加入灯芯草、淡竹叶煎好的汤液,用文火加热,煮至药汁被吸尽,取出,干燥。每 100 kg 大豆黄卷,用淡竹叶 2 kg,灯芯草 1 kg。

制大豆黄卷粒坚韧,豆腥气较轻,味清香。

宣发作用减弱,清热利湿作用增强。用于暑湿,湿温。

炒大豆黄卷　取净大豆黄卷,置已预热的炒制器具内,文火加热,翻炒至较原色加深,取出放凉。筛去灰屑。

炒大豆黄卷质地坚韧,颜色加深,偶见焦斑,略有香气。

清解表邪的作用极弱,长于利湿舒筋、兼益脾胃。常用于湿痹挛宁疼痛,水肿胀满。

【贮藏】

置通风干燥处,防蛀。

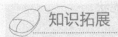 知识拓展

《中国药典》(2015 年版)规定水分不得过 11.0%;总灰分不得过 7.0%。本品按干燥品计算,含大豆苷($C_{21}H_{20}O_9$)和染料木苷($C_{21}H_{20}O_{10}$)的总量不得少于 0.080%。

5) 清场

实训结束后:

①先将炮制好的药物置洁净的聚乙烯包装袋内,密封后贮藏。

②清洁炉具和其他实训器具。

③将实训室打扫干净。

④关闭水、电、气、门、窗。

任务 10.3　制霜法

药物经过去油制成松散粉末,或经过渗透析出细小结晶,或用其他方法制成细粉或粉渣的方法称为制霜法。根据制霜的方法以及适用药材不同,常用的制霜法有去油制霜法、渗析制霜法、煎煮制霜法和升华制霜法。

10.3.1　去油制霜法

1)概念

将药物种仁碾成泥状,经过适当加热、压榨去油,制成松散粉末的方法,称为去油制霜法。

2)适用范围

适用于富含油脂的种子类。

3)炮制目的

(1)降低毒性,缓和药性

如巴豆有大毒,泻下作用猛烈,制成巴豆霜后毒性降低,泻下作用缓和,保证了临床用药的安全有效。

(2)降低滑肠副作用

如柏子仁中的柏子仁油,有滑肠通便的作用,不适于体虚便溏者,制成霜后,油脂减少,降低了滑肠的副作用。

4)操作方法

(1)准备

①检查器具等是否齐全和洁净,必要时进行清洁。

②除去饮片中的杂质、发霉、虫蛀、泛油的种子,置于铁研船中碾成泥状。

③准备干洁净布和吸油纸。

④将蒸锅内加入适量水,加热至沸腾。

(2)加热去油

将碾成泥状的种子先用吸油纸包裹,再用洁净布包裹,置笼屉上蒸热,置压榨器内榨去油,如此反复操作,至药物呈松散粉末,不再黏结成饼,碾细。

(3)成品规格

成品为松散粉末状。

(4)收藏

将药品装入无毒聚乙烯塑料袋中,密封袋口。

（5）*清场*

按要求清洁相关器具、工作台面及灶具。

5）注意事项

①压榨去油之前，先除去药物中所含有的杂质及发霉、虫蛀、泛油的果实或种子，再将药物碾成泥状，进行加热处理，以便油质的渗出。

②药物加热时所含油质易于渗出，故去油制霜时多加热或放置热处加热且勿让药物接触水而导致无法出油。

③勤换吸油纸，以尽快吸去油质，缩短炮制时间。

④有毒药物去油制霜时所用的纸或布要及时烧毁，以免误用。

6）具体药物

巴　豆

巴豆炮制首见于汉代《金贵玉函经》。处方用名有生巴豆、巴豆霜。《中国药典》(2015年版)载有生巴豆和巴豆霜2种炮制品。

【来源】

本品为大戟科植物巴豆 *Croton tiglium* L.的干燥成熟果实。秋季果实成熟时采收，堆置2~3 d，摊开，干燥。

【生药饮片制备】

取原药材，除去杂质，浸湿后用稠米汤或稠面汤拌匀，置日光下暴晒或烘裂后，去壳取仁。

【操作方法】

取净巴豆仁，碾成泥状，里层用吸油纸包裹，外层用布包严，蒸热，用压榨器压榨去油，如此反复操作数次，使其成松散粉末，不再黏结成饼为度。量少时，可将巴豆仁碾成泥状后，用数层吸油纸包裹，置炉台上，受热后反复压榨，达到上述要求。

【成品性状】

巴豆　呈卵圆形，一般具三棱，长1.8~2.2 cm，直径1.4~2 cm。表面灰黄色或稍深，粗糙，有纵线6条，顶端平截，基部有果梗痕。破开果壳，可见3室，每室含种子1粒。种子呈略扁的椭圆形，长1.2~1.5 cm，直径0.7~0.9 cm，表面棕色或灰棕色，一端有小点状的种脐和种阜的疤痕，另端有微凹的合点，其间有隆起的种脊；外种皮薄而脆，内种皮呈白色薄膜；种仁黄白色，油质。气微，味辛辣。

巴豆霜　为粒度均匀、疏松的淡黄色粉末，显油性。

【炮制作用】

巴豆　味辛，性热；有大毒。归胃、大肠经。具有峻下冷积、逐水退肿、豁痰利咽、外用蚀疮的作用。用于寒积便秘，乳食停滞，腹水鼓胀，二便不通，喉风，喉痹；外治痈肿脓成不溃，疥癣恶疮，疣痣。生品毒性强烈，主要用于外治蚀疮，用于恶疮疥癣，疣痣。

巴豆霜　加热去油制霜后降低毒性，缓和其泻下作用。具有峻下积滞、逐水消肿、豁痰利咽的作用。用于寒积便秘，乳食停滞，下腹水肿，二便不通，喉风，喉痹；外治痈肿脓成不溃，疥癣恶疮，疣痣。

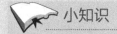 小知识

【其他炮制方法】

淀粉稀释法　取净巴豆仁碾细,按照《中国药典》(2015年版)附录ⅨN脂肪与脂肪油测定法,测定巴豆中的脂肪油含量。根据巴豆油含量添加适量淀粉稀释混匀,使脂肪油含量达到18.0%~20.0%。

【贮藏】

置阴凉干燥处。生品按医疗毒性药品管理。

知识拓展

1.《中国药典》(2015年版)规定:巴豆霜水分不得过12.0%;总灰分不得过7.0%;含脂肪油应为18.0%~20.0%;按干燥品计算,含巴豆苷($C_{10}H_{13}N_5O_5$)不得少于0.80%。

2.巴豆中巴豆油(34%~57%)分解后产生的巴豆油酸及所含的少量树脂,能刺激肠蠕动,引起剧烈腹泻。巴豆中的另一种毒性成分巴豆毒素(一种蛋白质),对人体红细胞有溶解作用,能使其局部细胞变性、坏死。通过加热去油制霜后,巴豆油含量下降,巴豆毒素凝固变性,从而达到降低毒性和缓和其泻下的目的。

柏子仁

柏子仁炮制首见于南北朝《雷公炮炙论》。处方用名有柏子仁、炒柏子仁、柏子仁霜。《中国药典》(2015年版)载有柏子仁和柏子仁霜2种炮制品。

【来源】

本品为柏科植物侧柏 *Platycladus orientalis* (L.) Franco 的干燥成熟种仁。秋、冬二季采收成熟种子,晒干,除去种皮,收集种仁。

【生药饮片制备】

取原药材,除去杂质及残留的种皮。

【操作方法】

取净柏子仁碾成泥状,用布(量少时可用数层吸油纸)包严,蒸热或烘热后压榨去油,如此反复操作,至药物松散不再黏结成饼状时,取出碾细。

【成品性状】

柏子仁　呈长卵形或长椭圆形,长4~7 mm,直径1.5~3 mm。表面黄白色或淡黄白色,外包膜质内种皮,顶端略尖,有深褐色小点,基部钝圆。质软,富油性。气微香,味淡。

柏子仁霜　为均匀、疏松的淡黄色粉末,微显油性,气微香。

【炮制作用】

柏子仁　味甘,性平。归心、肾、大肠经。具有养心安神、润肠通便、止汗的作用。用于阴血不足,虚烦失眠,心悸怔忡,肠燥便秘,阴虚盗汗。生品长于润肠通便、养心安神。常用于肠燥便秘。但生品气味不佳,易致恶心或呕吐。

柏子仁霜　制霜后可消除呕吐和滑肠致泻的副作用。适用于心神不宁、失眠健忘而又大便溏泄者。

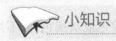

小知识

【其他炮制方法、成品性状、炮制作用】

炒柏子仁　取净柏子仁,置已预热好的炒制器具内,文火炒至油黄色,有香气逸出时,取出放凉。

炒柏子仁表面油黄色,偶见焦斑,具有焦香气。

炒后缓和泻下及呕吐的副作用,适用于脾胃虚弱患者。多用于心烦失眠,心悸怔忡,阴虚盗汗。

【贮藏】

置阴凉干燥处,防热、防蛀。

知识拓展

1.《中国药典》(2015年版)规定:酸值不得过40.0,羰基值不得过30.0,过氧化值不得过0.26。

2.经测定柏子仁生品中总皂苷含量为0.142%;霜品中总皂苷含量为0.319。柏子仁炮制前后β-谷甾醇的含量分别为0.173%和0.071 9%。

3.将净柏子仁用高速粉碎机或电碾船研为泥团状,再将柏子仁泥置铺有数层吸油纸的大瓷盘内,上盖数层吸油纸;将瓷盘层层相叠,上压木板,置电热干燥箱内,于65~70 ℃下加热,恒温12 h,反复操作两次,凉后取出,去油纸,研成细粉。该法可克服传统制霜法烦琐、费时、生产量小的不足。

千金子

千金子炮制首见于宋代《太平圣惠方》。处方用名千金子、续随子、千金子霜。《中国药典》(2015年版)载有千金子和千金子霜2种炮制品。

【来源】

本品为大戟科植物续随子 *Euphorbia lathyris* L.的干燥成熟种子。夏、秋二季果实成熟时采收,除去杂质,干燥。

【生药饮片制备】

取原药材,除去杂质,筛去泥沙,洗净,捞出,干燥,用时打碎。

【操作方法】

取净千金子,搓去种皮,碾成泥状,用布包严,蒸热,压榨取油,如此反复操作,至药物呈松散粉末,不再黏结成饼状为度。少量者,碾碎用吸油纸数层包裹,加热,反复压榨换纸,以纸上不显油痕即可。

【成品性状】

千金子　品呈椭圆形或倒卵形,长约 5 mm,直径约 4 mm。表面灰棕色或灰褐色,具不规则网状皱纹,网孔凹陷处灰黑色,形成细斑点。一侧有纵沟状种脊,顶端为突起的合点,下端为线形种脐,基部有类白色突起的种阜或具脱落后的疤痕。种皮薄脆,种仁白色或黄白色,富油质。气微,味辛。

千金子霜　为均匀、疏松的淡黄色粉末,微显油性,味辛辣。

【炮制作用】

千金子　味辛,性温;有毒。归肝、肾、大肠经。具有泻下逐水、破血消癥的作用;外用疗癣蚀疣。生品毒性较大,用于二便不通,水肿,痰饮,积滞胀满,血瘀经闭;外治顽癣,赘疣。

千金子霜　制霜后泻下作用缓和,并能降低毒性,可内服。功用同千金子。

【贮藏】

置阴凉干燥处,防蛀。生品按医疗毒性药品管理。

知识拓展

1.《中国药典》(2015 年版)规定:千金子含千金子箔醇($C_{32}H_{40}O_8$)不得少于0.35%。千金子霜含脂肪油为 18.0%~20.0%。

2.千金子生品、不同含油量的千金子霜能不同程度加快小肠的蠕动。研究表明,千金子制霜后泻下作用缓和,千金二萜醇二乙酸苯甲酸酯为千金子中除千金子甾醇外另一泻下主要成分。

木鳖子

木鳖子炮制首见于唐代《仙授理伤续断秘方》。处方用名有木鳖子、木鳖子霜。《中国药典》(2015 年版)载有木鳖子和木鳖子霜 2 种炮制品。

【来源】

本品为葫芦科植物木鳖子 *Momordica cochinchinensis* (Lour.) Spreng. 的干燥成熟种子。冬季采收成熟果实,剖开,晒至半干,除去果肉,取出种子,干燥。

【生药饮片制备】

取原药材,除去杂质,筛去灰屑。去壳取仁,用时捣碎。

【操作方法】

取净木鳖子,热炒,研末,用吸油纸包裹数层,外加吸油布包紧,压榨去油,反复多次,至纸上不再显油迹,色由黄色变为灰白色,呈松散粉末状时,研细。

【成品性状】

木鳖子　呈扁平圆板状,中间稍隆起或微凹陷,直径2~4 cm,厚约0.5 cm。表面灰棕色至黑褐色,有网状花纹,在边缘较大的一个齿状突起上有浅黄色种脐。外种皮质硬而脆,内种皮灰绿色,绒毛样。子叶2,黄白色,富油性。有特殊的油腻气,味苦。

木鳖子霜　为白色或灰白色的松散粉末,味苦。

【炮制作用】

木鳖子　味苦,微甘,性凉;有毒。归肝、脾、胃经。具有散结消肿、攻毒疗疮的作用。用于疮疡肿毒,乳痈,瘰疬,痔瘘,干癣,秃疮。生品有毒,多供外用,内服慎用。

木鳖子霜　制霜后除去大部分油质,降低了毒性,可入丸散剂内服。其功用与木鳖子相同,多用于筋骨疼痛,脚气水肿,瘰疬。

【贮藏】

置干燥处。

 知识拓展

1.研究表明木鳖子毒性随着含油量的增大呈现降低趋势,木鳖子在20%含油量时抗炎、镇痛等药效学作用最为明显,对免疫器官的抑制作用最小,对小鼠一般状况和体重影响最小。

2.木鳖子手工去壳去种皮,费工费时。有报道,将去净外壳的木鳖子放入沸水中加热2~3 min,捞出后用毛巾等物搓去绿色种皮,然后洗净,炒干。

10.3.2 渗析制霜法

1)概念

药物与物料经过加工析出细小结晶的方法。

2)目的

制造新药,扩大用药品种,增强疗效。

3)具体药物

西瓜霜

西瓜霜的炮制始载于清代《疡医大全》。处方名为西瓜霜。《中国药典》(2015年版)收载该药。

【来源】

本品为葫芦科植物西瓜 *Citrullus lanatus*（Thunb.）Mastumu.et Nakai 的成熟新鲜果实与皮硝经加工制成。

【操作方法】

取新鲜西瓜,沿蒂头切一厚片作顶盖,挖去部分瓜瓤,将皮硝填入瓜内,盖上顶盖,用竹签插牢,用碗或碟托住,盖好;悬挂于阴凉通风处,待其表面析出白霜时,随时刮下,直到无白霜析出时为度。或将新鲜西瓜切碎,放入不带釉的瓦罐内,一层西瓜一层皮硝,将口封严,悬挂于阴凉通风处。数日后,瓦罐外面析出白色结晶物,随析随收集,直至无结晶析出为止。每 100 kg 西瓜,用皮硝 15 kg。

【成品性状】

本品为类白色至黄白色的结晶性粉末,味咸,有清凉感。

【炮制作用】

西瓜霜味咸,性寒。归肺、胃、大肠经。具有清热泻火、消肿止痛的作用。西瓜能清热解暑,皮硝能清热泻火,二者合制起协同作用,增强药物清热泻火的功效。多用于咽喉肿痛,喉痹,口舌生疮等。

【贮藏】

密封,置干燥处。

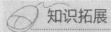
知识拓展

1.《中国药典》(2015 年版)规定:本品按干燥品计算,含硫酸钠(Na_2SO_4)不得少于90.0%,重金属含量不得过 10 mg/kg。

2.传统方法制备西瓜霜,只适用于小量制备,且受到季节的限制。改进工艺:将天然硝酸钾、天然硫酸钠加热水溶解,过滤;滤液加20%萝卜丝煮沸 30 min,过滤;再将滤液加40%的碎西瓜块,煮沸,过滤;之后滤液加活性炭1%(W/W)煮沸,过滤;最后将滤液经锤熔滤器至澄明,减压蒸发浓缩,放冷析晶,结晶风化,按处方规定量加入冰片,混匀,过筛,包装。或者将西瓜碎块,加入芒硝熔化,以布氏滤器加滑石粉助滤,滤出液减压蒸发浓缩,放冷析晶,结晶风化。

10.3.3　煎煮制霜法

1)概念

药物经过多次长时间煎熬处理后所剩下的粉渣而另作药用的炮制方法。

2)目的

缓和药性,综合利用,扩大药源。

3) 具体药物

鹿角霜

鹿角霜炮制始载于唐代《备急千金要方》。处方名为鹿角霜。《中国药典》(2015年版)载有鹿角、鹿角胶和鹿角霜3种炮制品。

【来源】

本品为鹿角去胶质的角块。春、秋二季生产,将骨化鹿角熬去胶质,取出角块,干燥。

【操作方法】

鹿角　洗净,锯段,用温水浸泡,捞出,镑片,晾干;或锉成粗末。

鹿角霜　取熬去胶的鹿角角块,除去杂质,捣碎或研碎。

【成品性状】

鹿角　马鹿角呈分枝状,通常分成4~6枝,全长50~120 cm。主枝弯曲,直径3~6 cm。基部盘状,上具不规则瘤状突起,习称"珍珠盘",周边常有稀疏细小的孔洞。表面灰褐色或灰黄色,有光泽,角尖平滑,中下部常具疣状突起,习称"骨钉",并具长短不等的断续纵棱,习称"苦瓜棱"。质坚硬,断面外圈骨质,灰白色或微带淡褐色,中部多呈灰褐色或青灰色,具蜂窝状孔。气微,味微咸。

梅花鹿角　通常分成3~4枝,全长30~60 cm,直径2.5~5 cm。侧枝多向两旁伸展,第一枝与珍珠盘相距较近,第二枝与第一枝相距较远,主枝末端分成两小枝。表面黄棕色或灰棕色,枝端灰白色。枝端以下具明显骨钉,纵向排成"苦瓜棱",顶部灰白色或灰黄色,有光泽。

鹿角霜　本品呈长圆柱形或不规则的块状,大小不一。表面灰白色,显粉性,常具纵棱,偶见灰色或灰棕色斑点。体轻,质酥,断面外层较致密,白色或灰白色,内层有蜂窝状小孔,灰褐色或灰黄色。有吸湿性。气微,味淡,嚼之有黏牙感。

【炮制作用】

鹿角　味咸,性温。归肝、肾经。具有温肾阳、强筋骨、行血消肿的作用。多用于肾阳不足,阳痿遗精,腰脊冷痛,阴疽疮疡,乳痈初起,瘀血肿痛。

鹿角霜　味咸、涩,性温。归肝、肾经。具有温肾助阳、收敛止血的作用。多用于脾肾阳虚,白带过多,遗尿尿频,崩漏下血,疮疡不敛。

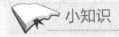
小知识

【其他炮制方法、成品性状、炮制作用】

鹿角胶　将鹿角锯段,漂泡洗净,分次水煎,滤过,合并滤液(或加入白矾细粉少量),静置,滤取胶液,浓缩(可加适量黄酒、冰糖和豆油)至稠膏状,冷凝,切块,晾干即得。

呈扁方形块。黄棕色或红棕色,半透明,有的上部有黄白色泡沫层。质脆,易碎,断面光亮。气微,味微甜。

味甘、咸,性温。归肾、肝经。具有温补肝肾、益精养血的作用。多用于肝肾不足所致的腰膝酸冷,阳痿遗精,虚劳羸瘦,崩漏下血,便血尿血,阴疽肿痛。

【贮藏】

置干燥处。

知识拓展

1.《中国药典》(2015年版)规定:鹿角霜的水分不得过8.0%,鹿角胶水分不得过15.0%,总灰分不得过3.0%,重金属不得过30 mg/kg,砷盐不得过2 mg/kg。

2.现代研究表明,大剂量鹿角霜助阳益气通脉效果显著,具有明显的镇痛及活血作用,能明显缓解腰腿痛疾病的临床症状。

10.3.4 升华制霜法

1)概念

药物经过高温加工处理,升华成结晶或细粉的方法。

2)目的

除去杂质,纯净药物。

3)具体药物

信 石

信石(原名砒石)炮制首见于南北朝《雷公炮炙论》。历代尚有萝卜制信石、甘草制信石、硝石制信石、煅信石等。《中国药典》(2015年版)未收载此药。

【来源】

本品为天然产砷矿物砷华毒砂或雄黄等矿石的加工制成品。主含 As_2O_3,全年均可采挖,采得后,除净杂质。商品有红信石和白信石两种。

【生药饮片制备】

取原药材,除去杂质,碾细。

【操作方法】

取净信石,置煅锅中,上盖一口径较小的锅,两锅结合处用盐泥封固,上压一重物,盖锅底上贴一白纸条或放几粒大米,先武火后文火加热,煅至白纸或大米呈老黄色,关闭火源,冷却后收集盖锅上的结晶。

【成品性状】

信石　呈不规则碎块状。略透明或不透明,具玻璃样光泽或无光泽,质脆,易砸碎。红信石粉红色,具黄色与红色彩晕;白信石无色或白色。

砒霜　为白色结晶或粉末,无臭。

【炮制作用】

信石　味酸、辛,性大热;有大毒。归脾、肺、胃、大肠经。具有祛痰、截疟、杀虫、蚀腐的作用。内服用于寒痰,哮喘,疟疾,休息痢;外治痔漏,瘰疬,癣疮等。

砒霜　经制霜后,除去了大量杂质,提高了 As_2O_3 的含量,毒性更大。内服可祛痰截疟平喘,外用可蚀疮祛腐杀虫。用于寒痰哮喘,久疟,久痢,瘰疬,癣疮,溃疡等。

【贮藏】

置干燥处。信石和砒霜均按医疗用毒性药品管理。

　　知识拓展

　　砒霜为剧毒类矿物中药,因其毒副作用严重,临床应用受到了一定程度的限制。传统认为,砒霜有蚀疮祛腐、杀虫、劫痰、截疟等作用,用于痔疮、瘰疬、痈疽恶疮、走马牙疳、癣疮、寒痰哮喘、疟疾、痢疾等病证。现代研究表明,砒霜所含三氧化二砷为良好的抗癌剂,可用于急性早幼粒细胞白血病(APL)等多种恶性肿瘤。临床如能合理应用,不仅可避免毒副作用的产生,而且可治愈一些疑难杂症。

任务 10.4　烘焙法

10.4.1　基础知识

1)概念

烘焙法是将净选或切制后的药物用文火直接或间接加热,使之充分干燥的方法。它包括烘和焙两种操作方法。

2)适用范围

适用于某些昆虫类药物。

3)炮制目的

使药物充分干燥,便于粉碎和储存。

4）操作方法及步骤

（1）准备

①检查烘制（焙制）器具、盛药器具等是否齐全和洁净，必要时进行清洁。

②除去药物中的杂质，置适宜的容器中。

（2）预热

根据药物所含成分设定加热温度，启动烘箱加热（平底锅或其他金属器具预热至一定程度，以不烫手为宜）。

（3）烘制（焙制）

烘制是将药物置于近火处或利用烘箱、干燥室等设备，使药物中所含水分徐徐蒸发。焙制是将净选后的药物置于金属容器或锅内，用文火经较短时间加热，并不断翻动，焙至药物颜色加深，质地酥脆为度。

（4）收藏

将烘或焙后药品装入无毒聚乙烯塑料袋中，密封袋口。

（5）清场

按要求清洁相关器具、工作台面及灶具。

5）注意事项

①焙制药物时宜选用平底锅或其他金属器具，锅预热的温度不可以过高，以防加入药物即出现焦化现象。

②烘焙法不同于炒法，一定要用文火，并要勤加翻动，以免药物焦化。

10.4.2　技能实训

1）目的

熟悉并掌握药物烘焙的操作方法和注意事项；会判断各种药物炮制的成品性状。

2）仪器及材料

①实训设备　平底锅、药盘、电子秤、电磁炉等。

②实训药材　蜈蚣、虻虫。

3）准备工作

检查实训工具是否齐全。将要炮制的药物筛去碎屑、杂质，药物按大小、粗细分档备用。检查器具等是否齐全和洁净，必要时进行清洁。

4）实训内容

蜈　蚣

蜈蚣炮制首见于晋代《肘后本草》。处方用名有蜈蚣、焙蜈蚣。《中国药典》（2015年版）载有焙蜈蚣1种炮制品。

【来源】

本品为蜈蚣科动物少棘蜈蚣 *Scolopendra subspinipes mutilans* L.Koch 的干燥体。春、秋二季捕捉,用竹片插入头尾,绷直,干燥。

【生药饮片制备】

取原药材,除去竹片,剪段。

【操作方法】

取净蜈蚣,文火烘焙至黑褐色,质酥脆时,取出放凉,剪段或研成细粉。

【成品性状】

蜈蚣　呈扁平长条形,长 9~15 cm,宽 0.5~1 cm。由头部和躯干部组成,全体共 22 个环节。头部暗红色或红褐色,略有光泽;背板为棕绿色或墨绿色,具光泽;腹部淡黄色或棕黄色,皱缩;步足黄色或红褐色,偶有黄白色,呈弯钩形,最末一对步足尾状,故称尾足,易脱落。质脆,断面有裂隙。气微腥,有特殊刺鼻的臭气,味辛、微咸。

焙蜈蚣　呈棕褐色或黑褐色,有焦腥气。

【炮制作用】

蜈蚣　味辛,性温;有毒。归肝经。具有息风镇痉、攻毒散结、通络止痛的作用。生品气味腥臭,多外用于疮疡肿毒、瘰疬溃烂,毒蛇咬伤等;入煎剂多生用,用于小儿惊风,抽搐痉挛,中风口喝,半身不遂,破伤风等。

焙蜈蚣　焙后降低毒性,矫臭矫味,并使其干燥酥脆,便于粉碎。多用于丸散内服或外敷,功用同生品。

【贮藏】

置干燥处,防霉、防蛀。

> **知识拓展**
>
> 　　蜈蚣含有两种类似蜂毒的毒性成分,即组织胺样物质及溶血蛋白质,具有溶血作用,能引起过敏性休克。少量能兴奋心肌,大量能使心脏停搏,并能抑制呼吸中枢。经焙后能破坏其毒性物质,降低毒性,还能矫臭矫味,便于粉碎。历代用蜈蚣有去头、足的习惯,从蜈蚣的头、足和体内所含成分分析后发现,其各部位所含成分基本一致。《中国药典》(2015 年版)已不做去头足要求,以蜈蚣全体入药,使其充分发挥疗效。

虻　虫

虻虫炮制首见于汉代《金匮玉函经》。处方名有虻虫、焙虻虫、米炒虻虫。《中国药典》(2015 年版)附录Ⅲ收载该药。

【来源】

本品为虻科昆虫复带虻 *Tabanus bivittatus* Matsumura 的雌虫干燥全体。夏、秋二季捕捉后用线串起,晒干或阴干。

【生药饮片制备】

取原药材,除去杂质,筛去泥屑,去掉足翅。

【操作方法】

取净虻虫,置热锅内,用文火烘焙至黄褐色或棕黑色,质酥脆时,取出放凉。

【成品性状】

虻虫　呈椭圆形。头部呈黑棕色,有光泽,两眼凸出。背部黑棕色,有光泽,腹部黄褐色,有横纹节。体轻质脆,具有腥臭气味。

焙虻虫　表面黄褐色或棕黑色,无足翅,微有腥臭气味。

【炮制作用】

虻虫　味苦,性微寒;有小毒。归肝经。具有破血逐瘀、散积消癥的作用。生品腥味较强,破血力猛,并有致腹泻的副作用,不易生用。

焙虻虫　焙后降低毒性,减弱其腥臭气味和致泻的副作用,便于粉碎。用于血滞经闭,癥瘕积聚以及跌扑损伤等。

 小知识

【其他炮制方法、成品性状、炮制作用】

米炒虻虫　取净虻虫,用文火与米拌炒至米呈深黄色,取出,筛去米,放凉。每100 kg虻虫,用米 20 kg。

米炒虻虫表面深黄色,微有腥臭气味。

米炒后,作用功效同焙蜈蚣。

【贮藏】

置通风干燥处,防蛀。

5) 清场

实训结束后:

①先将炮制好的药物置洁净的聚乙烯包装袋内,密封后贮藏。

②清洁炉具和其他实训器具。

③将实训室打扫干净。

④关闭水、电、气、门、窗。

任务 10.5 煨 法

10.5.1 基础知识

1)概念

取待炮制品用面皮或湿纸包裹,或用吸油纸均匀地隔层分放,进行加热处理;或将其与麸皮同置炒制容器内,用文火炒制规定程度取出,放凉,统称煨法。

2)炮制目的

①除去药物中部分挥发油及刺激性成分,从而降低副作用。如肉豆蔻煨制后可去部分油质,减轻刺激性和滑肠的副作用。

②缓和药性。如诃子煨制后可以缓和其酸涩之性。

③增强疗效。如木香煨制后除去部分油质,可增强其止泻作用。

3)注意事项

①滑石粉煨、麸煨不同于滑石粉炒和麸炒。主要区别是煨法辅料的用量大,受热程度低,一般用文火,受热时间长,翻动频率低,其目的是除去药物中过多的油质,增强固涩止泻的作用。

②麸煨多是将麸皮和药物同置锅内加热,而麸炒则是先将麸皮撒入锅内,冒烟后随即投入药物拌炒且加热时间短。

10.5.2 技能实训

1)目的

熟悉并掌握药物煨法的操作方法和注意事项;会判断各种药物炮制的成品性状。

2)仪器及材料

①实训设备　炒锅、电磁炉、铲子、刷子、药盘、电子秤等。

②实训药材　肉豆蔻、诃子、木香。

3)准备工作

检查实训工具是否齐全。将要炮制的药物筛去碎屑、杂质,药物按大小、粗细分档备用。检查器具等是否齐全和洁净,必要时进行清洁。

4)实训内容

肉豆蔻

肉豆蔻炮制首见于南北朝《雷公炮炙论》。处方名有肉豆蔻、肉果、玉果、煨肉蔻、煨肉果。《中国药典》(2015 年版)载有肉豆蔻和麸煨肉豆蔻 2 种炮制品。

【来源】

本品为肉豆蔻科植物肉豆蔻 *Myristica fragrans* Houtt.的干燥种仁。

【生药饮片制备】

取原药材,除去杂质及残梗,洗净,干燥。

【操作方法】

麸煨肉豆蔻 净肉豆蔻,加入麸皮,麸煨温度 150~160 ℃,约 15 min,至麸皮呈焦黄色,肉豆蔻呈棕褐色,表面有裂隙时取出,筛去麸皮,放凉。用时捣碎。每 100 kg 净肉豆蔻,用麸皮 40 kg。

面裹煨肉豆蔻 取面粉加适量水揉成面团,压成薄片,将净肉豆蔻逐个包裹,或将肉豆蔻表面用水润湿,如水泛丸法包裹面粉 3~4 层,稍晾,倒入已炒热的滑石粉或沙中,文火加热,适当翻动,煨至面皮呈焦黄色并逸出香气时,取出,筛去滑石粉或沙,放凉,剥去面皮。用时捣碎。每 100 kg 净肉豆蔻,用面粉 50 kg、滑石粉 50 kg。

滑石粉煨肉豆蔻 将滑石粉置锅内,加热炒至灵活状态,投入肉豆蔻,翻埋至肉豆蔻呈深棕色,并有香气飘逸时取出,筛去滑石粉,放凉,用时捣碎。每 100 kg 净肉豆蔻,用滑石粉 50 kg。

【成品性状】

肉豆蔻 呈卵圆形或椭圆形,长 2~3 cm,直径 1.5~2.5 cm。表面灰棕色或灰黄色,有时外被白粉(石灰粉末)。全体有浅色纵行沟纹和不规则网状沟纹。种脐位于宽端,呈浅色圆形突起,合点呈暗凹陷。种脊呈纵沟状,连接两端。质坚,断面呈棕黄色相夹的大理石花纹,宽端可见干燥皱缩的胚,富油性。气香浓烈,味辛。

煨肉豆蔻 形如肉豆蔻,表面为棕黄色或棕褐色,有裂隙。气香,味辛。

【炮制作用】

肉豆蔻 味辛、性温。归脾、胃、大肠经。具有温中行气、涩肠止泻的作用。用于脾胃虚寒,久泻不止,脘腹胀痛,食少呕吐。生品辛温气香,长于暖胃消食、下气止呕。但因生品含大量油脂,有滑肠之弊,并具刺激性,故多制用。

煨肉豆蔻 煨制后可除去部分油质,免于滑肠,减轻刺激性,增强了固肠止泻的作用。用于心腹胀痛,脾胃虚寒,久泻不止,宿食不消,呕吐等。

【贮藏】

置阴凉干燥处,防蛀。

> **知识拓展**
>
> 1.《中国药典》(2015 年版)规定:肉豆蔻水分不得过 10.0%;含挥发油不得少于 6.0%(mL/g);按干燥品计算,含去氢二异丁香酚($C_{20}H_{22}O_4$)不得少于 0.10%。麸煨肉豆蔻水分不得少于 10.0%;含挥发油不得少于 4.0%(mL/g);含去氢二异丁香酚($C_{20}H_{22}O_4$)不得少于 0.080%。
>
> 2.肉豆蔻中的肉豆蔻醚有明显的抗炎、镇痛和抗癌作用,同时有致幻作用,服用过量可致中毒,产生昏迷,瞳孔散大,出现惊厥现象。有报道,煨制后肉豆蔻醚含量明显下降,毒性降低,具有止泻作用的甲基异丁香酚含量明显增加,使得止泻作用增强。

诃　子

诃子炮制首见于南北朝《雷公炮炙论》。处方名有诃子、诃黎勒、诃子肉、煨诃子、炒诃子。《中国药典》(2015 年版)载有诃子和诃子肉 2 种炮制品。

【来源】

本品为使君子科植物诃子 *Terminalia chebula* Retz.或绒毛诃子 *Terminalia chebula* Retz.var. *tomentella* Kurt.的干燥成熟果实。秋、冬二季果实成熟时采收,除去杂质,晒干。

【生药饮片制备】

取原药材,除去杂质,洗净,干燥。用时打碎。

【操作方法】

面裹煨诃子　将净诃子表面用水湿润,如水泛丸法包裹面粉 3~4 层,稍晾,投入炒热的滑石粉或砂中,适当翻动,煨至面皮焦黄色时取出,筛去滑石粉,剥去面皮,轧开去核取肉。每 100 kg 净诃子,用面粉 50 kg、滑石粉 50 kg。

麸煨诃子　取净诃子与麸皮同至锅内,用文火加热,缓缓翻动,煨至麸皮呈焦黄色,诃子呈深棕色,取出,筛去麸皮,轧开去核取肉,放凉。每 100 kg 净诃子,用麸皮 30 kg。

【成品性状】

诃子　呈圆形或卵圆形。表面黄棕色或暗棕色,略具光泽,有 5~6 条纵棱线及不规则皱纹。质坚实。味酸涩而后甜。

煨诃子　表面深棕色偶见附有焦煳面粉,质地较松脆,味略酸涩,略有焦香气。

【炮制作用】

诃子　味苦,酸,涩,性平。归肺、大肠经。涩肠止泻,敛肺止咳,降火利咽。生品长于清金敛肺利咽。用于肺虚喘咳,久嗽不止,咽痛音哑等。

煨诃子　煨后药性缓和,收涩之性增强。用于久泻久痢,便血脱肛。

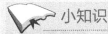 小知识

【其他炮制方法、成品性状、炮制作用】

诃子肉　取净诃子,稍浸,闷润至软,轧开去核,取肉,干燥。

诃子肉为不规则片块状,外边深褐色或黄褐色。表面有纵皱纹、沟、棱。内表面粗糙,颗粒性。质坚实,味酸涩而后甜。

作用同诃子。

炒诃子肉　取净诃子肉,置热锅内,用文火炒至深棕色时,取出放凉。

炒诃子肉表面深黄褐色,有焦斑,断面黄褐色,微有香气,味涩。

炒后酸涩之性缓和,具有涩肠止泻、温散寒气的作用。用于消食化积,虚寒久泻,久痢,腹痛等。

【贮藏】

置于燥处。

知识拓展

1.诃子含鞣质20%~40%,是诃子收敛止泻的有效成分,主要存在于诃子肉中,核中仅为4.0%。故诃子去核取肉,可相对提高鞣质含量,有利于增强收涩之性。

2.研究表明,诃子经炒、煨和砂烫后,鞣质含量均比生品增加,说明炮制后增强涩性和固肠止泻作用具有一定的科学性。不同炮制温度对诃子鞣质含量有一定的影响,砂烫带核诃子时,砂温保持在160℃左右为宜;滑石粉煨时,温度保持在240~260℃,可提高鞣质含量。

木 香

木香炮制首见于宋代《太平圣惠方》。处方名有木香、广木香、云木香、煨木香。《中国药典》(2015年版)载有木香和煨木香2种炮制品。

【来源】

本品为菊科植物木香 *Aucklandia lappa* Decne.的干燥根。秋、冬二季采挖,除去泥沙及须根,切段,大的再纵剖成瓣,干燥后撞去粗皮。

【生药饮片制备】

取原药材,除去杂质,大小分档,洗净,润透,切厚片,晾干或低温干燥。

【操作方法】

取未干燥的木香片,在铁丝匾中,用一层草纸、一层木香片,间隔平铺数层,上下用平坦木板夹住,用绳捆扎结实,置炉火旁或烘干室内,烘煨至木香所含挥发油渗到纸上,取出木香,放凉。

【成品性状】

木香 呈类圆形或不规则的厚片。外表皮黄棕色至灰褐色,有纵皱纹。切面黄棕色至棕褐色,中部有明显菊花心状的放射纹理,形成层环棕色,褐色油点(油室)散在。气味特异,味微苦。

煨木香 形如木香片,气微香,味微苦。

【炮制作用】

木香 味辛、苦,性温。归脾、胃、大肠、三焦、胆经。具有行气止痛、健脾消食的作用。用于胸胁、脘腹胀痛,泻痢后重,食积不消,不思饮食。生品行气作用强。多用于脘腹胀痛,食积不化等。

煨木香 煨制后除去部分油质,增强止泻作用。用于脾虚泄泻,肠鸣腹痛等。

【贮藏】

置干燥处,防潮。

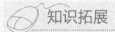 **知识拓展**

《中国药典》(2015 年版)规定:水分不得过 14.0%;总灰分不得过 4.0%,醇溶性浸出物不得少于 12.0%;按干燥品计算,含木香烃内酯($C_{15}H_{20}O_2$)和去氢木香内酯($C_{15}H_{18}O_2$)的总量不得少于 1.5%。

葛　根

葛根炮制首见于唐代《备急千金药方》。处方名有葛根、煨葛根。《中国药典》(2015 年版)有葛根一种炮制品。

【来源】

本品为豆科植物野葛 *Pueraria lobata*(willid.)Ohwi 的干燥根。习称野葛。秋、冬二季采挖,趁鲜切成厚片或小块,干燥。

【生药饮片制备】

取原药材,除去杂质,洗净、稍泡,润透,切厚片,晒干,筛去灰屑。

【操作方法】

湿纸煨　取葛根片或块,用 3 层湿纸包好,埋入无烟热火炭中,煨至纸呈焦黑色、葛根呈微黄色时,取出,去纸放凉。

麸皮煨　取少量麸皮撒入热锅中,中火加热,待冒烟后,倒入葛根片,上面再撒剩余的麸皮,煨至下层麸皮呈焦黄色时,随即用铁铲将葛根和麸皮不断翻动,至葛根片呈焦黄色时,取出,筛去麸皮,放凉。每 100 kg 净葛根片,用麸皮 30 kg。

【成品性状】

葛根　呈不规则的厚片、粗丝或小方块。切面成黄棕色或棕黄色。质韧,纤维性强。气微,味微甜。

煨葛根　形如葛根,表面焦黄色,气微香。

【炮制作用】

葛根　味甘、辛,性凉。归脾、胃经。解肌退热,生津止渴,透疹,升阳止泻,通经活络,解酒毒。生品长于解肌退热、生津、透疹。用于外感发热头痛,项背强痛,口渴,消渴,麻疹不透等。

煨葛根　煨后发散作用减轻,止泻作用增强。多用于湿热泻痢,脾虚泄泻。

【贮藏】

置通风干燥处,防蛀。

知识拓展

《中国药典》(2015 年版)规定:水分不得过 13.0%;总灰分不得过 6.0%,醇溶性浸出物不得少于 24.0%。按干燥品计算,含葛根素($C_{21}H_{20}O_9$)不得少于 2.4%。

5)清场

实训结束后:

①先将炮制好的药物置洁净的聚乙烯包装袋内,密封后贮藏。

②清洁炉具和其他实训器具。

③将实训室打扫干净。

④关闭水、电、气、门、窗。

任务 10.6   提净法

10.6.1   基础知识

1)概念

提净法是将某些矿物药,特别是一些可溶性无机盐类药物,经过溶解、过滤,除尽杂质后,再进行重结晶的方法,也称精提法。

2)适用范围

适用于矿物药,特别是一些可溶性无机盐类药物。

3)炮制目的

使药物纯净,提高疗效;缓和药性;降低毒性。如朴硝炮制后可提高纯净度,缓和咸寒,增强润燥软坚、消导之功。

4)操作方法

(1)冷结晶(降温结晶、低温结晶)

将药物与辅料加水共煮后,滤去杂质,将滤液置阴凉处,使之冷却重新结晶。该法宜在秋末冬初进行,以便于结晶的析出,如芒硝。或将结晶物置空气中,使之风化失去结晶水,如风化硝。

(2)热结晶(蒸发结晶)

将药物先适当粉碎,加适量水加热熔化后,滤去杂质,将滤液置于搪瓷盆中,加入定量米醋,再将容器(不宜选用金属器皿,以防腐蚀)隔水加热,使液面析出结晶物,随析随捞取,至析尽为止;或将原药与醋共煮后,滤去杂质,将滤液加热蒸发至一定体积后再使之自然干燥,如硇砂。

10.6.2   技能实训

1)目的

熟悉并掌握药物提净法的操作方法和注意事项;会判断各种药物炮制的成品性状。

2) 仪器及材料

①实训设备　炒锅、电磁炉、铲子、刷子、药盘、电子秤等。

②实训药材　芒硝、硇砂。

3) 准备工作

检查实训工具是否齐全。将要炮制的药物筛去碎屑、杂质,备用。检查器具等是否齐全和洁净,必要时进行清洁。

4) 实训内容

芒　硝

芒硝炮制首见于《神农本草经》。历代尚有水飞芒硝、炒芒硝、蒸芒硝等。处方名为芒硝。《中国药典》(2015年版)载有芒硝一种炮制品。

【来源】

本品为硫酸盐类矿物芒硝族芒硝,精加工精制而成的结晶体,主要含水硫酸钠($Na_2SO_4 \cdot 10H_2O$)。

【操作方法】

取适量鲜萝卜,洗净,切成片,置锅中,加适量水煮透,再投入适量朴硝共煮,至全部融化,取出过滤,澄清后取上清液,放阴凉处。待结晶后大部分析出,捞出晶体,至避风处适当干燥即得。其结晶母液在加热浓缩放凉后可继续结晶,如此反复至不再析出结晶为止。每100 kg朴硝,用萝卜20 kg。

【成品性状】

为棱柱状、长方形或不规则块状及粒状。无色透明或类白色半透明。质脆,易碎,断面呈玻璃样光泽。气微,味咸。

【炮制作用】

芒硝　味咸、苦,性寒。归胃、大肠经。具有泻热通便、润燥软坚、清火消肿的作用。朴硝炮制后可提高纯净度,缓和咸寒之性,并借萝卜消积滞、化痰热、下气宽中作用,增强芒硝润燥软坚、消导、下气通便之功。内服用于实热便秘,大便燥结,积滞腹痛,肠痈肿痛;外用乳痈,痔疮肿痛。

【贮藏】

密闭,在30 ℃以下保存,防风化。

知识拓展

1.《中国药典》(2015年版)规定:干燥失重51.0%~57.0%,含重金属、含量砷量均不得过10 mg/kg,按干燥品计算,含硫酸钠(Na_2SO_4)不得少于99.0%。

2.朴硝经过炮制后钠元素含量变化不明显,钙、镁含量显著下降。芒硝经萝卜提净后,萝卜中的锌、锰、铁等元素进入芒硝,成为炮制后芒硝的组成成分,同时萝卜也吸附热铜、铅、铬等离子,从而降低了对人体健康不利的成分的含量,故朴硝提净后有一定的解毒作用。

3.采用正交设计,以芒硝收得率为指标,最佳炮制工艺为:每100 kg朴硝,用萝卜10 kg,水250 kg,煎煮10 min后过滤,过滤液于2~4 ℃结晶。

4.芒硝风化失去结晶水得到玄明粉,也称风化硝。风化温度一般不超过30 ℃,否则容易液化。

硇 砂

硇砂炮制首见于唐代《千金翼方》。处方用名有硇砂、白硇砂、紫硇砂、醋硇砂。《中国药典》(2015年版)附录Ⅲ收载该药。现在的主要炮制方法是提净法。

【来源】

本品为氯化物矿物硇砂或紫色石盐的晶体。前者称白硇砂,主含氯化铵;后者称紫硇砂,主含氯化钠。全年可采,挖出后除去杂质。

【生药饮片制备】

取原药材,除去杂质,砸成小块。

【操作方法】

取净硇砂块,置沸水中溶化,过滤后倒入搪瓷盆中,加入适量醋,将搪瓷盆放置在水锅内,隔水加热蒸发,当液面出现结晶时随时捞起,直至无结晶析出为止,干燥。或将上法过滤后所得滤液置锅中,加入适量醋,加热蒸发至干,取出。每100 kg净硇砂,用醋50 kg。

【成品性状】

白硇砂　呈不规则碎块结晶。表面灰白色或暗白色,质酥脆,易碎,有土腥气,味咸、苦而刺舌。紫硇砂多呈不规则块状。多呈紫色,但深浅不一。断面平滑光亮,有玻璃样光泽。质重而脆,有氨臭味,味极咸而刺舌。

醋硇砂　为灰白色或微带黄色或紫红色结晶粉末。味咸、苦。

【炮制作用】

硇砂　味咸、苦、辛,性温;有毒。归肝、脾、胃经。具有消积软坚、破瘀散结的作用。生硇砂具有腐蚀性,只限外用,用于息肉、疣赘、疔疮、瘰疬、痈肿、恶疮等。

醋硇砂　醋制后使药物纯净,降低毒性,并借助醋的散瘀之性,增强软坚化瘀、消癥瘕积块之功。用于癥瘕痃癖,噎膈反胃,外治目翳。现多用于各种恶性肿瘤,如宫颈癌、食道癌、贲门癌。

【贮藏】

密闭,置阴凉干燥处,防潮。

知识拓展

硇砂含有多硫化物和硫化物,多硫化物在胃中溶解后,有强烈的腐蚀作用。硫化物及多硫化物在胃酸的作用下产生硫化氢,硫化氢在消化道或呼吸道能很快被吸收。机体吸收后则会引起全身中毒反应。炮制后多硫化物和硫化物含量明显减少,使其毒性下降。

5）清场

实训结束后：

①先将炮制好的药物置洁净的聚乙烯包装袋内，密封后贮藏。

②清洁炉具和其他实训器具。

③将实训室打扫干净。

④关闭水、电、气、门、窗。

任务 10.7   水飞法

10.7.1   基础知识

1）概念

某些不溶于水的矿物药，利用粗细粉末在水中悬浮性不同，将不溶于水的矿物、贝壳类药物经反复研磨，而分离制备成极细腻粉末的方法，称为水飞法。

2）适用范围

适用不溶于水的矿物药。

3）炮制目的

去除杂质，洁净药物；使药物质地细腻，便于内服和外用，提高其生物利用度；防止药物在研磨过程中粉尘飞扬，污染环境；除去药物中可溶于水的毒性物质，如砷、汞可溶盐类。

4）操作方法

取待炮制品，置容器内，加适量水研磨成糊状，再加水，搅拌，倾出混悬液。残渣再照上法反复操作数次，合并混悬液，静置，分取沉淀，干燥，研散。

5）注意事项

①在研磨过程中，水量宜少，以药物研磨时能成糊状为度；搅拌混悬时加水量宜大，以便形成混悬液和除去溶解度小的有毒物质或杂质。

②朱砂、雄黄等药物干燥时温度不宜过高，以晾干为宜。

③朱砂和雄黄粉碎时要忌铁器，并要注意控制温度。

10.7.2   技能实训

1）目的

熟悉并掌握药物水飞法的操作方法和注意事项；会判断各种药物炮制的成品性状。

2)仪器及材料

①实训设备　研钵、药盘、电子秤等。

②实训药材　朱砂、雄黄、滑石。

3)准备工作

检查实训工具是否齐全。将要炮制的药物筛去碎屑、杂质,备用。检查器具等是否齐全和洁净,必要时进行清洁。

4)实训内容

朱　砂

朱砂炮制首见于南北朝《雷公炮炙论》。处方名有朱砂、辰砂、丹砂、朱砂粉。《中国药典》(2015年版)载有朱砂粉一种炮制品。

【来源】

本品为硫化物类矿物辰砂族辰砂,主含硫化汞(HgS)。采挖后,选取纯净者,用磁铁吸净含铁的杂质,再用水淘去杂石和泥沙。

【操作方法】

取朱砂,用磁石吸净铁屑,置乳钵内,加少量饮用水研磨成糊状,然后加多量饮用水搅拌,待粗粉下沉,倾去上层混悬液。下沉的粗粉再按上法反复操作多次,至于手捻细腻,无亮星为止,弃去杂质。合并混悬液,静置后倾去上清液,取沉淀物,晾干或40℃以下干燥,研散。

【成品性状】

朱砂　为粒状或块状集合体,呈颗粒状或块片状。鲜红色或暗红色,条痕红色至褐红色,具光泽。体重,质脆,片状者易破碎,粉末状者有闪烁的光泽。气微,味淡。

朱砂粉　为朱红色极细粉末,体轻,以手指撮之无粒状物,以磁铁吸之,无铁末。气微,味淡。

【炮制作用】

朱砂　味甘,性微寒;有毒。归心经。具有清心镇惊、安神解毒的作用。用于心悸易惊,失眠多梦,癫痫发狂,小儿惊风,口疮,喉痹,疮疡肿毒。经水飞后得到纯净、细腻的细粉,便于制剂及服用,降低毒性。

【贮藏】

置干燥处。

知识拓展

1.《中国药典》(2015年版)规定:含铁检测显色反映不得深于0.1%的铁颜色;含硫化汞(HgS)不得少于98.0%。本品有毒,不宜大量服用,也不宜少量久服;孕妇及肝肾功能不全者禁用。

2.朱砂中主要成分为硫化汞(HgS),尚含有游离汞和可溶性汞盐等杂质。可溶性汞盐的毒性极大,为朱砂中的主要毒性成分。实验证实,水飞后可使朱砂中的游离汞和可溶性汞盐含量下降,同时也降低了铅、铁等金属含量,从而降低毒性,使药物纯净细腻,便于内服。有实验证实,水飞次数越多可溶性汞盐含量越低,而对 HgS 含量基本无影响;晒干品中游离汞含量较 60 ℃烘干者高出约一倍,因此水飞后,朱砂粉以晾干(阴干)为宜。

雄　黄

雄黄炮制首见于《神农本草经》。处方名有雄黄、明雄黄、雄黄粉。《中国药典》(2015 年版)载有雄黄粉一种炮制品。

【来源】

本品为硫化物类矿物雄黄族雄黄,主含二硫化二砷(As_2S_2)。采挖后,除去杂质。

【操作方法】

取净雄黄加适量饮用水共研细,再加大量饮用水搅拌,倾去上层混悬液,下沉部分按上法重复操作数次,除去杂质,合并混悬液,静置后分去下沉淀,晾干,研细。

【成品性状】

雄黄　为块状或粒状集合体,呈不规则块状。深红色或橙红色,条痕淡橘红色,晶面有金刚石样光泽。质脆,易碎,断面具树脂样光泽。微有特异的臭气,味淡。精矿粉为粉末状或粉末集合体,质松脆,手捏即成粉,橙黄色,无光泽。

雄黄粉　为极细腻的粉末,橙红色或橙黄色。质重。气特异而刺鼻,味淡。

【炮制作用】

雄黄　味辛,性温;有毒。归肝、大肠经。具有解毒杀虫、燥湿祛痰、截疟的作用。用于痈肿疔疮,疥癣,蛇虫咬伤,虫积腹痛,惊痫,疟疾。经水飞后降低毒性,且药粉纯净细腻,便于制剂和服用。

【贮藏】

置干燥处,密闭。

知识拓展

1.《中国药典》(2015 年版)规定:按砷盐检查法检查,所显示砷斑颜色不得深于标准砷斑。

2.采用干研法炮制雄黄不能减少 As_2O_3 含量,而水飞法能降低 As_2O_3 的含量,且用水量越大,成品中 As_2O_3 的含量越低,毒性越小。

3.由于 As_2S_2 既不溶于水,也不溶于稀酸,而 As_2O_3 可溶于水,能与稀酸盐作用生成 $AsCl_3$,易被水洗除。因此,将雄黄 3 次酸洗,5 次水洗,可将 As_2O_3 基本除尽。

滑　石

滑石炮制首见于汉代《金匮玉函经》。处方用名有滑石、滑石粉。《中国药典》(2015 年版)载有滑石和滑石粉 2 种炮制品。

【来源】

本品为硅酸盐类矿物滑石族滑石,主含水硅酸镁[$Mg_3(Si_4O_{10}) \cdot (OH)_2$]。采挖后,除去泥沙及杂石。

【生药饮片制备】

取原药材,除去杂石后,洗净,干燥,砸成碎块。

【操作方法】

取净滑石块,粉碎成细粉。或取滑石粗粉,加少量水研磨至细,再加适量水搅拌,倾取上清液,下沉部分再按上法反复操作数次,合并混悬液,静置沉淀,再倾去上清液,将沉淀物晒干后再研细粉。大量生产时,在球磨机中进行水飞。

【成品性状】

滑石　多为块状集合体,呈不规则的块状。白色、黄白色或淡蓝灰色,有蜡样光泽。质软,细腻,手摸有滑润感,无吸湿性,置水中不崩散。气微,味淡。

滑石粉　为白色或类白色、微细、无砂性的粉末,手摸有滑腻感。气微,无味。

【炮制作用】

滑石　味甘、淡,性寒。归膀胱、肺、胃经。具有利尿通淋、清热解暑、外用祛湿敛疮的作用。用于热淋,石淋,尿热涩痛,暑湿烦渴,湿热水泻。外用于湿疹,湿疮,痱子。

滑石粉　水飞后使药物细腻、纯净,便于内服和外用。作用功效同滑石。

【贮藏】

密闭。

知识拓展

《中国药典》(2015 年版)规定:滑石粉水中可溶性物:遗留残渣不得过 5 mg(0.1%);酸中可溶性物:遗留残渣不得过 10.0 mg(2.0%);在 600~700 ℃灼烧至恒重,减失质量不得过 5.0%;含重金属不得过 40 mg/kg;含砷盐不得过 2 mg/kg。

---

5) 清场

实训结束后:

①先将炮制好的药物置洁净的聚乙烯包装袋内,密封后贮藏。

②清洁炉具和其他实训器具。

③将实训室打扫干净。

④关闭水、电、气、门、窗。

任务 10.8　干馏法

10.8.1　基础知识

1) 概念

将药物置于适宜的容器内,以火烤灼,使其产生汁液的方法称为干馏法。

2) 炮制目的

通过干馏炮制,制备有别于原药材的干馏物,产生新的疗效,扩大临床用药范围,以适合临床需要。

3) 操作方法

①以沙浴加热,在干馏器上部收集冷凝的液状物,如黑豆馏油。

②在容器周围加热,在物料下方放置一盛器收集液状物,如竹沥油。

③用武火加热制备油状物,如蛋黄油。

4) 注意事项

①干馏法温度一般较高,多在 120~450 ℃进行,因原料不同,故各干馏物裂解温度也不相同。

②药物在高温加热的过程中发生裂解反应,形成了新的化合物,产生了新的作用功效。

10.8.2　技能实训

1) 目的

熟悉并掌握药物干馏法的操作方法和注意事项;会判断各种药物炮制的成品性状。

2) 仪器及材料

①实训设备　电磁炉、水浴锅、药盘、电子秤等。

②实训药材　竹沥、蛋黄、黑豆。

3) 准备工作

检查实训工具是否齐全。将要炮制的药物筛去碎屑、杂质,备用。检查器具等是否齐全和洁净,必要时进行清洁。

4) 实训内容

竹　沥

竹沥首载于《神农本草经》,称竹汁。唐代首次出现竹沥制备的方法。处方名有竹沥、竹沥油、竹油。《中国药典》(2015年版)未收载该药。

【来源】

本品为禾本科植物淡竹 *Phyllostachys nigra*（Lodd.）*Munro* var.*henonis*（Mitf.）Stapf ex Rendle 的嫩茎用火烤灼而流出的汁液。

【操作方法】

取鲜嫩淡竹茎,从两节间锯断,直劈成两部分,架在文火上加热,两端流出的液体接于容器中,即得。或将鲜嫩淡竹茎截成 50 cm 长的小段,劈开洗净,装入坛内,装满后坛口朝下,架起,坛的底面和四周用锯末和劈柴围严,坛口下置一盛器,点燃锯末和劈柴,竹片受热后即有汁液流出,滴注于盛器内,直至竹中汁液流尽为止。

【成品性状】

竹沥　为青黄色或黄棕色浓稠汁液,具烟熏气,味苦微甜。

【炮制作用】

竹沥　味甘,性寒。归心、肺、胃经。具有清热豁痰、定惊利窍的作用。可用于肺热痰壅,咳逆胸闷,也可用于中风痰迷,惊痫癫狂,为痰家之圣剂。

【贮藏】

装瓶,置阴凉处。本品传统方法是随制随用,不宜久存。近年来用安瓿密封装置,可以久藏。

蛋黄油

蛋黄油首载于《备急千金要方》。历代尚有炒蛋黄油、蛋黄油炭、醋蛋黄油等。处方名有蛋黄油、卵黄油。《中国药典》(2015年版)未收载该药。

【来源】

本品为雉科动物家鸡 *Gallus gallus domesticus* Brisson 的蛋,煮熟后剥取蛋黄,经熬炼制成的加工品。

【操作方法】

鸡蛋煮熟后,单取蛋黄置锅内,以文火加热,待除尽水分后,改用武火(280 ℃)熬制,至蛋黄油出尽为止,滤尽蛋黄油装瓶。

【成品性状】

蛋黄油　为油状液体,有青黄色荧光。

【炮制作用】

蛋黄油　味甘,性平。归心、肾经。具有清热解毒的作用。用于烧伤,湿疹,耳脓,疮伤已溃等。

【贮藏】

装瓶,置阴凉处。

黑豆馏油

黑豆馏油首载于《本草纲目拾遗》。《中国药典》(2015年版)未收载该药。处方名为黑豆馏油。

【来源】

本品为豆科植物黑大豆 *Glycine max* (L.) Merr.的黑色种子经干馏制得。

【操作方法】

取净制黑大豆轧成颗粒,装入砂质药壶(约2/3处)中盖好,用黏土泥密封壶盖与壶口接缝,置火上加热(干馏)。另在壶嘴上接一薄铁制成的冷凝器及接受瓶(连接处也用黏土密封),可得到黑色黏稠液体,即粗制黑豆馏油。将粗制品置分液漏斗内,静置20~30 min 后便分层,上层是馏油,下层为水和水溶性混合物,弃掉下层,取上层黑豆馏油置蒸馏瓶内,水浴加热,温度保持80~100 ℃,约蒸馏30 min,弃去蒸馏出的淡黄色透明液体,取留在蒸馏瓶中的黑色而有光泽的浓稠物,即为精制黑豆馏油。

【成品性状】

黑豆馏油 为黑色、有光泽的浓稠液体,气焦臭。

【炮制作用】

黑豆馏油 黑大豆经干馏法制成馏油,产生了新的疗效。具有清热、利湿、止痒的作用。可用于各种湿疹、神经性皮炎、牛皮癣等。

【贮藏】

装瓶,置阴凉处。

5)清场

实训结束后:

①先将炮制好的药物置洁净的聚乙烯包装袋内,密封后贮藏。

②清洁炉具和其他实训器具。

③将实训室打扫干净。

④关闭水、电、气、门、窗。

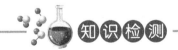 知识检测

一、单项选择题

1.六神曲的配方是( )。

A.杏仁、赤小豆、香薷、苍耳、辣蓼、白面　　B.白扁豆、赤小豆、香薷、青蒿、辣蓼、白面

C.白扁豆、绿豆、香薷、青蒿、水蓼、白面　　D.杏仁、赤小豆、青蒿、苍耳、辣蓼、白面

E.白扁豆、绿豆、青蒿、苍耳、水蓼、白面

2.发酵的最佳工艺条件为( )。

A.温度0~4 ℃相对湿度50%~60%　　B.温度25 ℃相对湿度50%~60%

C.温度30~37 ℃相对湿度70%~80%　　D.温度<60 ℃相对湿度70%~80%

E.温度30~37 ℃相对湿度50%~60%

3.不采用去油制霜法炮制的药物是(　　　)。

   A.巴豆霜   B.千金子霜   C.柏子仁霜   D.瓜蒌子霜   E.西瓜霜

4.巴豆霜的作用不包括(　　　)。

   A.增强疗效   B.降低毒性

   C.使脂肪油含量下降   D.使巴豆毒素变性失活

   E.缓和泻下作用

5.《中华人民共和国药典》规定,千金子霜含脂肪油应为(　　　)。

   A.15%~18%   B.18%~20%   C.20%~25%   D.25%~40%   E.40%~60%

6.鹿角霜的炮制方法为(　　　)。

   A.升华制霜   B.渗析制霜   C.去油制霜   D.煎煮制霜   E.都不是

7.西瓜霜的作用是(　　　)。

   A.降低毒性   B.缓和药性

   C.增强清热泻火作用   D.增强清热化痰作用

   E.增强养心安神作用

8.煨木香一般采用的方法是(　　　)。

   A.麦麸煨   B.面裹煨   C.滑石粉煨   D.湿纸煨   E.纸煨

9.煨肉豆蔻的作用是(　　　)。

   A.敛肺利咽   B.消食化积   C.涩肠止泻   D.解肌退热   E.行气止痛

10.制芒硝时每100 kg用萝卜(　　　)。

   A.5 kg   B.10 kg   C.15 kg   D.20 kg   E.25 kg

11.水飞法的炮制目的不包括(　　　)。

   A.去除杂质,洁净药物   B.使药物质地细腻

   C.去除毒性成分   D.防止粉尘飞扬,污染环境

   E.改变药性

12.宜采用水飞法炮制的药物有(　　　)。

   A.硼砂   B.芒硝   C.硇砂   D.冰片   E.雄黄

13.下列有关提净法叙述不正确的是(　　　)。

   A.使药物纯净   B.适宜于一些可溶于水的矿物药

   C.只能用水,不可加其他辅料   D.可缓和药性,降低毒性

   E.须经过溶解、过滤、重结晶处理

14.发芽法要求药物的发芽率不低于(　　　)。

   A.60%   B.75%   C.85%   D.90%   E.100%

15.蛋黄油的作用为(　　　)。

   A.健脾燥湿   B.清热泻火   C.清化热痰   D.清热解毒   E.固肠止泻

16.紫硇砂主含(　　　)。

   A.氯化钡   B.氯化铵   C.氯化锌   D.氯化钠   E.氯化钾

17.水飞法主要适用于(　　　)。

   A.不溶于水的矿物药   B.植物药

   C.易溶于水的矿物药   D.贝壳类药物

   E.化石类药物

二、多项选择题

1.药物发酵应具备的条件是（　　）。

A.温度30~37 ℃　　　　　　　　B.空气相对湿度70%~80%

C.pH 4~7.6　　　　　　　　　　D.有充分的营养物质

E.较纯的菌种

2.六神曲制备过程包括（　　）。

A.将部分药材煎汁　　　　　　　B.将部分药材粉碎与面粉混匀

C.拌匀、成形　　　　　　　　　D.堆曲、发酵

E.切块、干燥

3.制备淡豆豉的物料有（　　）。

A.黑大豆　　　B.桑叶　　　C.辣蓼　　　D.青蒿　　　E.苍耳草

4.发芽法的操作时应注意（　　）。

A.选新鲜、成熟、饱满的种子　　B.控制温度18~25 ℃

C.物料的含水量控制在42%~45%　D.发芽率达到65%以上

E.保持物料湿润

5.制霜法包括（　　）。

A.去油制霜法　　B.渗析制霜法　　C.升华制霜法　　D.冷冻制霜法　　E.煎煮制霜法

6.芒硝炮制后的作用是（　　）。

A.除去杂质，使药物纯净　　　　B.缓和咸寒之性

C.增强润燥软坚，下气通便作用　D.降低毒性

E.用于燥湿化痰

7.西瓜霜的炮制原理和用具为（　　）。

A.西瓜　　　B.瓷罐　　　C.芒硝　　　D.瓦罐　　　E.风化硝

8.巴豆霜的炮制原理是（　　）。

A.增加巴豆油含量　　　　　　　B.降低巴豆油含量

C.破坏巴豆毒素　　　　　　　　D.溶解巴豆油

E.分解巴豆油

9.柏子仁霜的炮制作用是（　　）。

A.增强养心安神作用　　　　　　B.降低毒性

C.增强滑肠致泻作用　　　　　　D.缓和泻下作用

E.消除致吐作用

三、填空题

1.药物在一定的温度和湿度条件下，因真菌和酶的_____作用，使药物_____、_____的方法，称为发酵法。

2.发酵制品以曲块表面霉衣为_____，内部有_____为佳，同时应具有_____气味，不应出现_____、_____和_____。

3.炒神曲的炮制作用是_____。

4.淡豆豉具有_____的作用。

5.烘焙法的炮制目的为_____。

6.千金子制霜后,能缓和其_____作用,降低毒性。

7.西瓜霜具有_____之功,多用于咽喉肿痛。

8.巴豆制霜后能降低_____,缓和泻下作用。

9.柏子仁生用长于_____,养心安神。为避免心神不安而大便溏泄者服后产生的_____的副作用,可制成_____。

10.硇砂常采用_____炮制,其目的主要是_____。

11.雄黄的主要成分是_____,常采用_____炮制,干燥时宜_____或_____。

12.《中国药典》(2015年版)中煨肉豆蔻的炮制方法是_____。其炮制作用是免于_____,增强_____功能。

13.朱砂的主要毒性成分是_____。

四、简答题

1.说明巴豆制霜后毒性下降,泻下作用缓和的原因。

2.巴豆制霜时应注意什么?如何保管?

3.肉豆蔻应如何炮制?作用是什么?

4.不同原料干馏时有何特性?

5.朱砂\雄黄"忌火"的原因是什么?

技 能 检 测

要求:学生按指定任务进行实际操作,教师分别予以评分。

1.麸煨肉豆蔻如何炮制?

2.干馏蛋黄油如何炮制?

项目 11 中药饮片贮藏保管技术

📖【项目描述】

　　中药饮片的质量优劣除了与炮制工艺、操作方法、辅料种类等内容密切相关之外，还受到贮藏保管条件或方法的影响。一旦贮藏保管不当，将前功尽弃。因此，必须具备良好的贮藏条件和科学合理的保管方法，才能保证饮片的质量，以符合临床用药及成药的生产需求。

📖【知识目标】

　　掌握传统贮藏保管技术；熟悉仓库条件、进出库程序及贮藏保管中的变异现象和造成变异的环境因素；了解新型的保管技术。

📖【技能目标】

　　能根据药物的性质选择合适的贮藏保管方法；能对贮藏保管中出现的变异现象找出原因；能进行中药饮片入库验收、在库管理和出库管理；会分析和解决期间出现的问题。

任务 11.1 贮藏中的变异现象

11.1.1 基础知识

　　变异现象指的是一切能引起药物质量变化的现象。中药在运输、贮存过程中，如果保管不当，养护不善，在外界条件和自身性质的相互作用下，就会逐渐发生物理、化学或生理生化变化，发生变异，直接影响中药的质量和疗效。

1）常见变异现象

（1）发霉

发霉是指霉菌在中药表面或内部滋生的现象。

霉菌是指真菌中不形成大的子实体的全部丝状菌类，常寄生于有机体或腐生于粮食、食品或其他产品上，使之发霉变质。中药表面附着的霉菌孢子在适宜的温度（20~35 ℃）、相对湿度达75%以上或中药含水量超过15%和足够的营养条件下进行生长繁殖,并在生长繁殖过程中分泌酶溶蚀药材组织,致使中药成分发生变化。有的霉菌还可产生毒素,危害人与动物的健康,如黄曲霉素、杂色曲霉素、黄氯青霉素、灰黄霉素等。

一旦服用了发霉的药物,霉菌毒素就可引起肝、肾、神经系统、造血组织等方面的损害,严重者可导致癌症(如黄曲霉素)。因此,发霉的中药对人体的危害是极其严重的,古人有"霉药不治病"之说。预防中药发霉,尤其在"黄梅季节"是非常重要的。

(2)虫蛀

虫蛀是指害虫侵入中药内部所引起的破坏性作用。虫蛀使药材出现孔洞、破碎,甚至完全蛀成粉状,而且排泄物还会污染药材。被虫蛀的中药,轻者疗效降低,重者不能入药。因此,虫蛀严重影响中药的质量。

(3)变色

中药都有其固有的色泽,色泽不仅是中药外表美观的标志,也是中药质量好坏的指标之一。变色是指中药因加工、炮制、贮藏不当导致色泽改变的现象。变色往往使中药变质失效,不能入药。

容易变色的中药范围很广,严格来说,各类药在流通过程中色泽总是在不断地变化,只是有的不明显。而中药一旦受热、发霉、泛油之后,就会产生不同程度的变色,这种现象比较普遍,尤其是一些色泽鲜艳的中药,如玫瑰花、款冬花、扁豆花、莲须、佛手片最易变色。

(4)泛油

泛油又称走油,是指某些含脂肪油、挥发油、黏液质或糖类较多的中药,在一定温度、湿度条件下,其表面出现油状物质,颜色变深,产生哈喇味的现象。如杏仁、桃仁、刺猬皮、九香虫等。

含黏液质或糖分多的中药质地变软,表面发黏,内部颜色加深,但无哈喇味,称为泛糖。如天冬、麦冬、熟地、党参等。

(5)气味散失

气味散失是指一些含有挥发性成分的中药因贮藏保管不当而造成成分挥发,使中药气味变淡的现象。含挥发油的中药具有一定的芳香气味或特异气味。伞形科、木兰科、樟科、松科、桃金娘科、芸香科及姜科挥发油含量丰富。

气味是中药质量好坏的重要标志之一,由于气味散失使有效成分减少、气味变淡,因此导致疗效降低。历代医家、药师对中药气味都十分重视,每逢取药除观其形,必闻其气、尝其味。尤其是目前很多中药的有效成分尚不明确,保持中药固有的气味非常重要。但在目前的贮藏工作中,对如何防止中药气味散失考虑较少,甚至有的药工一味强调通风干燥,使中药气味淡薄,值得重视。

(6)风化

风化是指含有结晶水的矿物类中药在干燥空气中逐渐失去部分或全部结晶水,在其表面形成粉末或全部变成粉末的现象。易风化中药因品种少,库存小,故在实际工作中多采取整件密封,贮存在阴凉、避风、避光的库内,就不会风化。

易风化的中药有芒硝($Na_2SO_4 \cdot 10H_2O$)、绿矾($FeSO_4 \cdot 7H_2O$)、胆矾($CuSO_4 \cdot 5H_2O$)、明矾[$KAl(SO_4)_2 \cdot 12H_2O$]、硼砂($Na_2B_4O_7 \cdot 10H_2O$)、玄精石($NaSO_4 \cdot CaSO_4 \cdot 2H_2O$)等。

风化后的中药药用价值要依风化产物是否失去药性而定。芒硝风化产物是风化硝（应与玄明粉加以区别），作用基本同芒硝，但其性缓而不泻利；明矾、硼砂、玄精石等因风化不完全，只是表面形成粉末，故可入药；绿矾风化产物是碱式硫酸铁，不宜药用。另外，中药风化后质量变轻。

（7）潮解

潮解是指在一定温度、湿度下，含可溶性糖或无机盐类中药吸收潮湿空气中的水分，表面慢慢溶化成液态的现象。药物潮解易黏附包装，有的会互相粘连，含可溶性糖的中药潮解后易发霉。此类中药亲水性强，但只要控制好库内温、湿度，特别是湿度，在密封条件下，贮存在阴凉、避风、避光的环境下，就不会潮解。

易潮解的中药，矿物类如芒硝、绿矾、硼砂、硇砂、大青盐和咸秋石等；糖、盐加工炮制品如糖参、全蝎（盐制）、天冬（矾制）；海产品如海藻、昆布；中成药如糖衣片、散剂、颗粒剂等。

（8）粘连、融化

浸膏类、树脂类、动物胶类或含蜡质成分的中药，在温度升高时，自身变软，黏结成块，然后由固态变成浓稠状态的现象。易粘连、融化中药的贮存养护宜采用小件固封，贮存在阴凉、干燥的环境中，温度控制在5~7 ℃即可。

易粘连、融化的中药有蜂蜡、阿魏、甘草浸膏、鸡血藤浸膏、乳香、没药、阿胶、鹿角胶及各种胶囊等。

（9）腐烂

腐烂是指某些新鲜药材因受温度、湿度和空气中微生物的影响，微生物大量繁殖而导致腐臭败坏的现象。如生姜、鲜地黄、鲜芦根、鲜石斛、鲜茅根、鲜菖蒲等，腐烂后不能入药。

新鲜药材的贮存养护传统采用干砂埋藏，置阴凉、通风、避光的环境中，可保存一定的时间。现代可冷藏贮存，但温度不能太低，时间也不能太长。

（10）自燃、冲烧

火硝、硫黄、生松香、干漆、樟脑、海金沙等燃点很低，在光和热的作用下，当达到本身的燃点时就会自燃；还有一些中药，如红花、艾叶、甘松、柏子仁等，当含水量过大时，在紧实状态中细胞代谢产生的热量不能散发，当温度积聚到67 ℃以上时，热量便能从中心一下冲出垛外，轻者起烟，重者起火，俗称冲烧。

2）变异的原因

中药变异的原因包括自身因素和外部因素。

（1）自身因素

自身因素包括含水量和化学成分。

①含水量　中药品种繁多，性质复杂，主要来源是植物、动物、矿物，其中以植物类中药最多。中药在贮存过程中影响其质量变化的因素很多，含水量是发霉、虫蛀、变色的主要因素，控制含水量是防止中药变质的关键。

安全水分是指在一定条件下，质量不发生变异的临界含水量。一般为7%~13%。含水量过高，中药会出现虫蛀、发霉等现象；含水量过低，会发生干裂、脆化、变形等现象，质量也会减少，加大了中药的损耗。仓库保管实践反复证明，如果把中药的含水量控制在一定的范围内，就不易发生变异。以北方地区为例，在温度30 ℃时，把大枣的含水量控制为12%~17%，党参控制为 11%~16%,麦冬控制为 11%~15%,就不易发生变异。

②化学成分 含淀粉、糖类、蛋白质等营养物质较多的中药易虫蛀、发霉、遭鼠害;含挥发油多的中药易散失气味;含鞣质和植物色素的药物易变色;含油脂的药物易泛油;含盐分多的药物易潮解等。在贮藏前,应将中药充分干燥、灭菌,并根据中药化学成分的性质分类存放,并采取相应措施,防止变质。

(2)外部因素

外部因素包括生物因素、环境因素、人为因素及时间因素。

①生物因素 微生物、害虫、老鼠等。

②环境因素 温度、湿度、空气、日光。

a.温度 温度对中药质量影响较大。在常温(15~20 ℃)下,药物成分基本稳定。当温度升高时,中药水分蒸发、质量减轻、失去润泽,甚至干裂、氧化、水解反应加快、泛油、气味散失也加快;动物胶类、树脂类、干浸膏类、蜜丸类、蜜炙品及含糖质较多的中药发软粘连成块或融化。而温度在 0 ℃ 以下时,某些鲜活中药(如鲜姜、鲜石斛等)所含水分会结冰;某些液体制剂的中成药则会变稠,甚至凝固。

b.湿度 空气中的水蒸气含量越多就越潮湿,反之就越干燥。常用的表示空气湿度的方法有绝对湿度、饱和湿度、相对湿度、露点。

• 绝对湿度 是指某一时刻单位体积的空气中实际所含水蒸气的量,称为空气的绝对湿度。用密度单位"g/m³"表示。

• 饱和湿度 是指在一定温度下单位体积的空气中水蒸气的最大含量,称为饱和湿度。不同温度下的饱和水汽量通过查表可知。

• 相对湿度 是指在一定温度下,空气中实际所含水汽量与同温度下的空气最大水汽量之比的百分数,称为相对湿度。即一定温度下绝对湿度与同温度下饱和湿度的百分比,表示空气湿度的绝对大小。它是最常用的表示空气湿度的指标。

• 露点 是指使空气中未饱和水汽变成饱和水汽时的温度,称为露点。某温度下的饱和水汽压随温度上升而增大,饱和水汽变为不饱和水汽;反之,要将不饱和水汽变为饱和水汽,需要将温度降至一定程度。

中药的含水量与空气湿度有直接关系。一般药物的含水量为 10%~15%。若空气相对湿度在 70%时,中药的含水量变化不大;当相对湿度在 70%以上时,中药的含水量会逐渐增大,出现发霉、潮解、粘连、融化等现象;当相对湿度在 60%以下时,中药的含水量会逐渐降低,出现风化、干裂等现象。

c.空气 空气的组成主要是氮(78%)、氧(21%)、氩(0.93%)、二氧化碳(0.03%)和其他气体(氖、臭氧)等。在贮藏过程中,氧和臭氧对中药的质变起关键作用。氧是微生物和害虫必不可少的生存条件,还能使药物变色;臭氧在空气中含量甚微,约 2.5 mg/100 m³,但它是一种强氧化剂,能加速中药中有机物质,特别是脂肪油和维生素的氧化。

d.日光 日光照射可使药物变色、气味散失、挥发、风化及泛油等。日光中的紫外线有较强的杀菌作用,可用暴晒法来杀灭微生物和害虫。根据此原理,可用紫外灯来防霉,但其穿透力小,只能杀灭药物表面的微生物或用于空气灭菌。

③人为因素 贮存方法、条件不当或管理工作失职。

④时间因素 尽管有的中药强调长期贮存,陈旧者良,但毕竟是少数。绝大多数药物都会

因长期贮存而出现化学或物理上的变异,影响质量。

11.1.2 课堂互动

①什么是发霉? 怎样识别饮片发霉?
②什么是虫蛀? 怎样识别饮片虫蛀?
③什么是泛油? 怎样识别饮片泛油?
④什么是变色? 怎样识别饮片变色?

任务 11.2 炮制品的质量要求

饮片的质量直接影响临床疗效。控制饮片的质量应从原药材开始,包括产地、采收及加工、炮制方法、贮藏保管及贮藏时间等,都是影响饮片质量的重要因素。

饮片的质量包括外观质量和内在质量。外观质量包括净度、片型及破碎度、色泽、气味及包装;内在质量包括显微及理化鉴别、水分、灰分、浸出物、有效成分、有毒成分、有害物质及卫生。目前,检测方法也由传统方法向现代方法过渡。

11.2.1 基础知识

1)净度

（1）概念

净度是指中药炮制品的纯净程度,可用含杂质及非药用部位的限度来表示。

（2）要求

不应含有泥沙、灰屑、霉烂品、虫蛀品、杂物及非药用部位等,以保证调配剂量的准确。

国家中医药管理局关于《中药饮片质量标准通则(试行)》的通知中均有规定:果实种子类、全草类、树脂类含药屑、杂质不得过 3%;根类、根茎类、叶类、花类、藤木类、皮类、动物类、矿物类及菌藻类等含药屑、杂质不得过 2%。炒制品中的炒黄品、米炒品等含药屑、杂质不得过 1%;炒焦品、麸炒品等含药屑、杂质不得过 2%;炒炭品、土炒品等含药屑、杂质不得过 3%;炙品中酒炙品、醋炙品、盐炙品、姜炙品、米泔炙品等含药屑、杂质不得过 1%;药汁煮品、豆腐煮品、煅制品等含药屑、杂质不得过 2%;发酵制品、发芽制品等含药屑、杂质不得过 1%;煨制品含药屑、杂质不得过 3%。

（3）检查方法

取定量样品,拣出杂质,草类、细小种子类过三号筛,其他类过二号筛。药屑、杂质合并称量计算。

2）片型及破碎度

（1）概念

片型是饮片的外观形状，如薄片、厚片、瓜子片等。

（2）破碎度

一些药物经净制后，用手工或机器直接破碎成不同规格的颗粒，颗粒的大小即破碎度。

（3）要求

①炮制品的片型厚度　应符合《中国药典：一部》及《全国中药炮制规范》的规定，并且片型平整、均匀。不合格饮片在一定限度范围之内；炮制品中不得混有破碎的渣屑或残留的辅料。

②破碎度　不宜切制的药物或医疗上有特殊需要的药物，粉碎成颗粒或粉末，要求粒度均匀，无杂质，粉末的分等应符合《中国药典》的要求。《中药饮片质量标准通则（试行）》规定：异形片不得超过 10%；极薄片不得超过该片标准厚度 0.5 mm；薄片、厚片、丝、块不得超过该片标准厚度 1 mm；段不得超过标准厚度 2 mm。

3）色泽（含光泽）

（1）概念

中药饮片固有的颜色光泽，若加工或贮存不当可引起变化，从而影响质量。

（2）意义

色泽是很重要的一点，在炮制操作中，常以饮片表面或断面的色泽变化作为判断炮制程度的标准。色泽的变化，除了可作为炮制程度的标志，也可作为内在质量的标志之一。例如，甘草生品为黄色，蜜炙品应为老黄色，炭药应为黑色或黑褐色，这些是炮制程度；而槟榔、白芍泛红，黄芩变绿，都是成分发生了变化，是变异现象。

（3）要求

《中药饮片质量标准通则（试行）》规定，各炮制品的色泽除应符合该品种的标准外，各炮制品的色泽要均匀，炒黄品、麸炒品、土炒品、蜜炙品、酒炙品、醋炙品、盐炙品、油炙品、姜汁炙品、米泔水炙品、烫制品等含生片、糊片不得超过 2%；炒焦品含生片、糊片不得超过 3%；炒炭品含生片和完全炭化者不得超过 5%；蒸制品应色泽黑润，内无生心，含未蒸透者不得超过 3%；煮制品含未煮透者不得超过 2%，有毒药材应煮透；煨制品含未煨透者及糊片不得超过 5%；煅制品含未煅透及灰化者不得超过 3%。

4）气味

（1）概念

中药及其炮制品固有的气味。在炮制过程中，加热或加入辅料可使气味发生改变，如炒焦有焦香气，醋制有醋香气味。因此，中药及其炮制品的气味是中药饮片质量的重要指标之一。

（2）要求

①一些芳香类中药都有浓烈的香气，如含挥发油类的中药如薄荷、当归、独活等，多数生用。

②有异味的中药须炮制除去。如动物类的腥臭味，马兜铃的苦味需炮制矫正。

③有些药物需加辅料炙，炙后除了有原来的气味外，还应有辅料的气味。如酒炙、醋炙、盐炙、蜜炙、姜炙等。

5）水分

（1）概念

水分是指在中药材或饮片中存在的不影响质量的允许含水数值。它是控制中药材及炮制品质量的基本指标。

（2）意义

含水量过多易发霉、虫蛀等，不仅降低了疗效，也减少了配方的实际用量；含水量过少，也会影响饮片的质量，如胶类药材干裂。

（3）要求

一般炮制品的含水量宜控制为7%～13%。应符合《中药饮片质量标准通则（试行）》中规定：酒炙品、醋炙品、盐炙品、姜汁炙品、米泔水制品、烫制后醋淬制品不得超过10%。

6）灰分

（1）概念

灰分是将药材或饮片在高温下灼烧、灰化，所剩的残留物。

将干净而又无任何杂质的合格炮制品高温灼烧，所得灰分称为"生理灰分"。

在生理灰分中加入稀盐酸滤过，残渣再灼烧，所得灰分称为"酸不溶性灰分"。

（2）意义

药材或饮片质量稳定时其"生理灰分""酸不溶性灰分"在一定范围之内。如果灰分不合格，一般就是灰分超标，是混入了泥沙等杂质或辅料炙后辅料去除不净，如砂炒、滑石粉炒、蛤粉炒和土炒等。因此，灰分的测定是控制炮制品纯净度的有效方法。

7）浸出物

（1）概念

浸出物是炮制品用不同溶媒进行浸提，所得干膏的质量。根据炮制品中主要成分的性质和特点，选用不同的溶媒。常用水和乙醇，分别称为水溶性浸出物和醇溶性浸出物。

（2）意义

对有效成分尚不完全清楚或没有准确定量方法的炮制品，是非常有用的指标。

《中国药典：一部》（2015年版）附录ⅩA中记载了浸出物的测定方法。

8）有效成分

中药有很好的疗效，主要是含有治疗作用的有效成分。测定药品中有效成分的含量，是控制中药质量的首选方法，对于炮制品来说尤为重要，是评价炮制品质量的最可靠、最准确的方法。

9）有毒成分及有害物质

中药既含有效成分，也含有毒成分。有毒的中药直接应用非常不安全，必须经过炮制，那么需要对这个炮制品进行有毒成分的测定，看是否降到了规定的相对安全的范围内；否则，这个炮制品也是不合格的。《中国药典》（2015年版）规定：制川乌含酯型生物碱以乌头碱计，不得过0.15%；含生物碱以乌头碱计，不得少于0.20%；马钱子含士的宁应为1.20%～2.20%；其炮制品马钱子粉含士的宁应为0.78%～0.82%；巴豆霜含脂肪油应为18.0%～20.0%等。

中药饮片中的有害物质主要是指重金属、砷盐及残留的农药。这些有害物质的存在是影响中药饮片及中成药质量的重要因素。《中国药典：一部》（2015年版）规定了有害物质的限量，如规定：煅石膏重金属含量，取8g煅石膏，其重金属含量不得过10 mg/kg。《中国药典：一部》（2015年版）附录ⅨE，ⅨF，ⅨQ中分别记载了重金属、砷盐及农药残留量的检测方法。

10）卫生学检查

中药饮片的卫生学检测项目主要包括致病菌、大肠埃希菌、细菌总数、真菌总数及活螨等，并对其做限量要求，以保证饮片的卫生程度。《中国药典：一部》（2015年版）附录ⅩⅢC中记载了微生物限度检查方法。

11）包装检查

包装的目的是保护药物不受污染，便于运输和贮存。目前，发展迅速的无菌包装、真空包装等都可防止微生物的侵袭，同时又可避免环境温、湿度的影响。因此，检查中药饮片包装也是必不可少的环节。包装检查时，主要检查包装的完整性、清洁程度以及有无水迹、霉变或其他杂质污染等情况。

12）显微及理化鉴别

显微及理化鉴别是用来分析鉴别中药饮片的真伪、纯度或质量。

（1）显微鉴别

显微鉴别是指利用显微镜来观察饮片或粉末中的组织、细胞、内含物等特征，以鉴别其真伪、纯度或质量。

（2）理化鉴别

理化鉴别是指用化学与物理的方法对饮片中所含某些化学成分进行的鉴别试验，主要包括荧光鉴别、微量升华鉴别及光谱和色谱鉴别等。

11.2.2 课堂互动

①中药饮片浸出物检查包括哪些内容？
②显微及理化鉴别的主要目的是什么？

任务 11.3 中药贮藏保管技术

11.3.1 基础知识

1）仓库设施及分区

（1）仓库类型

按药品生产质量管理规范（GMP）和药品经营质量管理规范（GSP）要求，所有饮片生产或经营企业都应设冷库、阴凉库和常温库。

①冷库温度在 2~10 ℃（相对湿度为 60%~75%），一般贮藏细（稀）贵饮片。

②阴凉库温度不高于 20 ℃（相对湿度为 60%~75%）的仓库，贮藏一些中药成分不稳定、易发霉、虫蛀、挥发、风化、泛油的中药饮片。

③常温库温度在 0~30 ℃（相对湿度为 60%~75%），贮藏成分性质相对稳定、对温度没有特殊要求的饮片。

（2）库（区）划分

饮片库（区）一般分为合格库（区）、待验品库（区）、不合格品库（区）、待发中药库（区）、零货称取库（区）、退货中药库（区）。质检部门验收后判定合格的饮片置合格库（区），不合格的饮片置不合格库（区），处于等待验收状态成验收结果尚未确定的饮片置待验品库（区）。

（3）库内设施

①堆码间距要求　为减少饮片因在储存保管中吸潮、吸热而出现的变异现象，要求饮片堆垛与墙、屋顶、地面等保持一定距离，称为间距。具体要求如下：中药饮片与墙、屋顶（房梁）的间距不小于 30 cm；与地面的间距不小于 10 cm；库房内水暖散热器、供热管道与商品距离不小于 30 cm。

②色标管理　药品的色标管理是以黄、绿、红 3 色标志界定药品待验、合格或不合格，使人一目了然，能有效地避免饮片交叉存放、错收错付，保证用药安全。具体内容是：质检部门验收合格的饮片及待发饮片（已经检验合格），存放于合格库（区），以绿色为标志；等待验收的饮片或退货待验饮片（处于等待验收状态），以黄色为标志；验收不合格的饮片存放于不合格库（区），以红色为标志。

③养护设施　是仓库用来进行商品在库养护的设施或设备。一般配备有制冷设备（冷库）、空气调节器、烘干机、吸潮机、换气扇、气幕防潮装置、温湿度仪、防蝇灯、防鼠板、通风设备、遮阳窗帘、消防及安全设施等。

2）饮片进出库程序及相关要求

（1）入库验收

入库验收是检查供货单位发来的货物是否符合质量要求，按合同对货物进行质量、数量的检查，以便分清供货单位、运输部门对货物应负的责任。

①验收内容　为保证入库饮片数量准确、质量完好，防止假冒、伪劣产品入库，必须进行入库检验和验收。

a.核对入库通知单上的饮片品名和数量是否与入库货物一致。对毒性中药饮片，必须检查生产企业是否持有毒性中药材的饮片定点生产证。

b.检查箱（或袋）外标志或卷标的记载是否相符或完整，如品名、规格、数量、生产企业、产品牌号、生产日期等，有实施药品批准文号的饮片须检查药品批准文号。

c.检查外包装是否有破损、松散、油渍、潮湿、虫蛀等现象，内包装是否破损、渗漏。

d.检查饮片是否有霉斑、虫蛀、鼠咬、破碎、潮湿、异臭等现象。

e.麻醉中药（罂粟壳）、毒性中药到货后，必须立即存入具有防盗设施的专库待验区，并及时验收。验收罂粟壳、毒性中药饮片必须有两名验收人员参加，并双人签字，专账记录。

f.细贵中药入库应双人逐渐验收、称量，并双人签字，专账记录。

目前,国家实行特殊管理的中药饮片主要有罂粟壳、细贵中药和毒性中药。具体内容如下:

a.细贵中药的管理品种:人参(包括各种国产、进口人参)、西洋参、鹿茸、麝香、牛黄(包括天然、合成)、羚羊角、象牙、玳瑁、海马、冬虫夏草、马宝、狗宝、猴枣、熊胆、燕窝、哈士蟆油、西红花。上述品种包括原药材和饮片。

b.我国规定的毒性中药管理品种:一类毒性中药有砒石(红砒、白砒)、砒霜、水银;二类毒性中药有生马钱子、生川乌、生草乌、生白附子、生附子、生半夏、生南星、生巴豆、斑蝥、青娘虫、红娘虫、生甘遂、生狼毒、生藤黄、生千金子、生天仙子、闹羊花、雪上一只蒿、红升丹、白降丹、蟾酥、洋金花、红粉、轻粉、雄黄。

②处理方法

a.拒收:对验收不合格的饮片,应填写饮片拒收报告单,报质量管理部门签署意见后通知业务部门,并将拒收饮片置不合格区。对无生产厂家、厂址、出厂合格证、无生产批号、无批准文号(已实施批准文号管理的饮片)以及包装、标志不符合规定要求、货单不符、质量异常的饮片,验收人员有权拒收或提出拒收意见。

b.申请质量管理部门对初验合格的饮片进行进一步检测。

c.仓库管理人员凭质量验收人员的验收凭证,对货物进行相应处理。

(2)在库管理

①分类贮藏　将中药饮片进行分类管理,不仅方便货物进出、账目条理、核对方便,而且有利于日常养护。

a.分类贮藏的目的　中药仓库的库房结构各不相同,有平房仓库,也有多层楼房仓库。一般来说,底层楼通风不畅、潮湿,但比较阴凉;顶层楼通风、干燥,但温度较高;中层楼既干燥又凉爽,贮藏条件最好。在同一库房内,各个仓位的温度、湿度、光照程度、通风条件等也不相同,通常贮藏在西北方向仓位的饮片易干燥,贮藏在东南方向仓位的饮片易受潮,靠近走道、门窗旁仓位的饮片容易受潮和干燥;偏西的仓位光照时间长,温度较高。由于仓库结构和仓位条件导致了环境条件的不一致,因此,根据不同饮片的特性选择适宜的仓(货)位进行分类贮藏,才能保证饮片的质量稳定。

b.分类贮藏方法　分类贮藏主要是把性质相似、易发生相同变化的饮片归为一类,选择适合的贮藏环境,采取相应的保管措施,达到保证饮片质量的目的。鉴于此,通常将中药分为动物类、植物类、矿物类。植物类又可按其药用部位不同进行分类存放,便于库房安排和出入库收发管理,同时还可根据各类饮片的特点采取不同的管理措施,如矿物类药体积小、质量大、占地少,但该类药不发霉、不虫蛀,易存放,可放在低层库房或下层货位。而动物类药易生虫、霉变,应保持阴凉通风,宜放在中层库房或靠北边的货位。此外,还可以将容易虫蛀、发霉、泛油、潮解的饮片分别集中存放,便于通过杀虫、去霉、通风、干燥等相应措施,以防止或减轻变异现象的发生。细贵饮片、毒剧性饮片、麻醉中药罂粟壳在贮藏时应分别设立专库或专柜(罂粟壳也可以与毒剧性饮片置同一库内存放),库内要有安全防盗设施,实行双人双锁保管,单独建账,定期盘点。

②货物定位

a.库号、货号、垛号　货物定位是指采用专用的标记来说明货物在库内存放的位置,俗称"存放地点"。一般按库号、货号、垛号来编排。"库号"指库房的统一编号,书写在库外墙的醒目处;货位号是每一库内以衬垫物占地面积为一个货位,按每个货位纵向或横向排列分别编号,书写在货位台基一侧或标记悬挂在货位上方;垛号是将同库同一货位上每堆码或每个相同品种的货垛分别编号,以表明该货物在此货位的位置,一般标记在商品垛上。如某货物垛上书写有"3-6-4"的标记,表明该货物定位是在3号库、6号货位、4号垛。

b.货物定位 库管人员凭质量验收人员的验收凭证,对饮片进行分类贮藏,放置在相应库内的货位上,对该货物进行定位,并将该货物的货位号记录至副号本(保管员专门记录所管商品在库内定位情况的本子,每一副号本只记录一个库的库存情况,每一页代表一个货位)。

③在库检查 对在库货物的查看和检验,了解饮片的性状及其变化情况,以便采取相应的防护措施。

a.检查时间和方法 一般采用定期检查、"三三四"检查和突击检查。定期检查是在上下半年对库存饮片逐垛进行全面检查,对特殊管理的饮片进行重点检查;"三三四"检查是在每个季度的第一个月检查库存饮片30%,第二个月检查30%,第三个月检查40%,使库存饮片每个季度能全面检查一次;突击检查是在汛期、雨季、霉季、高温、严寒或发现有质量变化苗头的时候,对库存饮片进行全面或局部检查。

b.检查内容和要求 每天必须检查库内温度、空气湿度、环境卫生;定期观察饮片的色泽是否正常,有无霉变、虫蛀、泛油等变异现象,用手触摸饮片是否干燥、有无潮湿发热现象。对细贵饮片、毒性中药饮片和罂粟壳要按月盘点,并进行相关检查。

(3)出库管理

库管人员凭提货单对出库饮片进行清点复核和质量检查后方可出库。出库时,须由提货人员签字,并填写出库记录,在副号本上消去该货位上的饮片记录。出库时,应遵循"先进先出""近期先出"和按批号发货的原则。对细贵饮片、罂粟壳、毒剧饮片应双人核对、双人清点复核签名、双人发货、专账记录。

3)传统贮藏保管技术

中药贮藏保管的传统技术,具有经济、有效、简便易行、防虫治虫等优点,仍是目前中药贮藏保管中害虫综合防治的重要基础措施,有一定的实用价值。其方法大致可分为以下4个方面:

(1)清洁养护法

清洁卫生是一切防治工作的基础,是防止仓虫侵入最基本和最有效的方法。其内容主要包括对中药及其炮制品、仓库及其周围环境保持清洁和库房的消毒工作。

(2)防湿养护法

常用的措施有通风、吸湿、暴晒及烘烤。

①通风 是利用空气的自然流动或排风设备产生的风,使库内外的空气交换,达到调节库内空气及温湿度的方法。适用于怕热、怕潮的中药饮片。一般来说,通风宜选择凉爽而干燥的天气进行,炎热的夏天、阴雨天、雾气未消、雨后刚晴时不宜通风,应严闭门窗,人员出入应随手关门,以免湿热空气侵入库内。

②吸湿 利用自然吸湿物,吸收空气中的水分,可保持仓库环境干燥。传统的吸湿物有生石灰、草木灰、木炭等,现采用氯化钙、硅胶等吸湿。一般在药材量较小且易吸湿时,可贮藏在装有生石灰的箱或缸中,利用生石灰的吸湿作用保持药材干燥;药材量大时可放在架子上,将

石灰放于架子下吸收空气中的水分,再将烘干的木炭包好塞入易吸湿发霉的药材堆里吸水。也可利用空气去湿机来降低库内的湿度。此法在梅雨季节最为常用。

③暴晒　是指利用太阳热能和紫外线杀灭害虫,在生产实践中应用甚广。

④烘烤　是指利用高温杀灭害虫。中药材加工厂,一般使用自动传送式烘干机进行,数量少的则放入烘箱内烘烤。药材入库前或雨季前后常采用此法。

(3)密封贮藏(包括密闭贮藏)法

采用密封或密闭贮藏的目的是使中药及炮制品与外界的空气、温度、湿度、光线、细菌、害虫等隔离,尽量减少这些因素对药物的影响,保持中药及其炮制品原有质量,以防虫蛀、霉变。传统采用缸、坛、罐、瓶、箱、柜、铁桶等容器。密闭或密封贮藏或添加木炭、生石灰等吸湿剂,密封或密闭和吸湿剂相结合应用的贮存效果更好。现发展利用密封性能更高的新材料,塑料薄膜帐、袋,以及密封库、密封小室等密封贮藏,更能增强干燥防霉、防虫的效果。

当气温逐渐升高,空气中相对湿度增大,各种霉菌、害虫容易生长繁殖的季节,即可采用密封法或密闭法。若库房面积小,炮制品品种单一而数量多的,可采用仓库密封法或小室密封法;若库房面积大,中药或炮制品品种较多,就可采用薄膜材料包装袋真空密封,分开堆垛的方法。

薄膜包装袋存量小,则可采用缸、坛、罐、玻璃瓶、塑料箱、铁箱(桶)等容器密闭贮存。对细贵中药或饮片,如人参、鹿茸、冰片、猴枣、熊胆、牛黄等,除可用容器密封贮存外,还可采用复合薄膜材料包装袋真空密封贮存。对含糖量较多的当归、熟地、龙眼肉、党参以及蜜炙品等,均可采用薄膜材料密封贮存。

(4)对抗同贮法

对抗同贮法是两种以上药物同贮或与有特殊气味的物品同贮而起到抑制虫蛀、霉变的贮存方法。

①两种以上药物同贮　如:蕲蛇或白花蛇与花椒或大蒜;蛤蚧与花椒、吴茱萸或毕澄茄;全蝎与花椒或细辛;海马与花椒或细辛;丹皮与泽泻或山药;人参与细辛;冰片与灯心草;硼砂与绿豆;土鳖虫与大蒜等。

②与白酒或药用乙醇密封同贮　动物类、昆虫类中药及炮制品,如白花蛇、乌梢蛇、地龙、蛤蚧、土鳖虫、九香虫等,贵重中药及炮制品,如人参、三七、冬虫夏草、鹿茸等,含油脂类中药及炮制品,如柏子仁、郁李仁、苦杏仁、桃仁、核桃仁、酸枣仁等,含糖类中药及炮制品,如党参、熟地、枸杞、龙眼肉、黄精、黄芪、大枣等,含挥发油类中药及炮制品,如当归、川芎等,喷洒少量95%药用乙醇或与50 ℃左右白酒密封贮存,可防蛀、防霉。

4)新型贮藏技术

(1)气幕防潮

气幕又称气帘或气闸,是装在库房门上,配合自动门以防止库内冷空气排出库外、库外潮热空气侵入库内的装置,从而达到防潮的目的。由于气幕只有防护作用,无吸湿作用,故配合除湿机使用更佳。

(2)60 Co-γ射线辐射

60 Co 放射出的 γ 射线有很强的穿透力和杀菌能力,采用 60 Co-γ 射线对中药材、饮片、中成药进行杀虫灭菌处理,具有效率高、效果好、不破坏药材外形、不会残留放射线的特点。因此,它是目前较理想的灭菌方法,但需专门设备。

(3)蒸汽加热

利用蒸汽杀灭中药材及炮制品中的微生物、虫卵及害虫的方法。其特点是温度高、时间短、不影响药物成分、操作简单、成本低、无污染。常用的设备就是高压灭菌锅,现在医院里大部分的无菌器械都是经过高压消毒的。

(4)无菌包装

无菌包装是先将中药材、饮片或炮制品灭菌,再装入一个微生物无法生长的容器,避免再次污染,在常温下,不需任何防腐剂或冷冻设备,在规定时间内不会发生霉变。

(5)低温冷藏

低温冷藏是利用机械制冷设备降温,抑制微生物和仓虫的滋生和繁殖,达到防蛀、防霉的目的。该法的特点是:易操作,好管理,温度低,特别适用于受热易变质的药材;但是该法只能抑制害虫发育繁殖,不能完全杀灭害虫。

(6)机械吸湿

机械吸湿是利用空气除湿机吸收空气中的水分,降低库房的相对湿度,达到防蛀、防霉的目的。该法费用较低,不污染药物,是一种较好的除湿方法。

(7)气调养护

气调养护全称为"空气组成的调整管理",国外称为"CA 贮藏"。气调养护是将药材置于密闭的环境中,抽出其中的空气,充入二氧化碳(CO_2)或氮气(N_2),使仓虫和真菌因缺氧无法生长繁殖或窒息死亡。优点是费用低、无污染、劳动强度小、利于保持药材的色泽。

(8)环氧乙烷防霉

环氧乙烷防霉主要是指环氧乙烷防霉技术及混合气体防霉技术。环氧乙烷是一种气体灭菌杀虫剂,其作用机制主要是与细菌蛋白分子中的氨基、羟基、酚基或巯基中的活泼氢原子起加成反应生成羟乙基衍生物,使细菌代谢受阻而产生不可逆的杀灭作用。但环氧乙烷是一种低沸点(13~14 ℃)的有机溶剂,有易燃易爆的危险。应用环氧乙烷混合气体可克服上述缺点。它是由环氧乙烷与氟利昂按国际通用配方组成,具有杀菌效果可靠、安全、操作简单等优点。

(9)埃-京杀虫技术

其原理是利用 CO_2 进行加压,接着迅速松压,利用动物器官对加压后的迅速松压不能耐受的特性,有效地把害虫杀死。该方法无污染,无残留,杀虫效果好,中药成分损失少,产品质量高。

(10)化学熏蒸技术

化学熏蒸技术是采用挥发性的化学杀虫剂杀虫的一种养护方法。

①二氧化硫 又称亚硫酸酐,为无色气体,有强烈刺激性和臭气。与水反应生成的三氧化硫可使染料脱色,有漂白作用,故熏蒸时空气潮湿是不利的。SO_2 可贮存于钢瓶中直接应用,但药材仓库中大部分是通过燃烧硫黄而获得。SO_2 杀虫效果好,燃点在 230 ℃以上,故须引燃。药材仓库 1 m^3 用硫黄 200~300 g。一般每 100 kg 药材用硫黄 400~500 g。

②氯化苦(CCl_3NO_2) 本品为无色油状液体,工业品为淡黄色,有特殊臭气。强烈刺激眼睛黏膜(0.008 4 mg/L 即有察觉,0.016 mg/L 即可流泪)。氯化苦要放在高处。优点是不燃烧、

不爆炸,缺点是药材对其有较强的吸附力,特别是潮湿的物体,渗透速度慢,需时长,因此在25 ℃以上,相对湿度>50%时宜停止熏蒸。一般1 m³堆垛药材用30 g,垛外空间用10 g,可用平皿法、喷洒法等。

③磷化铝(AlP)　是一种新型杀虫剂,国外的商品"磷毒净"(phostoxin)是用磷化铝、氨基甲酸铵及其他赋形剂混合压成直径20 mm、厚5 mm、重3 g的片剂。常温下稳定,但当空气中浓度达26 g/m³时,就会自燃和爆鸣。

化学熏蒸法最大的缺点是有残留,因其都是挥发性物质,如控制得好,问题不大;同时,它成本低,设施简单,是目前仍在应用的主要方法。

10.3.2　课堂互动

①仓库的类型及应具备的条件有哪些?
②中药饮片传统贮藏保管方法有哪些?

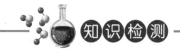 知识检测

一、填空题

1.一般中药及其炮制品的水分宜控制在_____。

2.生理灰分是指_____。

3.主要化学熏蒸剂有_____、_____、_____。

4.传统贮存方法有_____、_____、_____、_____。

二、选择题

(一)A型题

1.中药及其炮制品含杂质的量在什么范围内?(　　　)

　　A.1%~3%　　　　B.3%~4%　　　　C.4%~5%　　　　D.<1%　　　　　　E.>5%

2.以下哪种不属炮制品的质量要求?(　　　)

　　A.水分　　　　　B.灰分　　　　　C.来源　　　　　D.有效成分　　　E.净度

3.除(　　　)均是炮制品贮存过程中的变异现象。

　　A.风化　　　　　B.发霉　　　　　C.变味　　　　　D.变种　　　　　E.虫蛀

4.除(　　　)外均是炮制品贮存过程中的环境因素。

　　A.空气　　　　　B.垛高　　　　　C.温度　　　　　D.湿度　　　　　E.日光

(二)B型题

　　A.<0.15%　　　　B.>0.2%　　　　C.1.20%~2.20%　　D.0.78%~0.82%　　E.3.0%

5.马钱子含士的宁应为(　　　)。

6.制川乌含酯型生物碱应为(　　　)。

7.马钱子粉含士的宁应为(　　　)。

8.制川乌含总生物碱应为(　　　)。

9.苦杏仁含苦杏仁苷应为(　　)。

　　A.中药对抗　　　　　　　　B.置放磷毒净

　　C.气调养护　　　　　　　　D.冲烧　　　　　E.运输污染

10.属于化学熏蒸法的是(　　)。

11.属于贮存过程中的变异现象的是(　　)。

12.属于现代贮存方法的是(　　)。

13.属于炮制品变异因素的是(　　)。

14.属于传统贮存方法的是(　　)。

(三)C型题

　　A.变色　　　　　　B.色泽　　　　C.两者都是　　　D.两者都不是

15.炮制品的质量要求和变异现象包括(　　)。

16.炮制品的变异因素包括(　　)。

17.炮制品的质量要求包括(　　)。

18.炮制品的变异现象包括(　　)。

　　A.密封法　　　　　B.辐射法　　　C.两者都是　　　D.两者都不是

19.传统的贮存方法是(　　)。

20.现代贮存方法是(　　)。

21.化学熏蒸法是(　　)。

22.中药贮存方法是(　　)。

(四)X型题

23.中药炮制品变异的因素有(　　)。

　　A.时间因素　　　B.生物因素　C.环境因素　　　D.结构因素　　　E.人为因素

24.中药炮制品现代贮存方法有(　　)。

　　A.环氧乙烷防霉　　B.机械吸湿　C.无菌包装　　　D.低温冷藏　　　E.气幕防潮

三、改错题

1.气调养护的原理是降氮充氧。　　　　　　　　　　　　　　　　　　　(　　)

2.辐射法是^{60}Co放出的X射线来杀菌的。　　　　　　　　　　　　(　　)

3.一般炮制品贮存的相对湿度应为40%~50%。　　　　　　　　　　(　　)

4.中药炮制品贮存要做到先进先出,勤通风,勤倒垛,勤检查。　　　　(　　)

四、简答题

1.简述中药炮制品贮藏过程中的变异现象。

2.环境因素对中药贮存有哪些影响?

3.化学熏蒸法有哪些?其要点及注意事项是什么?

4.传统贮存方法和现代贮存方法的优缺点各有哪些?

5.中药炮制品贮存的发展方向如何?

拓展实验

实验 1　槐米不同炮制品中芦丁含量的测定

1）实验内容

采用比色法测定芦丁的含量。

2）实验目的

①了解槐米炒炭目的、意义。

②通过对槐米及槐米炭中芦丁的含量测定,从而验证"炒炭存性"的传统经验及止血作用增强的原理。

3）实验设备及材料

（1）实验设备

100 mL 容量瓶、电炉、100 mL 量筒、水浴锅、10 mL 吸量管、25 mL 容量瓶、分光光度计、索氏提取器。

（2）实验材料

精制芦丁、亚硝酸钠、硝酸铝、氢氧化钠、石油醚、甲醇。

4）实验方法

（1）炮制

①生槐米　剔除非药用部分、杂质,粉屑即为净槐米。

②炒槐米　取净槐米,置热锅中,用文火炒至表面深黄色时,取出放凉。

③槐米炭　取净槐米,置热锅内,用武火炒至表面焦黑色,内部至焦黄时,喷淋清水少许,熄灭火星,取出,晾干。

（2）芦丁含量测定

①标准曲线的制备　精密称取干燥至恒重的芦丁,配制成 2.00 mg/mL 的甲醇液。取 10 mL加水稀释至 100 mL。精密吸取 0.00、1.00、2.00、3.00、4.00、5.00、6.00 mL 分别置25 mL容量瓶中,各加水至 6 mL;加 5%亚硝酸钠溶液 1 mL,使混匀,放置 6 min;加 10%硝酸铝溶液 1 mL,摇匀,放置 6 min;加氢氧化钠试液 10 mL,再加水至刻度,摇匀,放置 15 min。在500 nm的波长测定吸收度,以零管为空白对照,绘制吸收度、浓度标准曲线。

②**样品液制备及测定** 精密称取生槐米、槐米炭粗粉各 1 g,置索氏提取器中;加 30 mL 石油醚回流至提取液无色,放冷,弃去石油醚液;再加甲醇 90 mL,加热回流至提取液无色,将提取液置 100 mL 容量瓶中,用甲醇少量洗涤容器,洗涤并入容量瓶中,加甲醇至刻度,摇匀。精密吸取 10 mL,置 100 mL 容量瓶中,加水至刻度,摇匀。

精密吸取 3 mL,置 25 mL 容量瓶中,按标准曲线制备项下的方法,自"加水至 6 mL"起依法测定吸收度,计算含量。

计算式为

$$含量 \% = \frac{C \times T}{W \times 1\,000} \times 100\%$$

式中 C——由回归方程计算的样品量,mg;

      T——稀释度;

      W——样品质量,g。

5) 注意事项

①槐米炒炭时,铁锅温度不能超过 250 ℃,槐米温度不能超过 210 ℃。出炭率不能低于 82%。

②槐米应在 60 ℃干燥,芦丁在 120 ℃干燥至恒重。

6) 实验报告

根据实验结果进行比较和总结,说明原因。

炮制品	性状/质地	颜色	气味	其他	芦丁含量
生槐米					
炒槐米					
槐米炭					
原因分析					

7) 思考题

含量测定的原理是什么,如何除去测定中的干扰物?

实验 2   大黄炮制前后蒽醌含量比较

1) 实验内容

①酒制法制备酒蒸大黄。

②炒炭法制备大黄炭。

③测定不同炮制品大黄中蒽醌含量。

2)实验目的

①掌握大黄酒制、炒炭的操作。

②掌握比色法的原理、分光光度计的使用。

③掌握萃取原理、分液漏斗的使用。

3)实验设备及材料

(1)实验设备

721分光光度计、分析天平、电炉、铁架台、锥形瓶、分液漏斗、移液管(5,10 mL)、容量瓶(25,100,250 mL)、滤纸、镜头纸、洗瓶、回流装置、高压锅、铁锅、铁铲、标准筛、切药刀、烘箱。

(2)实验材料

生大黄、三氯甲烷、乙醚、2.5 mol/L H_2SO_4 溶液、5%NaOH-2% NH_4OH 混合液、1,8-二羟基蒽醌标准品。

4)实验方法

(1)炮制

①生大黄　取整大黄1块,水润软切厚片,干燥,粉碎后过40目筛。

②大黄炭　取大黄片,置锅内用武火炒至表面焦黑,内部深褐色,取出,粉碎,过40目筛。

③酒蒸大黄　取生大黄片用黄酒拌润(大黄∶酒=10∶3),闷润2 h后连同剩余黄酒倒入容器内。将容器密闭置高压锅中蒸1 h,取出干燥,粉碎,过40目筛。

④样品干燥　将上述3种样品在80 ℃条件下干燥4 h后,立即置干燥器中存放备用。

(2)蒽醌的含量测定

①标准曲线的制订

a.配制标准溶液　精称在105 ℃干燥2 h的1,8-二羟基蒽醌30 mg,在250 mg容量瓶中用乙醚溶解并稀释至刻度,摇匀,即得0.12 mg/mL的1,8-二羟基蒽醌的标准溶液。

b.绘制标准曲线图　精取上述标准液0.50、1.00、1.50、2.00、3.00、4.00、5.00 mL分别置于25 mL容量瓶中,在水浴上挥去乙醚,加5% NaOH-2% NH_4OH 混合碱液至刻度,摇匀,放置30 min。以混合碱液为空白,在520 nm波长进行比色。按各标准液1,8-二羟基蒽醌的含量及其光密度绘制标准曲线图。

②含量测定

a.精称3种样品各0.3 g,分别置于锥形瓶中,加入2.5 mol/L H_2SO_4 30 mL,加热回流水解2 h。在上述锥形瓶中30 mL加三氯甲烷回流1 h,吸取氯仿液层于100 mL容量瓶中,再在锥形瓶中加三氯甲烷20 mL回流1 h,吸取三氯甲烷液后,再加10 mL三氯甲烷。如此反复,提取至三氯甲烷无色为止(用混合碱液检查不呈红色)。用氯仿调至刻度,摇匀。精取10 mL三氯甲烷提取液,用5%NaOH-2% NH_4OH 混合碱液分次萃取,每次用碱液5 mL,萃取4次,萃取液置25 mL容量瓶中。将25 mL容量瓶置水浴锅内沸水加热4 min(挥去残留三氯甲烷),凉至室温。用上述混合碱液调至刻度,然后放置30 min。

b.用721分光光度计在520 nm波长处,以混合碱液为对照进行比色,读取光密度。从坐标图上查得产量毫克数。

c.计算式为

$$总蒽醌(\%) = \frac{m \times 100}{M \times 10} \times 100\%$$

式中　　m——曲线图查出毫克数;

　　　　M——样品毫克数。

生大黄、大黄炭、酒蒸大黄 3 种样品均依上述含量测定方法进行蒽醌测定。

5)注意事项

①标准品与检品的比色时间应相同。

②萃取与比色操作应在无阳光直接照射下进行,碱萃取液应避光保存。

③与样品接触的仪器应干燥。

④沸水浴加热时,防止溶液体积损失。

6)实验报告

根据实验结果进行比较和总结,说明原因。

炮制品	性状/质地	颜色	气味	其他	蒽醌含量
生大黄					
大黄炭					
酒蒸大黄					
原因分析					

7)思考题

①大黄总蒽醌含量测定的原理是什么?

②以流程方式写出实验步骤及注意事项。

③生大黄、酒蒸大黄、大黄炭其所含蒽醌类成分有何变化?

知识检测参考答案

项目1 知识总论

一、单项选择题

1.E 2.D 3.B 4.D 5.A 6.A 7.D 8.E 9.B 10.A 11.C 12.A 13.C 14.E 15.B 16.C 17.E 18.A 19.C 20.C 21.A 22.A 23.B 24.B 25.D

二、多项选择题

1.ACE 2.ABCD 3.ABCDE 4.AB 5.ABCD

三、填空题

1.本草蒙筌 2.修制 水制 火制 水火共制 其他制法 3.巴豆毒素 4.牵牛子树脂 5.有机酸 6.失去结晶水 7.氧化锌 8.挥发油

四、判断题

1.× 2.× 3.√ 4.√ 5.√

五、简答题(略)

项目2 净制与加工

一、单项选择题

1.B 2.C 3.B 4.B 5.C 6.C 7.A 8.E 9.B 10.D

二、多项选择题

1.ABD 2.AD 3.AD 4.ADE 5.ABE

三、填空题

1.刷 2.核能滑精 3.分离不同的药用部位 4.头足鳞片 尾部 5.树皮类 根和根茎类 果实种子类 6.缓和发汗作用 7.药物与杂质的质量不同,从而借助风力

四、判断题

1.√ 2.× 3.√ 4.× 5.× 6.√ 7.×

项目3 饮片切制

一、单项选择题

1.D 2.C 3.A 4.D 5.B 6.C 7.D 8.B 9.B 10.A

二、多项选择题

1.ABCDE 2.ABCDE 3.ABCDE 4.CE

三、填空题

1.供中医临床调配处方　中成药生产　2.少泡多润　药透水尽　3.全草类　颗粒类 4.80 ℃　50 ℃　5.不符合切制规格　片型标准　6.切药刀(铡刀)　片刀　7.手捏法　8.厚片 9.手捏法

四、判断题

1.×　2.×　3.×　4.√　5.√

五、简答题(略)

项目4　清炒法

一、单项选择题

1.A　2.D　3.D　4.B　5.E　6.D　7.B　8.A　9.A　10.C　11.D　12.D

二、多项选择题

1.ABCD　2.ABC　3.BC　4.AE　5.CD　6.ABC

三、填空题

1.炒黄法　炒焦法　炒炭法　2.文火　中火　武火　3.对比看　听爆声　闻香气　看断面　4.中火　武火　5.武火　中火　焦黑色　焦褐色　焦黄色　6.中　中　中　武 7.降低毒性　改变药性　8.行气散瘀　消食止泻　解表祛风　止血　9.炭化　灰化　原有药性 原形　10.火星　质地疏松　喷淋清水灭尽火星

四、简答题(略)

项目5　加固体辅料炒法

一、单项选择题

1.A　2.B　3.C　4.A　5.D　6.B　7.C　8.A

二、多项选择题

1.ABDE　2.AC　3.BDE　4.CE　5.BCDE　6.BCE　7.BCDE　8.CDE　9.AB　10.ABCE 11.BD

三、填空题

1.麸下烟起　中　焦黄色　缓和燥性,增强健脾作用　2.增强健脾止泻作用　3.增强疗效 降低毒性　4.缓和燥性,增强健脾作用　增强健脾止泻作用　5.马钱子碱和士的宁变成其异构体　6.呈金黄色,鼓起,边缘卷曲　7.蛤粉　蒲黄粉

四、判断题

1.√　2.×　3.×

五、简答题(略)

项目6　炙法

一、单项选择题

1.D　2.C　3.B　4.D　5.D　6.B　7.B　8.B　9.B　10.A　11.B　12.A　13.D　14.D 15.C

二、多项选择题

1.ABCD 2.ABD 3.ABCD 4.AC 5.AB 6.BD

三、填空题

1.姜汁 盐水 2.祛痰止咳,清热解毒 补脾益气、缓急止痛、益气复脉 3.解表退热 疏肝解郁 4.降低毒性 5.增强活血作用 6.清心安神 润肺止咳 7.缓和刺激咽喉副作用,增强宽中作用 8.蜂蜜量的1/3~1/2 止咳平喘 补脾益气 9.盐 先拌盐水后炒药 先炒药后加盐水 10.油炒法 油炸法 油脂涂酥烘烤法

四、简答题(略)

项目7 煅法

一、单项选择题

1.A 2.D 3.D 4.C 5.B 6.A 7.B 8.B 9.B 10.D 11.D 12.C 13.B 14.A 15.C 16.A 17.B

二、多项选择题

1.ABDE 2.CE 3.CE 4.ABCE 5.ABC 6.ACDE 7.CD 8.ACDE 9.ABCDE 10.ACE

三、填空题

1.明煅法 煅淬法 闷煅法 2.密闭 缺氧 3.质地坚硬 经高温仍不能疏松 4.质地疏松 炒炭易灰化 5.改变药物性能 增强或产生止血作用 降低毒性 6.进行数次 液体辅料 全部酥脆 7.95% 8.$ZnCO_3$ ZnO 解毒明目退翳 收湿敛疮止痒 9.收敛固涩 粉碎和煎出有效成分 10.黄连 黄芩 黄柏

四、简答题(略)

项目8 水火共制法

一、单项选择题

1.C 2.C 3.D 4.B 5.D 6.A 7.A 8.A 9.A 10.D 11.C 12.D 13.E

二、多项选择题

1.ABCD 2.BCDE 3.ABC 4.ABC 5.BCD 6.ABC 7.ACE 8.ABC

三、填空题

1.杀酶保苷 2.磷脂类和糖 总蒽醌、结合蒽醌 致泻 3.蒸法 煮法 燀法 4.软化 5.5~10 6.洁净药材 7.桑螵蛸 8.单糖 9.降低毒性 缓和燥性

四、简答题(略)

项目9 复制法

一、单项选择题

1.D 2.A 3.C 4.E 5.B 6.E 7.D 8.E 9.C 10.B 11.C

二、多项选择题

1.ACD 2.ABCDE 3.ABD 4.ACD 5.ABCE 6.AD

三、填空题

1.辅料　按规定操作程序　2.浸、泡、漂　蒸、煮　数法共用　3.降低或消除药物毒性　改变药性　增强疗效　矫臭矫味　4.半夏　天南星　白附子　5.清半夏　姜半夏　法半夏　6.制天南星　胆南星　7.甘草　生石灰　8.温中化痰,降逆止呕　燥湿化痰

四、简答题(略)

项目10　其他制法

一、单项选择题

1.D　2.C　3.E　4.A　5.B　6.D　7.C　8.D　9.C　10.D　11.E　12.E　13.C　14.C　15.D　16.D　17.A

二、多项选择题

1.ABCDE　2.ABCDE　3.ABD　4.ABCDE　5.ABCE　6.ABC　7.ACD　8.BC　9.AD

三、填空题

1.催化分解　发泡　生衣　2.黄白色　斑点　酵香　黑色　霉味　酸败味　3.醒脾和胃　4.解表、除烦、宣发郁热　5.使药物充分干燥,便于粉碎和贮存　6.峻泻　7.清热泻火,消肿止痛　8.毒性　9.润肠通便　滑肠　柏子仁霜　10.提净法　降低毒性　11.As_2S_2　水飞法　晾干　低温干燥　12.面裹煨法　滑肠　固肠止泻　13.可溶性汞盐

四、简答题(略)

项目11　中药饮片贮藏保管技术

一、填空题

1.7%~13%　2.将干净而又无任何杂质的炮制品加高热灰化所得的灰分　3.二氧化硫　氯化苦　磷化铝　4.清洁养护法、防湿养护法、密封贮藏(包括密闭贮藏)法、对抗同贮法

二、选择题

(一)A型题

1.A　2.C　3.D　4.B

(二)B型题

5.C　6.A　7.D　8.B　9.E　10.B　11.E　12.C　13.D　14.A

(三)C型题

15.C　16.D　17.B　18.A　19.A　20.B　21.D　22.C

(四)X型题

23.ABCE　24.ABCDE

三、改错题

1.×。应改为:气调养护的原理是降氧充氮。　2.×。应改为:辐射法是^{60}Co放出的γ射线来杀菌的。　3.×。应改为:一般炮制品贮存时的相对湿度应为60%~70%。　4.√

四、简答题(略)

参考文献

[1] 国家药典委员会.中华人民共和国药典:一部[M].北京:中国医药科技出版社,2015.

[2] 蔡翠芳.中药炮制技术[M].2版.北京:中国医药科技出版社,2013.

[3] 蔡翠芳.中药炮制技术[M].北京:中国医药科技出版社,2008.

[4] 唐廷猷,蔡翠芳.现代中药炮制技术[M].北京:化学工业出版社,2004.

[5] 龚千锋.中药炮制学[M].北京:中国中医药出版社,2005.

[6] 杨丽.中药学[M].北京:人民卫生出版社,2010.

[7] 王世清.中药加工、贮藏与养护[M].北京:中国中医药出版社,2006.